T. Wiegand, L. Froschauer, C. Lutz

TMS und EMS – Arbeitsbuch *Muster zuordnen*

Tim Wiegand, Leon Froschauer, Constantin Lutz

TMS und EMS

Arbeitsbuch
Muster zuordnen

2. Auflage

ELSEVIER

Elsevier GmbH, Bernhard-Wicki-Str. 5, 80636 München, Deutschland
Wir freuen uns über Ihr Feedback und Ihre Anregungen an kundendienst@elsevier.com

ISBN 978-3-437-41275-2

Elsevier nimmt eine neutrale Position in Bezug auf territoriale Meinungsverschiedenheiten oder Zuständigkeitsansprüche in seinen veröffentlichten Inhalten ein, einschließlich von Landkarten und institutionellen Zugehörigkeiten.

2. Auflage 2024

Wichtiger Hinweis
Die medizinischen Wissenschaften unterliegen einem sehr schnellen Wissenszuwachs. Der stetige Wandel von Methoden, Wirkstoffen und Erkenntnissen ist allen an diesem Werk Beteiligten bewusst. Sowohl der Verlag als auch die Autorinnen und Autoren und alle, die an der Entstehung dieses Werkes beteiligt waren, haben große Sorgfalt darauf verwandt, dass die Angaben zu Methoden, Anweisungen, Produkten, Anwendungen oder Konzepten dem aktuellen Wissensstand zum Zeitpunkt der Fertigstellung des Werkes entsprechen.
Der Verlag kann jedoch keine Gewähr für Angaben zu Dosierung und Applikationsformen übernehmen. Es sollte stets eine unabhängige und sorgfältige Überprüfung von Diagnosen und Arzneimitteldosierungen sowie möglicher Kontraindikationen erfolgen. Jede Dosierung oder Applikation liegt in der Verantwortung der Anwenderin oder des Anwenders. Die Elsevier GmbH, die Autorinnen und Autoren und alle, die an der Entstehung des Werkes mitgewirkt haben, können keinerlei Haftung in Bezug auf jegliche Verletzung und/oder Schäden an Personen oder Eigentum, im Rahmen von Produkthaftung, Fahrlässigkeit oder anderweitig übernehmen.

Für die Vollständigkeit und Auswahl der aufgeführten Medikamente übernimmt der Verlag keine Gewähr.
Geschützte Warennamen (Warenzeichen) werden in der Regel besonders kenntlich gemacht (®). Aus dem Fehlen eines solchen Hinweises kann jedoch nicht automatisch geschlossen werden, dass es sich um einen freien Warennamen handelt.

Bibliografische Information der Deutschen Nationalbibliothek
Die Deutsche Nationalbibliothek verzeichnet diese Publikation in der Deutschen Nationalbibliografie; detaillierte bibliografische Daten sind im Internet über https://www.dnb.de abrufbar.

24 25 26 27 28 5 4 3 2 1

In ihren Veröffentlichungen verfolgt die Elsevier GmbH das Ziel, genderneutrale Formulierungen für Personengruppen zu verwenden. Um jedoch den Textfluss nicht zu stören sowie die gestalterische Freiheit nicht einzuschränken, wurden bisweilen Kompromisse eingegangen. Selbstverständlich sind **immer alle Geschlechter** gemeint.

Planung: Veronika Rojacher, München
Projektmanagement: Elisabeth Märtz, München
Redaktion und Herstellung: Hildegard Graf, Germering
Datenaufbereitung: abavo GmbH, Buchloe
Satz: STRAIVE, Puducherry/Indien
Druck und Bindung: Drukarnia Dimograf Sp. z o. o., Bielsko-Biała/Polen
Umschlaggestaltung: Stefan Hilden, HildenDesign.de; SpieszDesign, Neu-Ulm
Covermotiv: © HildenDesign unter Verwendung eines Motivs von Shutterstock.com/SmirkDingo

Aktuelle Informationen finden Sie im Internet unter **www.elsevier.de**

Inhaltsverzeichnis

Abbildungsnachweis

Übungsset 9, Aufgaben 1, 2, 3, 6, 14, 16, 17, 19: Gerda Raichle, Ulm
Übungsset 9, Aufgabe 4: Anoosha Ahmad, Mannheim
Übungsset 9, Aufgaben 5, 12, 15: Gray, H.: Anatomy of the Human Body, 20. A., Lea & Febiger 1918

Fehler gefunden?

An unsere Inhalte haben wir sehr hohe Ansprüche. Trotz aller Sorgfalt kann es jedoch passieren, dass sich ein Fehler einschleicht oder fachlich-inhaltliche Aktualisierungen notwendig geworden sind.

Sobald ein relevanter Fehler entdeckt wird, stellen wir eine Korrektur zur Verfügung.
Mit diesem QR-Code gelingt der schnelle Zugriff.

http://else4.de/978-3-437-41275-2

Wir sind dankbar für jeden Hinweis, der uns hilft, dieses Werk zu verbessern. Bitte richten Sie Ihre Anregungen, Lob und Kritik an folgende E-Mail-Adresse: kundendienst@elsevier.com

Die Aufgabengruppe *Muster zuordnen*

Dieses Arbeitsbuch beinhaltet Übungsaufgaben zur Aufgabengruppe *Muster zuordnen* für den TMS in Deutschland und den EMS in der Schweiz. Insgesamt 192 originalgetreue Übungsaufgaben in Form von 8 kompletten Simulationen können in diesem Arbeitsbuch bearbeitet werden.

Die Aufgabengruppe *Muster zuordnen* ist ein Teilbereich des TMS/EMS, der sich sehr gut üben lässt. Hierbei werden in erster Linie visuelles Erkennen, Genauigkeit und Konzentrationsfähigkeit abgeprüft.

Für *Muster zuordnen* hast du im TMS 30 Minuten Zeit, um 24 Aufgaben zu lösen. Im EMS hast du 18 Minuten Bearbeitungszeit für insgesamt 20 Aufgaben. Bei jeder Aufgabe sind die Antwortmöglichkeiten A, B, C, D und E gegeben, von denen jeweils immer nur **eine** Antwort korrekt ist. Da für falsche Antworten keine Punkte abgezogen werden, solltest du immer eine Antwortmöglichkeit ankreuzen – auch wenn du dir unsicher bist.

Bei jeder Aufgabe wird dir auf der linken Seite ein naturwissenschaftlich anmutendes Schwarz-Weiß-Bild gezeigt. Rechts daneben befinden sich fünf vermeintliche Musterausschnitte (A bis E) des Bildes auf der linken Seite. Es gilt herauszufinden, welcher dieser Ausschnitte tatsächlich mit dem Ausgangsbild übereinstimmt. Der richtige Ausschnitt ist dabei in keiner Weise verändert.

Hinsichtlich der Bearbeitungsstrategie ist es sinnvoll, von „groß nach klein" vorzugehen. Das bedeutet, du solltest den Bildausschnitt zunächst auf grobe, schnell zu erkennende Fehler prüfen. Im Anschluss kann ein Abgleichen der Bildränder erfolgen, um zu untersuchen, ob der Bildausschnitt so im Musterbild vorkommt. Im nächsten Schritt wird der Ausschnitt detailliert überprüft. Hierbei ist es sinnvoll, sich an markanten Strukturen zu orientieren.

In unserem Kursbuch gehen wir noch tiefer auf die Bearbeitungsstrategien der jeweiligen Aufgabentypen sowie auf den TMS und EMS im Allgemeinen ein. Für ein umfangreiches Verständnis lohnt es sich, unser Kursbuch genau durchzulesen.

Wir wünschen dir viel Spaß bei der Bearbeitung der Übungsaufgaben, hohe Resilienz, langes Durchhaltevermögen und natürlich viel Erfolg beim Test!

HIER GEHT'S ZUM STRATEGIEVIDEO

Dieses Arbeitsbuch bietet auch ein Video mit einem Überblick über die Aufgabengruppe, Bearbeitungsstrategien und Beispielen – bequem zu erreichen über diesen QR-Code:

https://else4.de/ep0

TMS-ERFAHRUNGSBERICHTE

Wir haben einige interessante Erfahrungsberichte zum TMS gesammelt. Hier erfährst du, wie es anderen in deiner Situation ergangen ist, denn dein Traum vom Studienplatz soll Wirklichkeit werden – und hier liest du, wie das funktionieren kann!

Prozentrang 100, das hat der Autor der Simulation, Christian Plumeyer, geschafft:

https://else4.de/vk9

Noch vor dem Studium in die Forschung? Das hat Tim Wiegand, Autor des Kompendiums, erlebt:

https://else4.de/94q

Gute Struktur und Organisation – die Schlüssel zum TMS-Erfolg:

https://else4.de/5gw

4 Schritte zum TMS:

https://else4.de/lgk

Weitere informative und motivierende Blogbeiträge von TMS-Teilnehmerinnen und -Teilnehmern findest du fortlaufend hier:

https://else4.de/oux

Berichte auch du von deinen Erfahrungen !

Wir freuen uns über jeden Hinweis, jede kreative Idee und natürlich auf dich! Wir wären sehr dankbar, wenn du dir fünf Minuten Zeit nehmen würdest, um an dieser kleinen Umfrage teilzunehmen. Wenn du zukünftig Interesse hast an einer Zusammenarbeit, geht's ebenso hier lang:

https://else4.de/8gs

KAPITEL

1 Aufgaben

TMS 24 Aufgaben, 30 Minuten
EMS 20 Aufgaben, 18 Minuten

Übungsset 1

Pro Aufgabe werden je ein Musterbild sowie fünf dazugehörige Ausschnitte präsentiert. Finden Sie heraus, welcher Musterausschnitt zu dem Muster vollkommen deckungsgleich, d. h. ohne jegliche Abänderung ist. Der korrekte Musterausschnitt ist weder gedreht, noch in seiner Größe oder Detailstruktur verändert. (TMS: 30 Min. für 24 Aufgaben, EMS: 18 Min. für 20 Aufgaben)

1

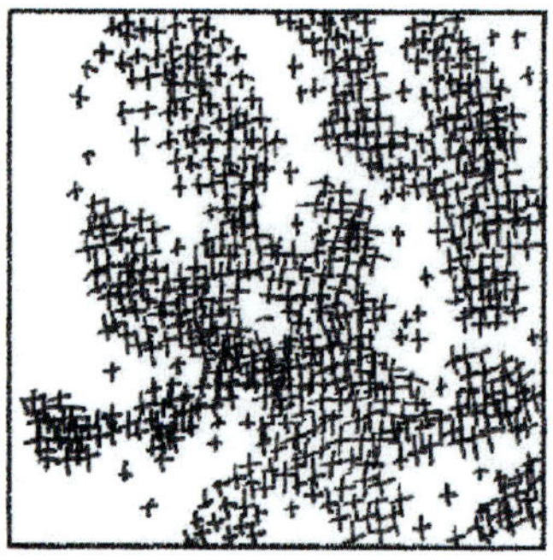

A) 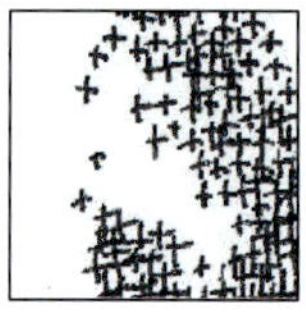

B) 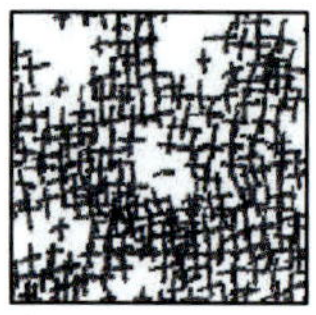

C) 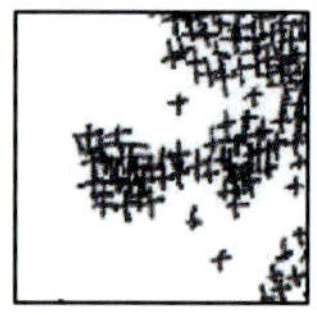

D) 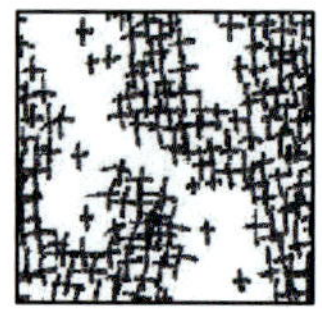

E) 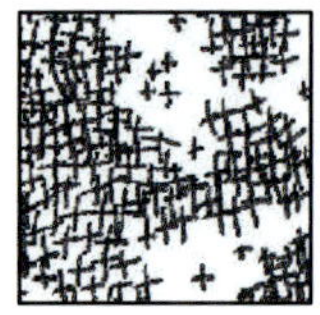

2

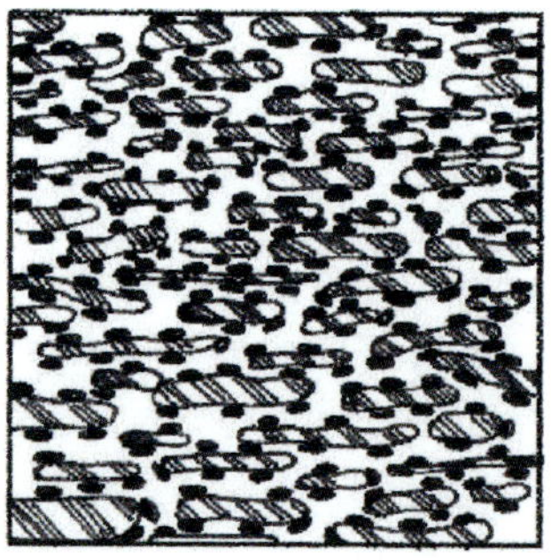

A) 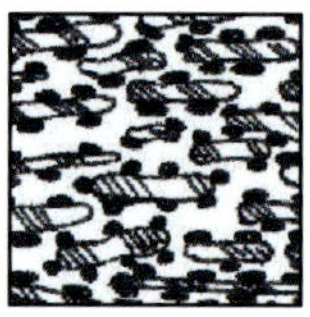

B) 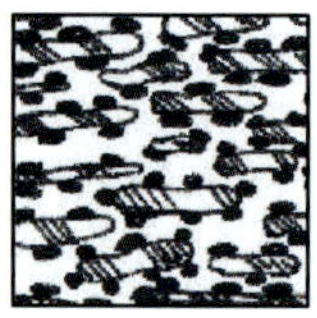

C) 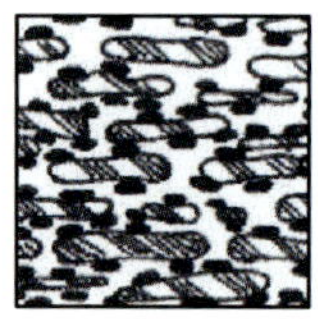

D) 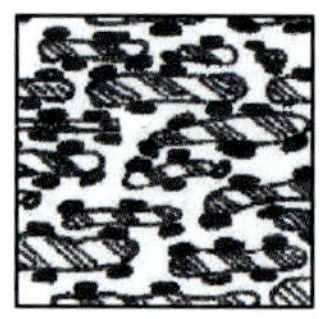

E) 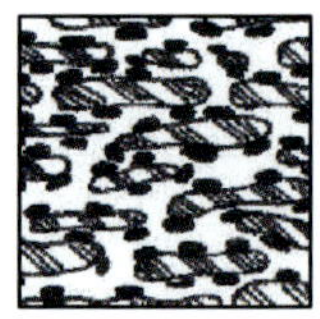

3

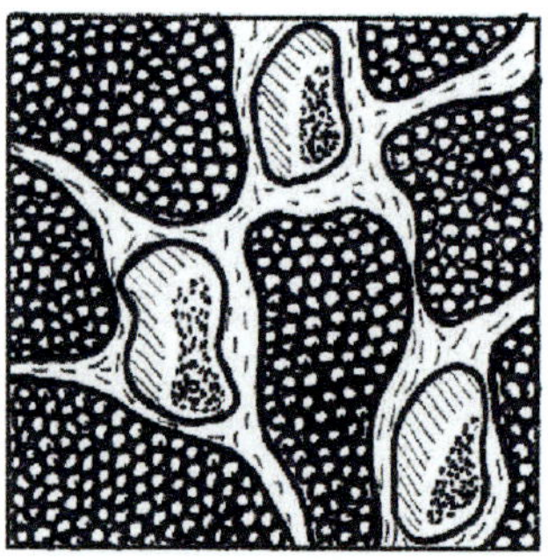

A) 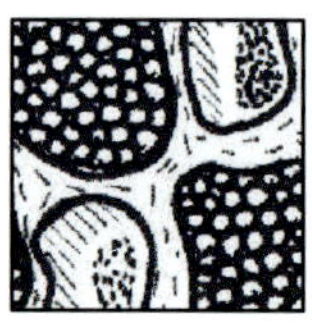

B) 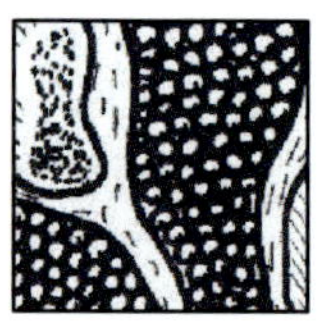

C) 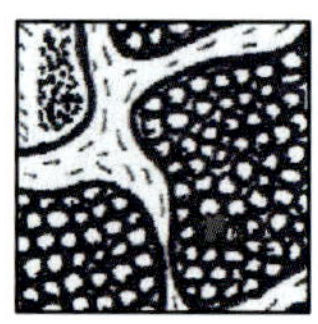

D) 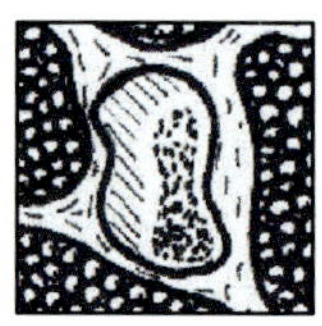

E) 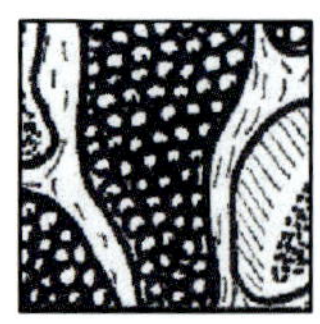

4

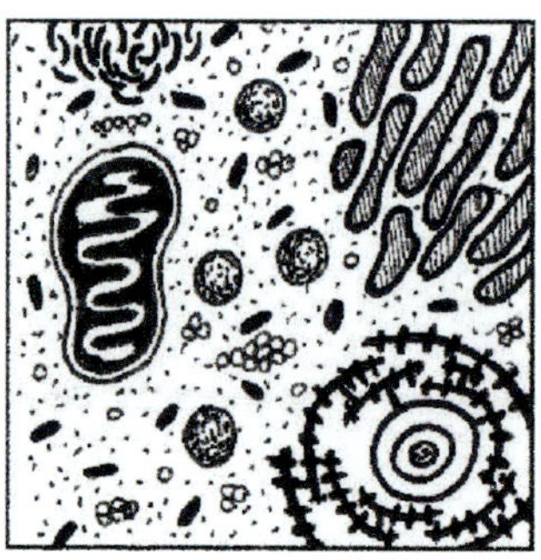

A) 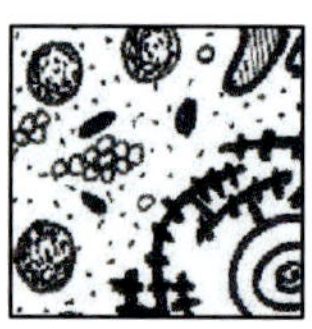

B) 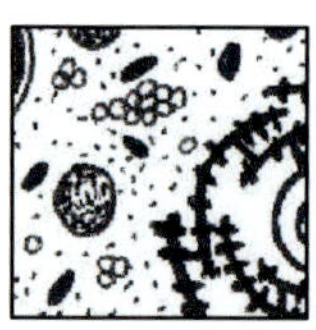

C) 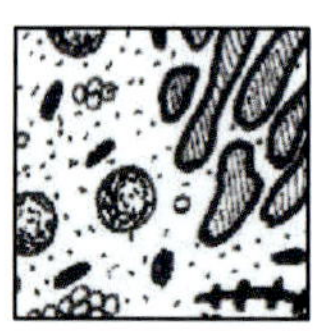

D) 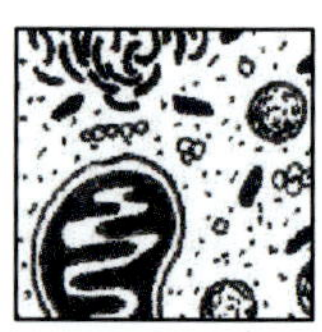

E) 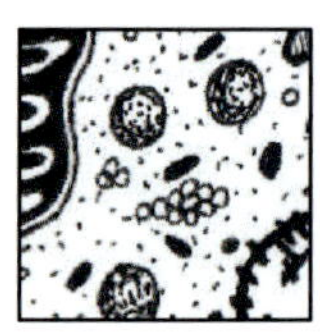

5

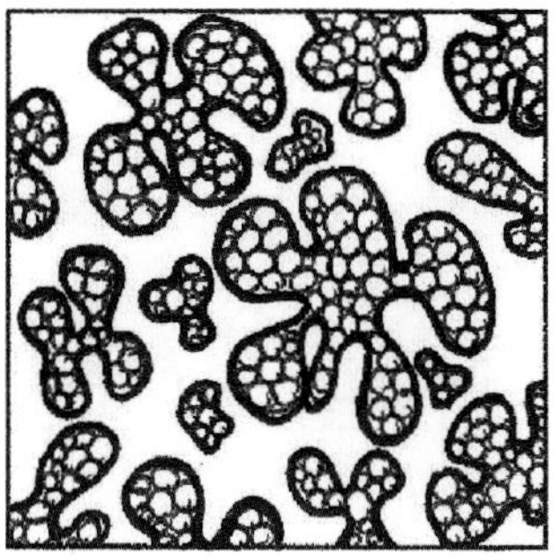

A) B) C) D) E)

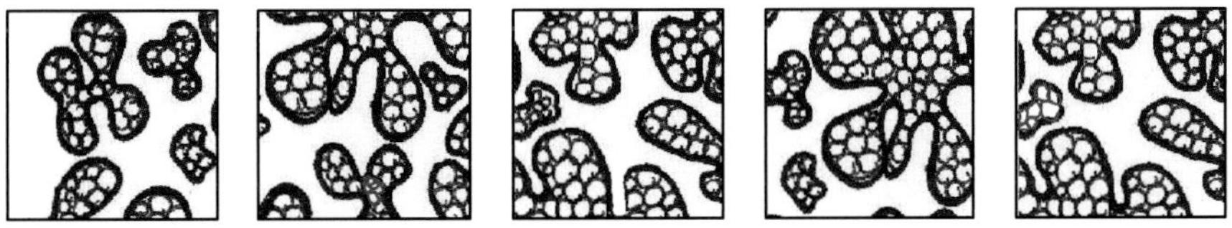

6

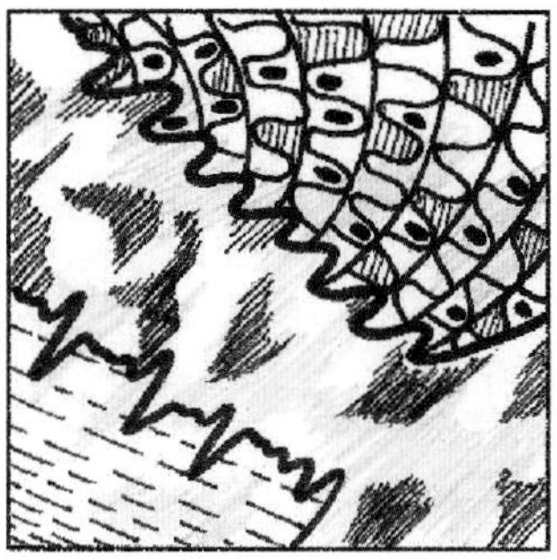

A) B) C) D) E)

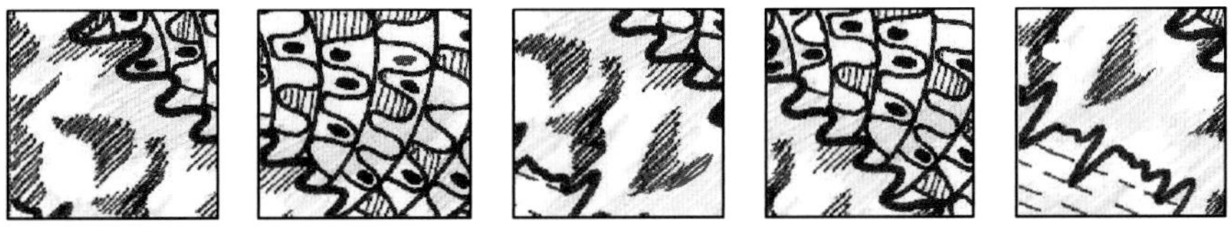

7

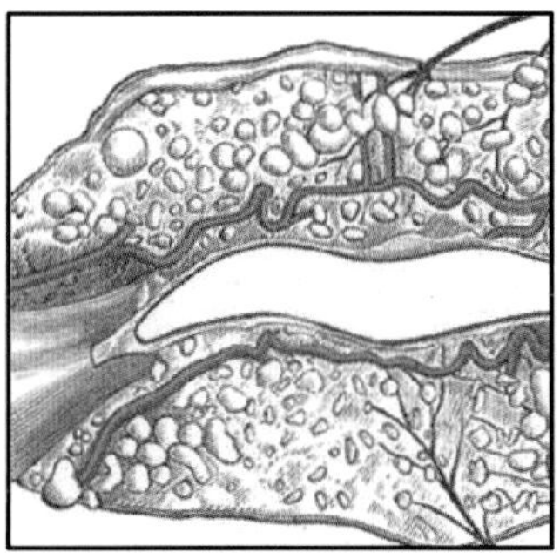

A) B) C) D) E)

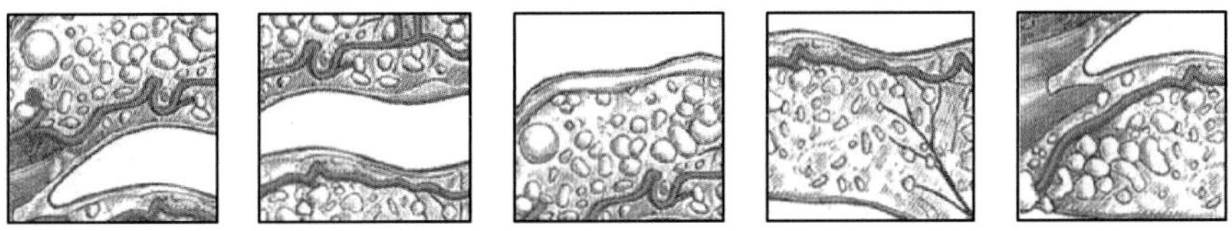

8

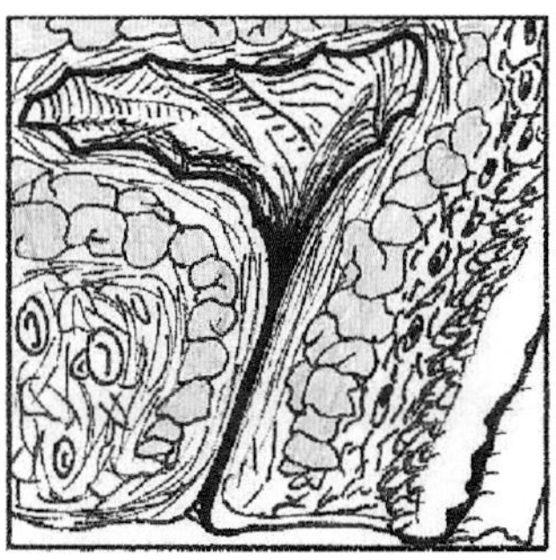

A) B) C) D) E)

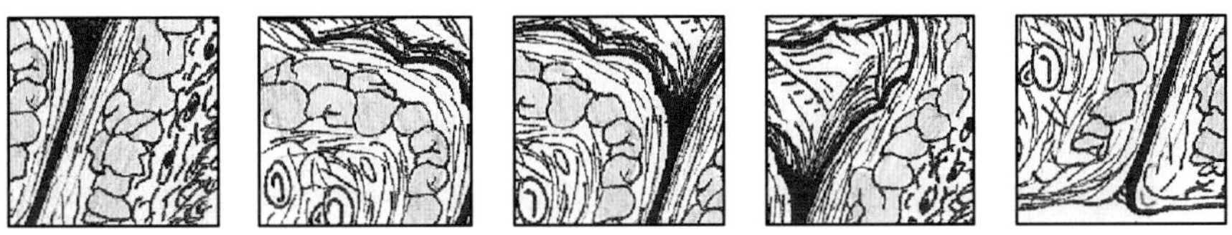

9

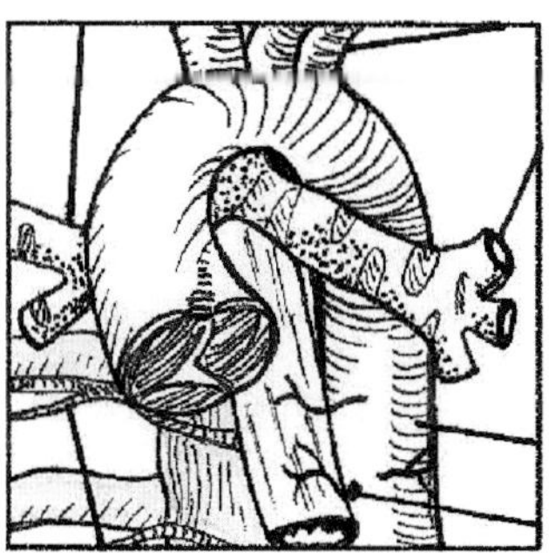

A) B) C) D) E)

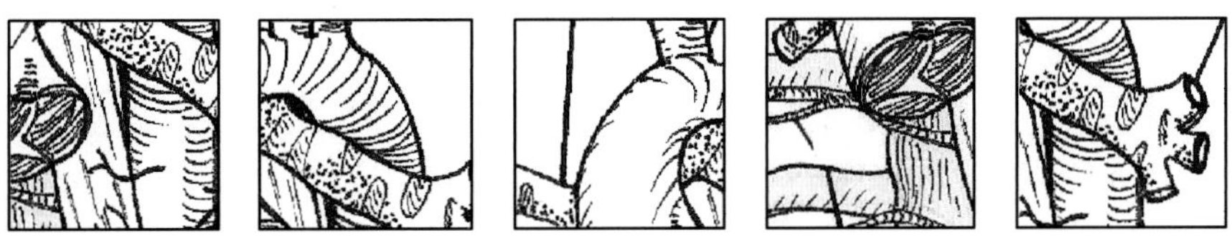

10 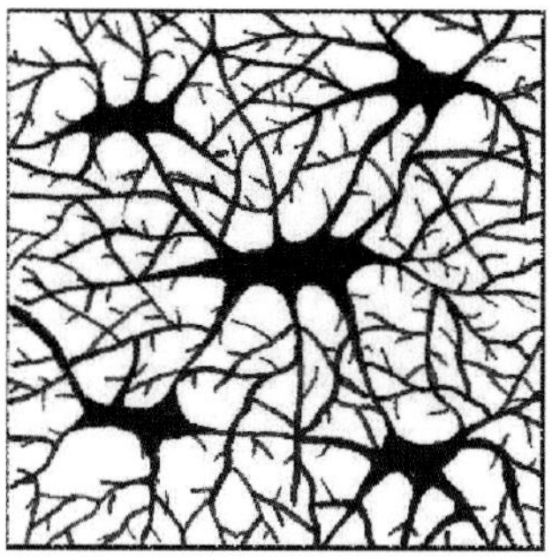

A) 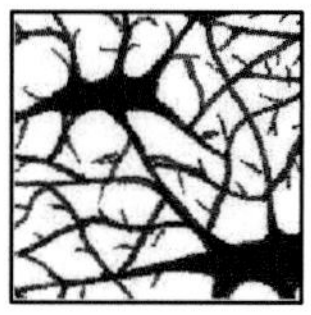
B) 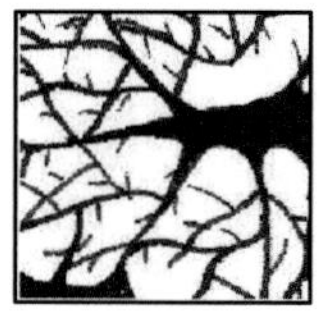
C) 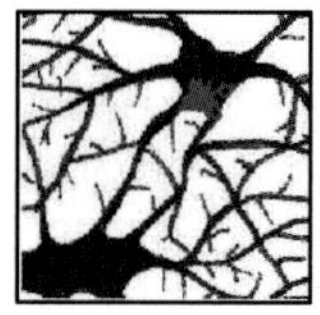
D) 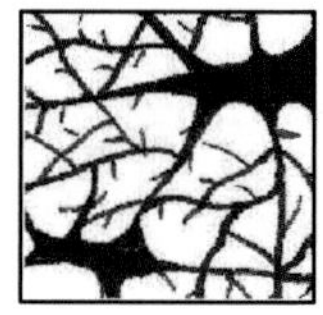
E) 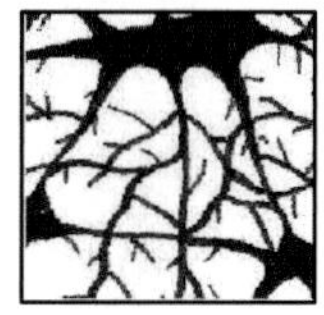

11 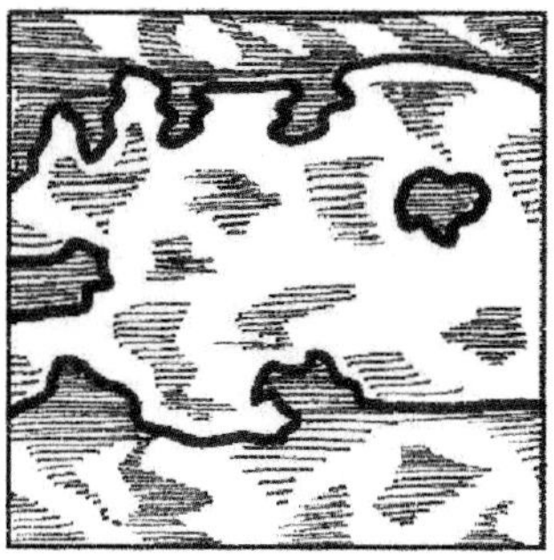

A) 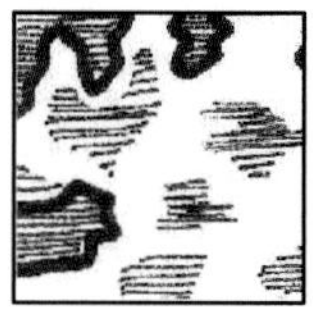
B) 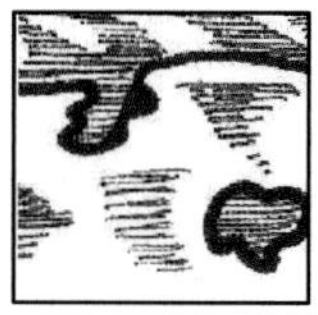
C) 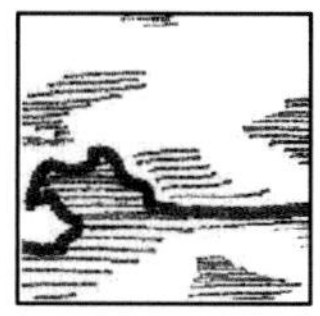
D) 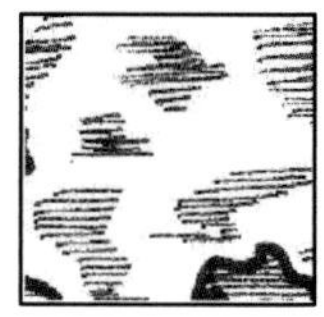
E) 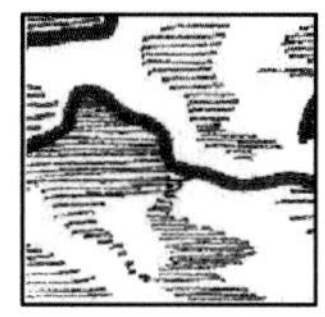

12 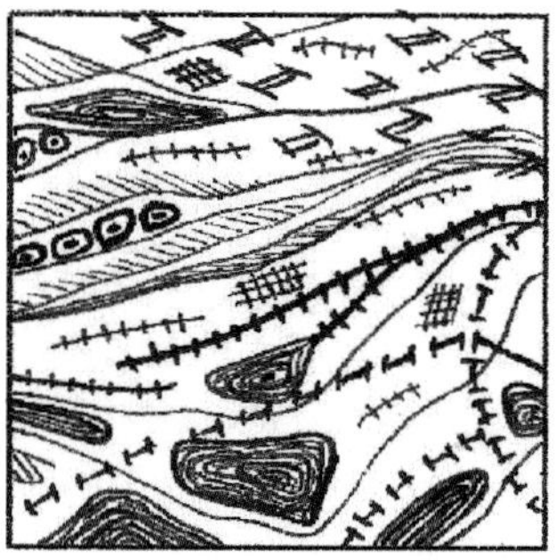

A) 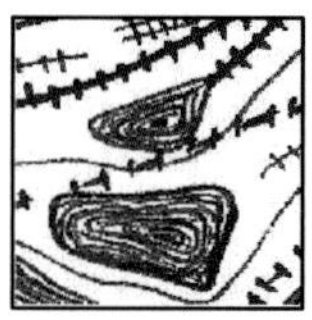
B) 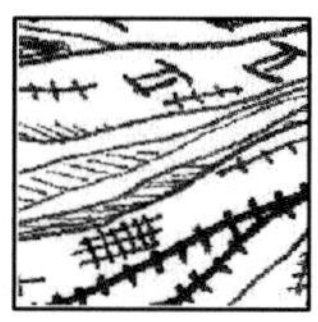
C) 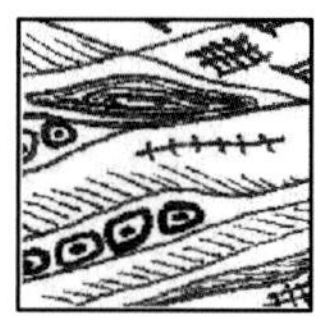
D) 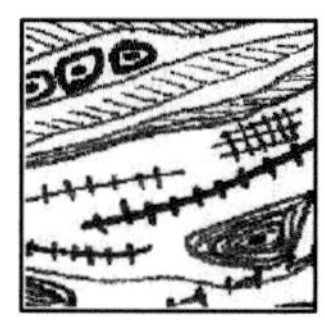
E) 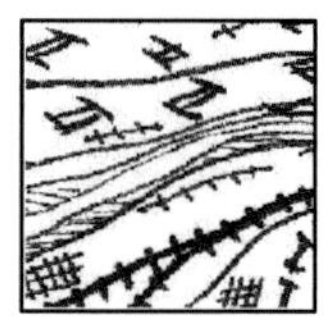

13 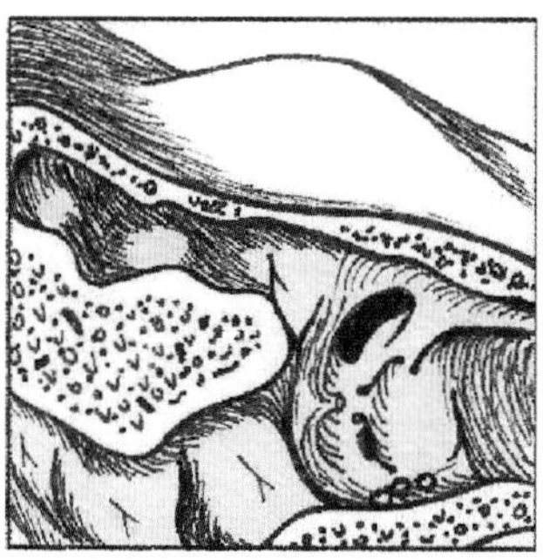

A) 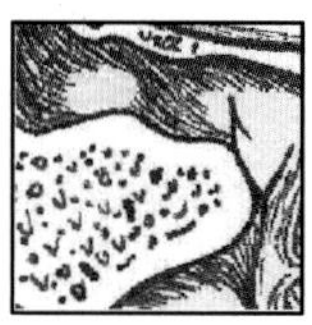
B) 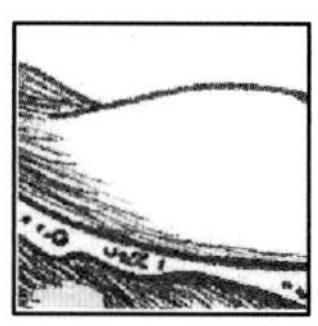
C) 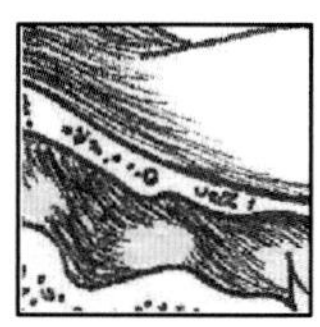
D) 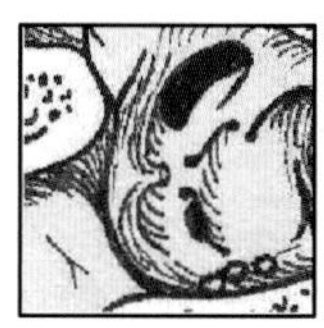
E) 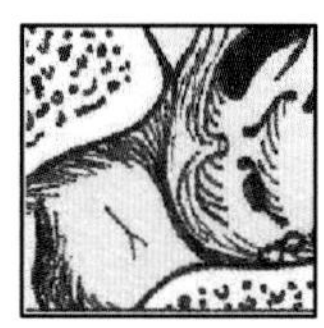

14 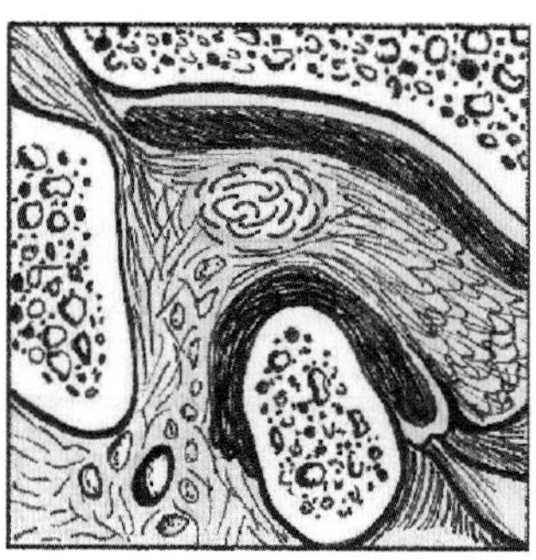

A) 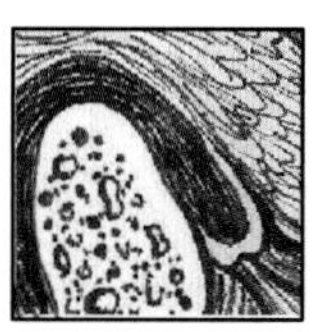
B) 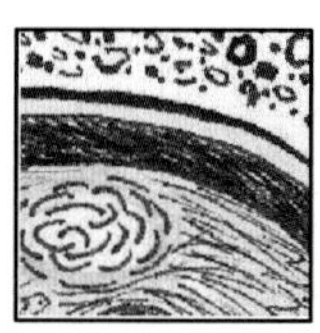
C) 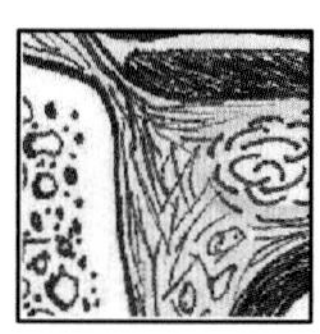
D) 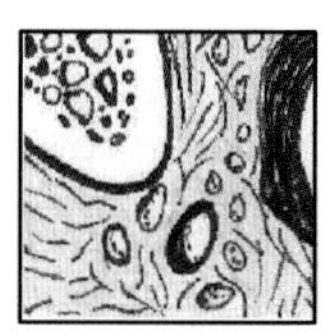
E) 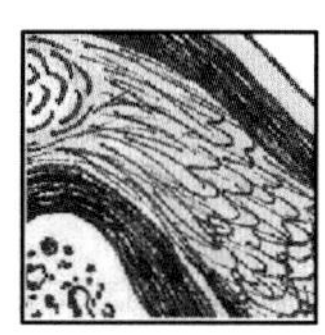

15

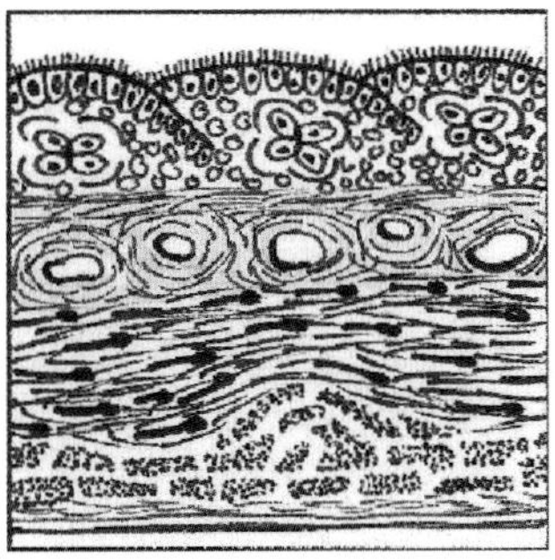

A) B) C) D) E)

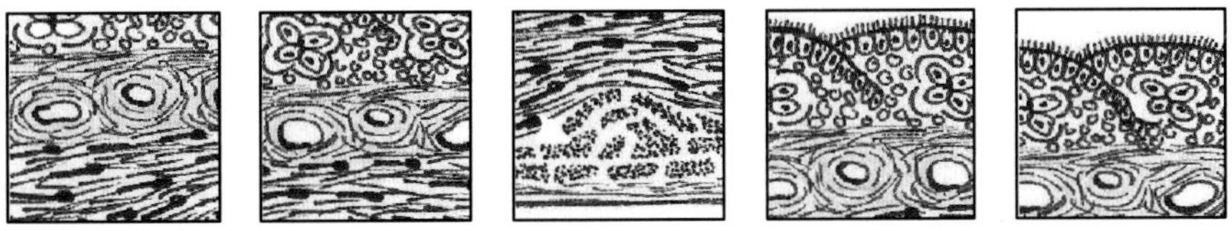

16

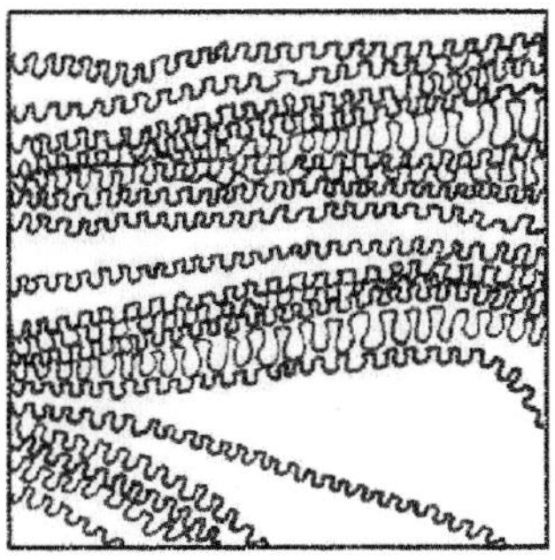

A) B) C) D) E)

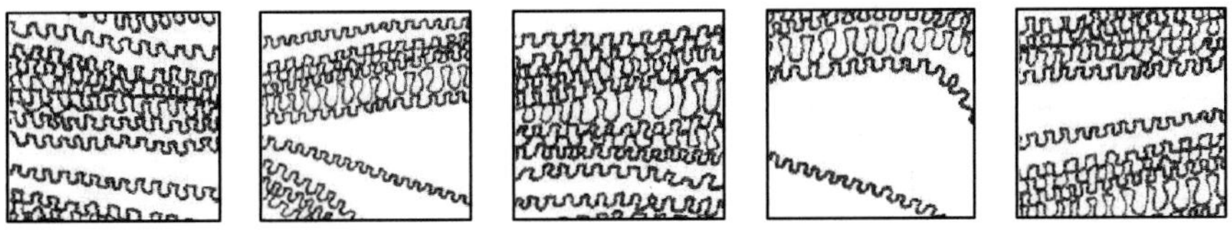

17

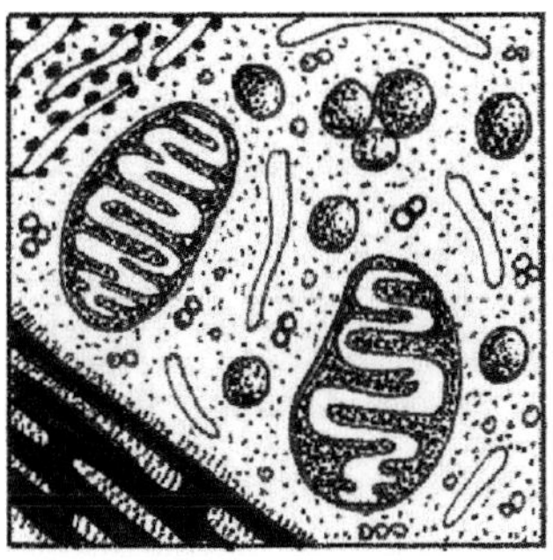

A) B) C) D) E)

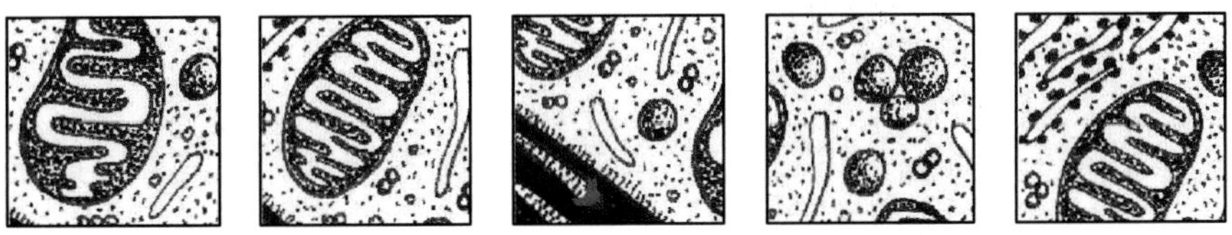

18

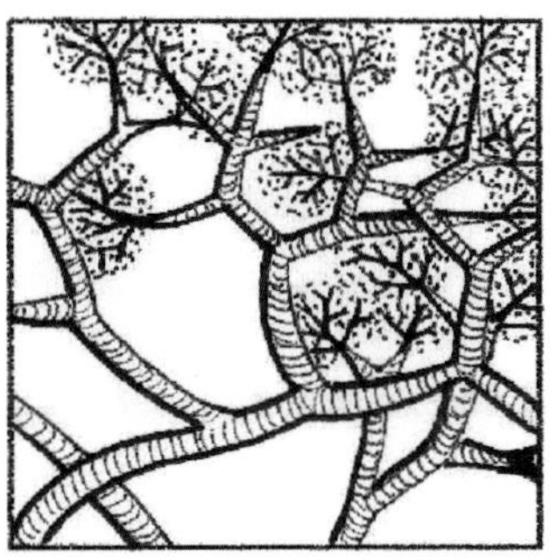

A) B) C) D) E)

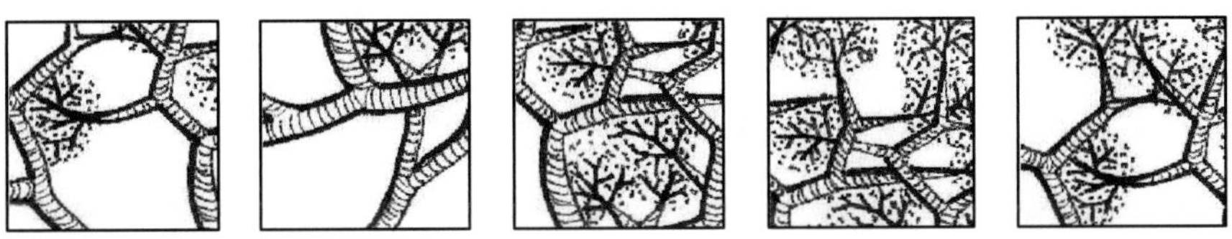

19

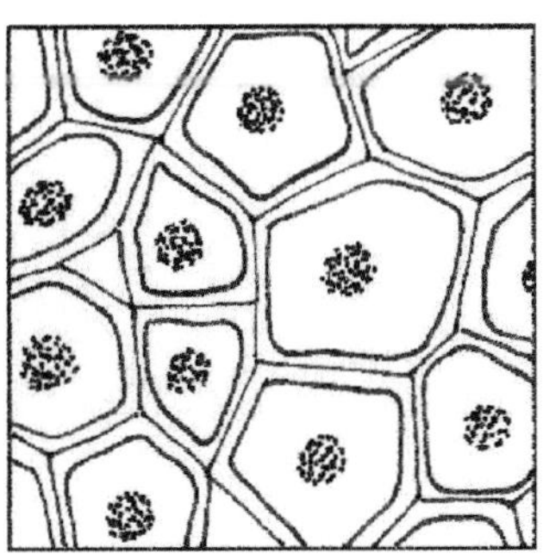

A) B) C) D) E)

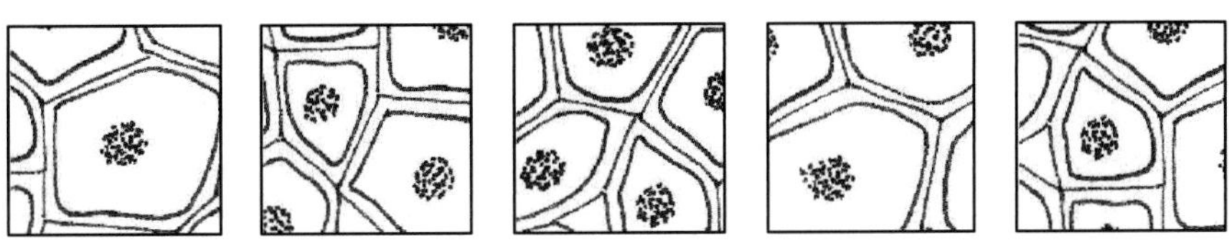

20

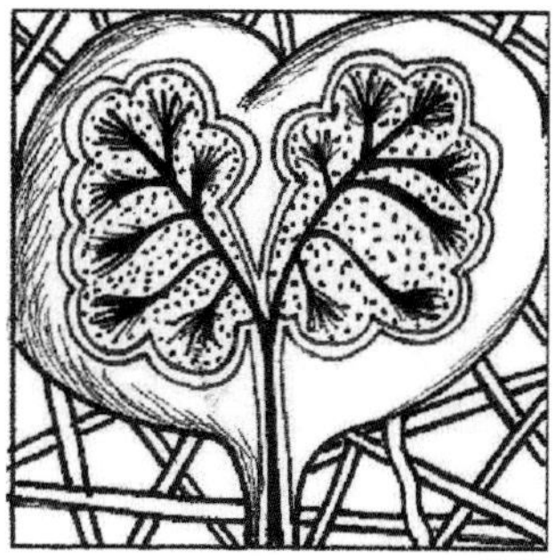

A) B) C) D) E)

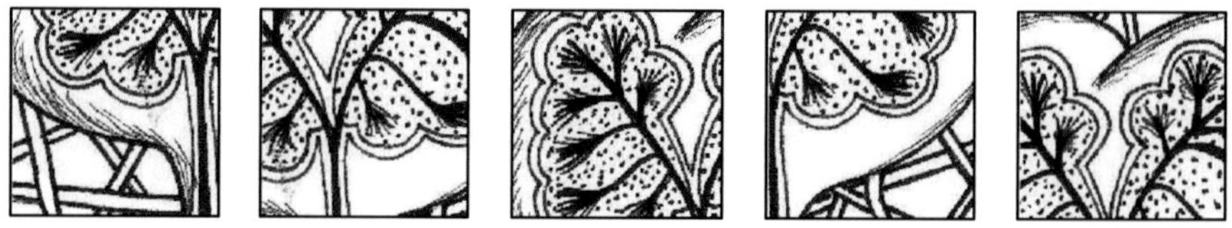

21

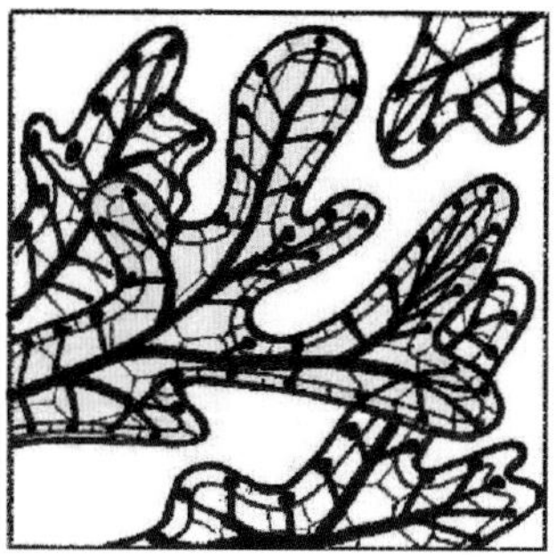

A) B) C) D) E)

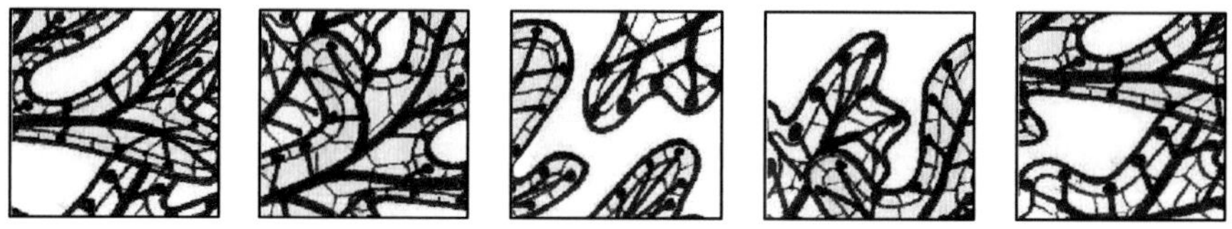

22

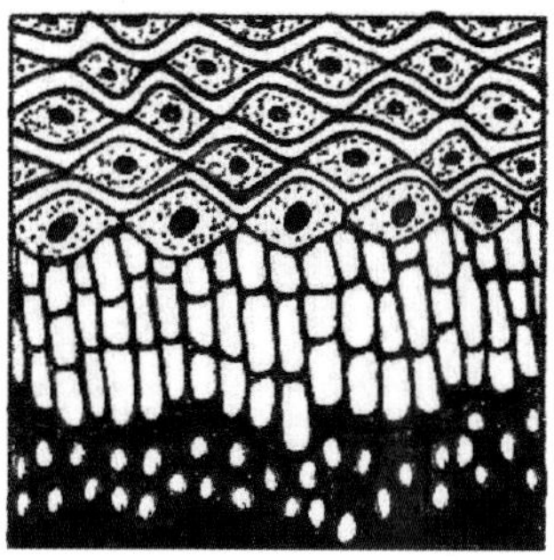

A) B) C) D) E)

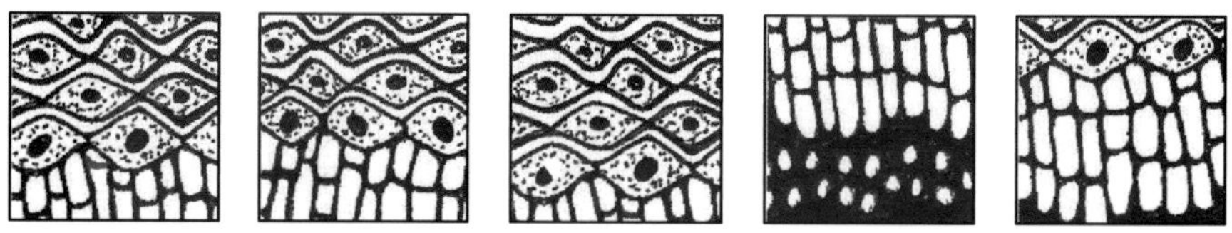

23

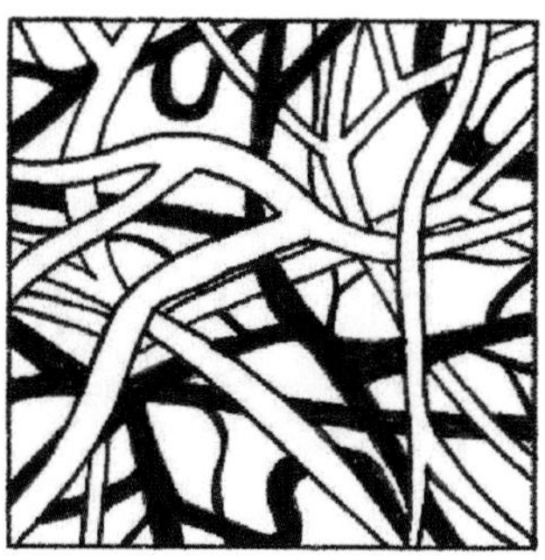

A) B) C) D) E)

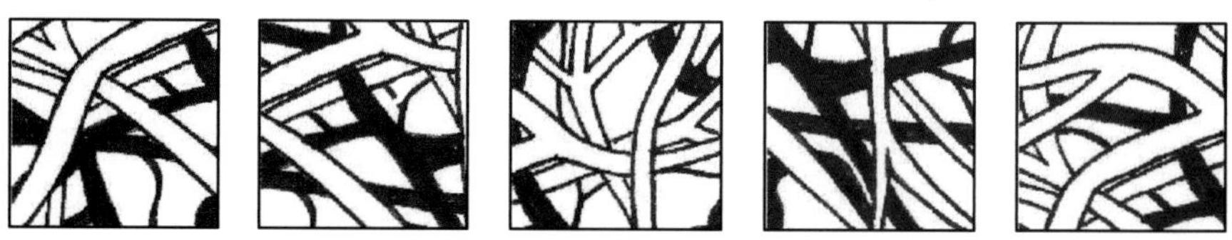

24

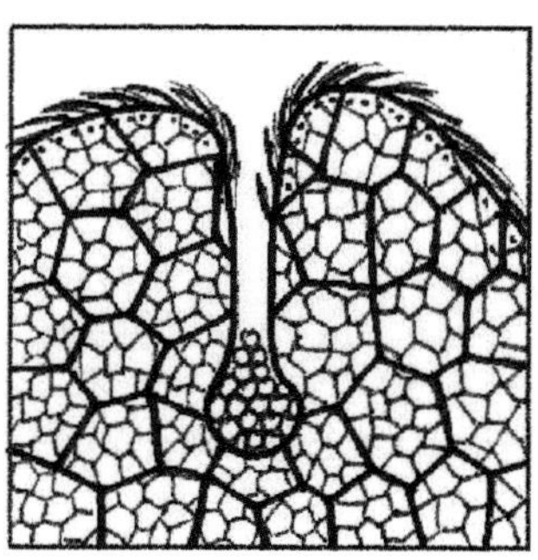

A) B) C) D) E)

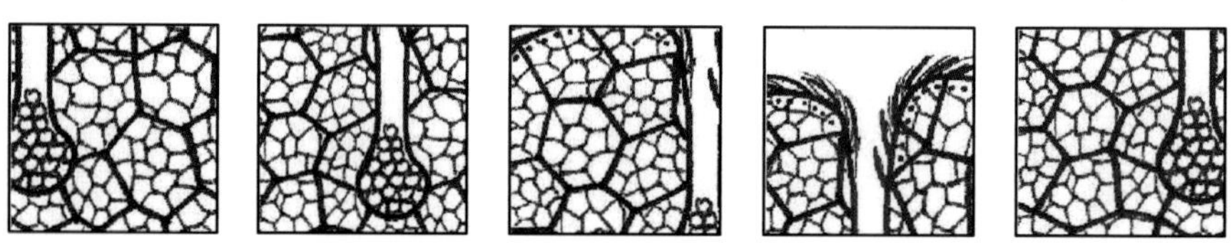

Übungsset 2

Pro Aufgabe werden je ein Musterbild sowie fünf dazugehörige Ausschnitte präsentiert. Finden Sie heraus, welcher Musterausschnitt zu dem Muster vollkommen deckungsgleich, d. h. ohne jegliche Abänderung ist. Der korrekte Musterausschnitt ist weder gedreht, noch in seiner Größe oder Detailstruktur verändert. (TMS: 30 Min. für 24 Aufgaben, EMS: 18 Min. für 20 Aufgaben)

1

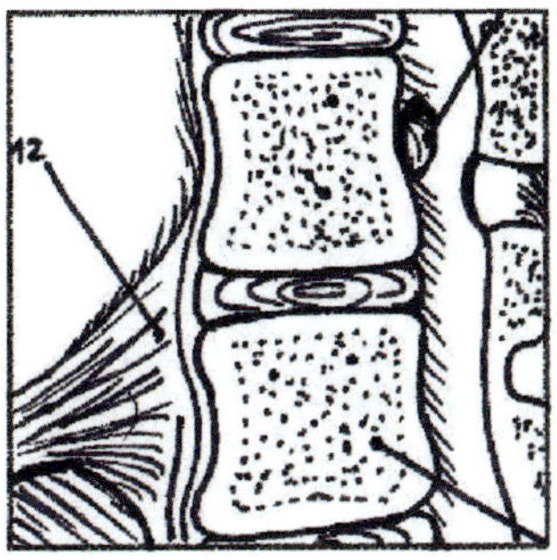

A) 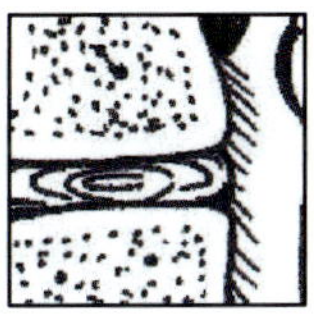

B) 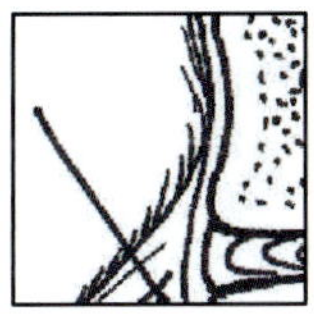

C) 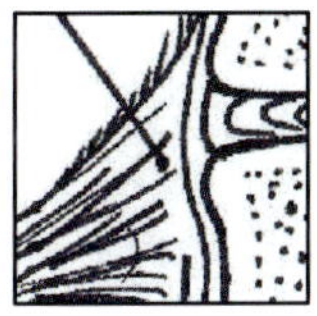

D) 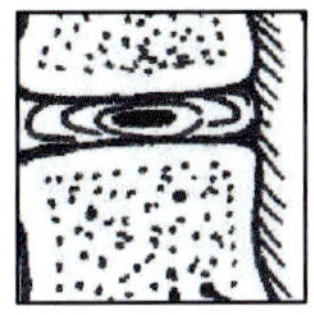

E) 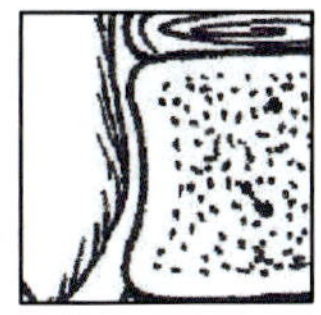

2

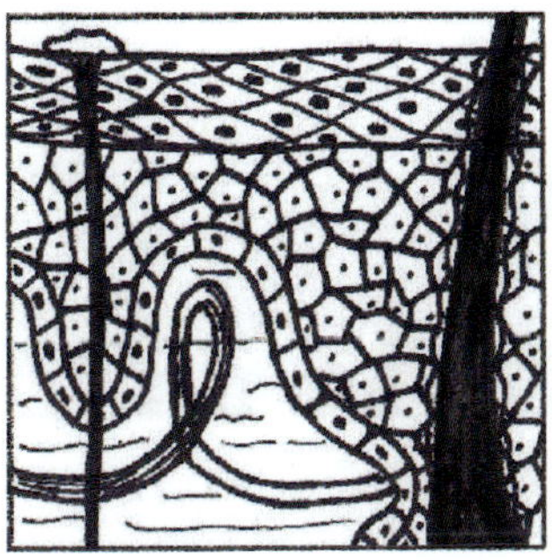

A) 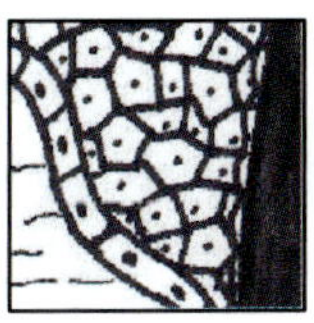

B) 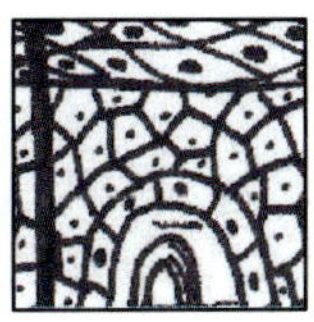

C) 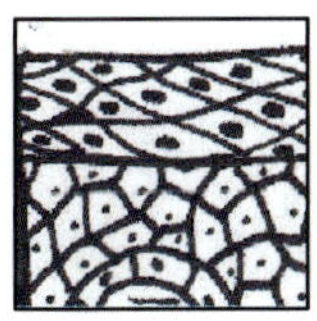

D) 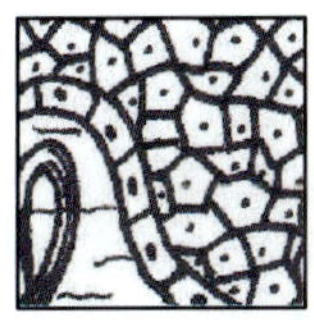

E) 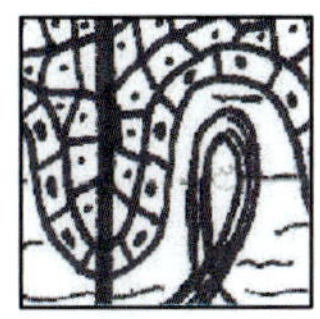

3

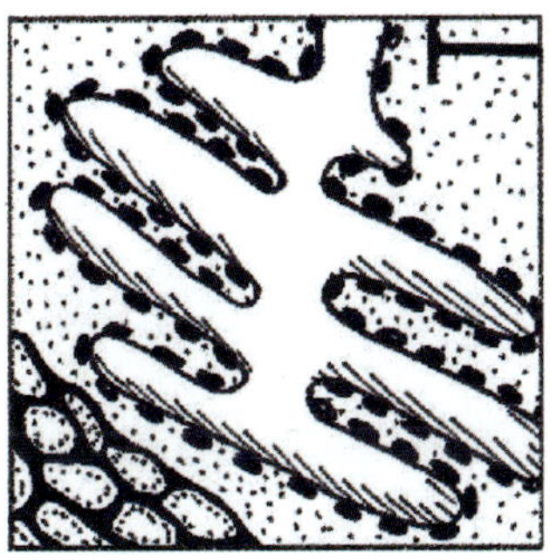

A) 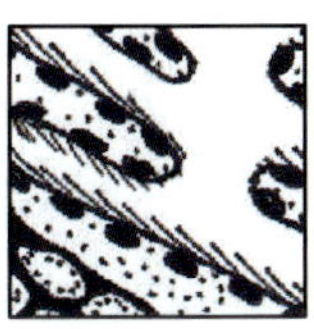

B) 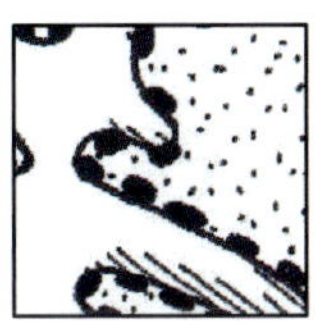

C) 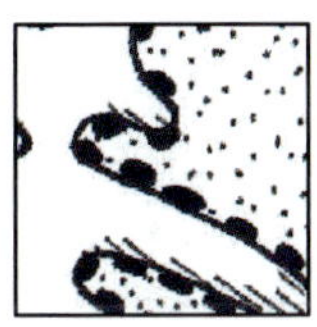

D) 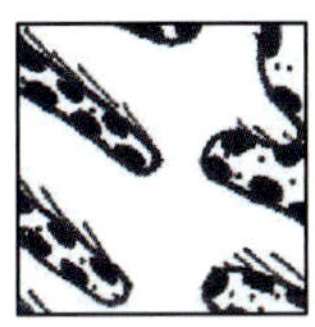

E) 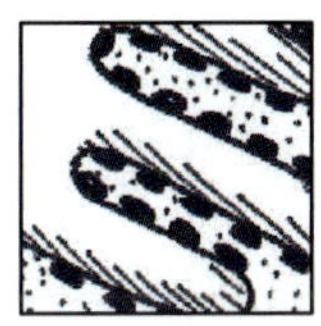

4

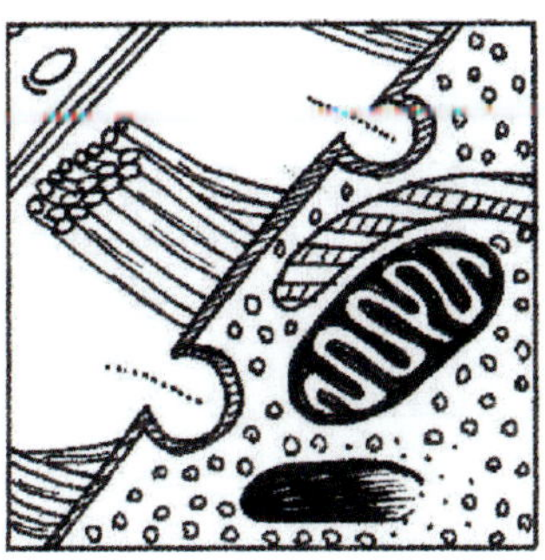

A) 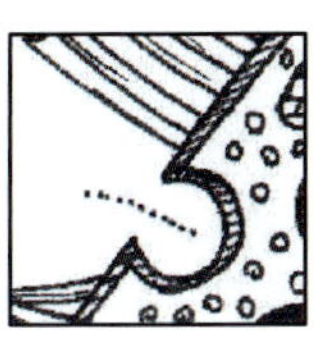

B) 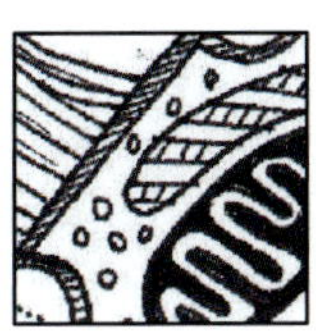

C) 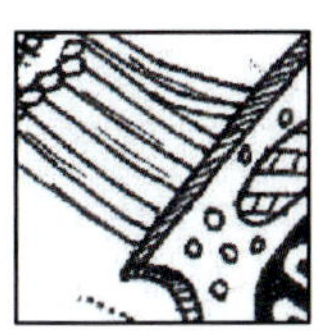

D) 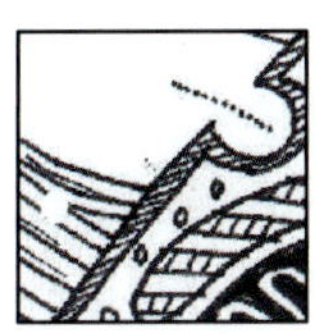

E) 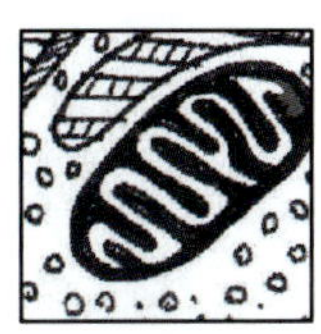

5

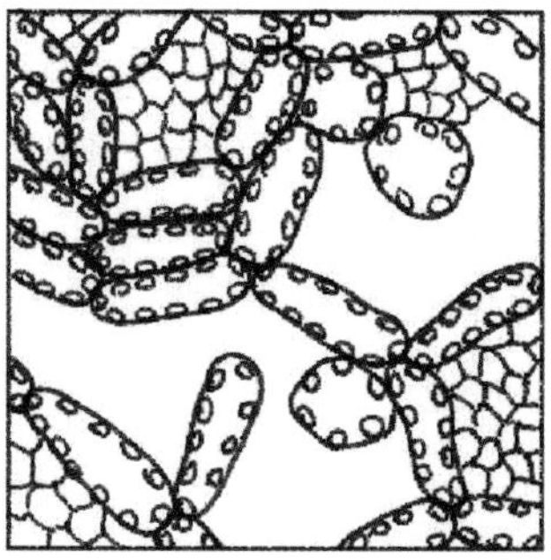

A) B) C) D) E)

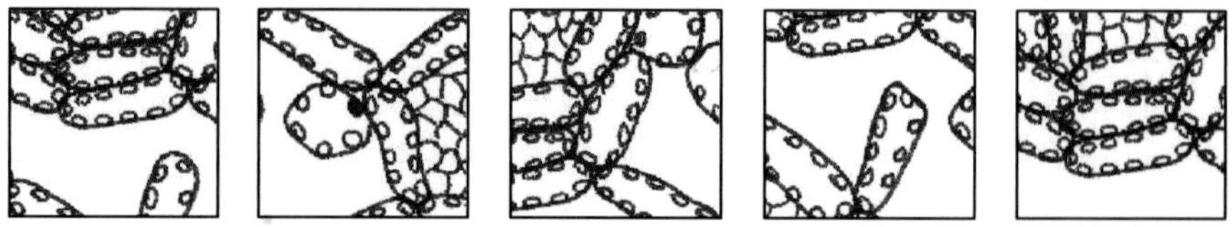

6

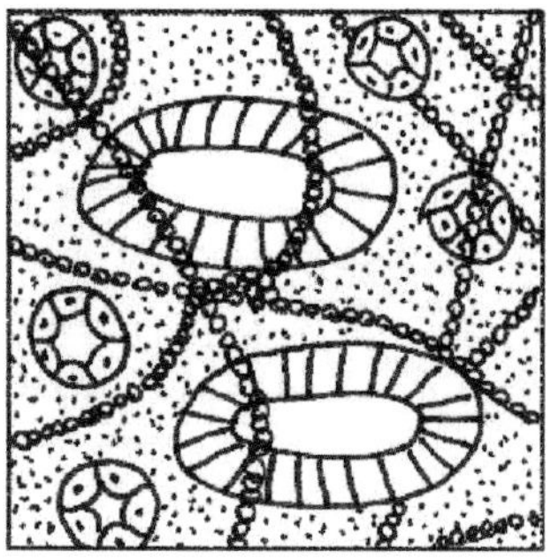

A) B) C) D) E)

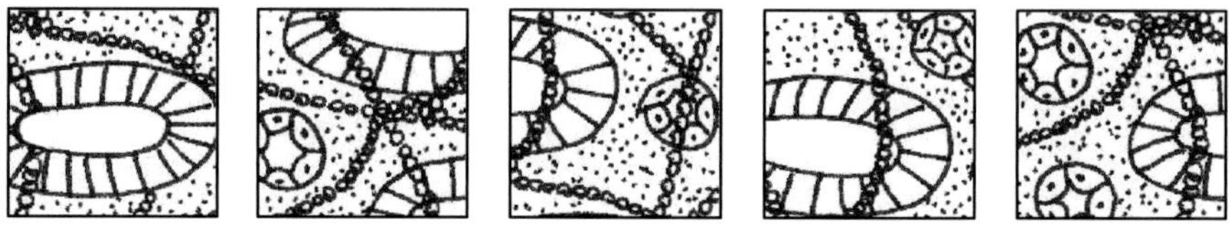

7

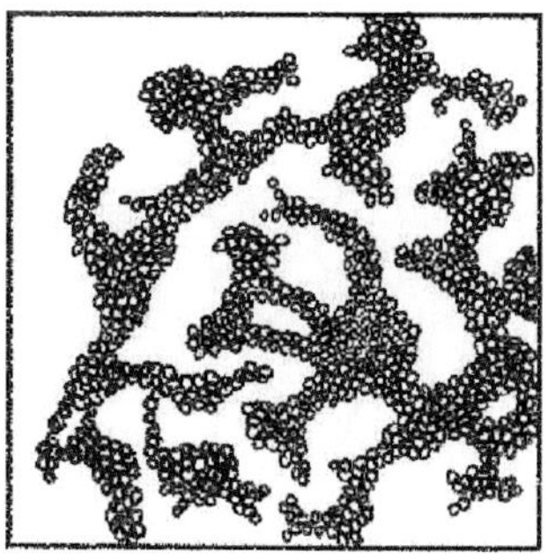

A) B) C) D) E)

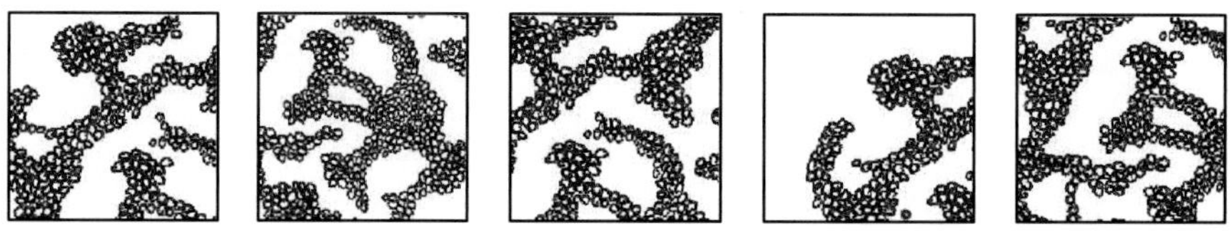

8

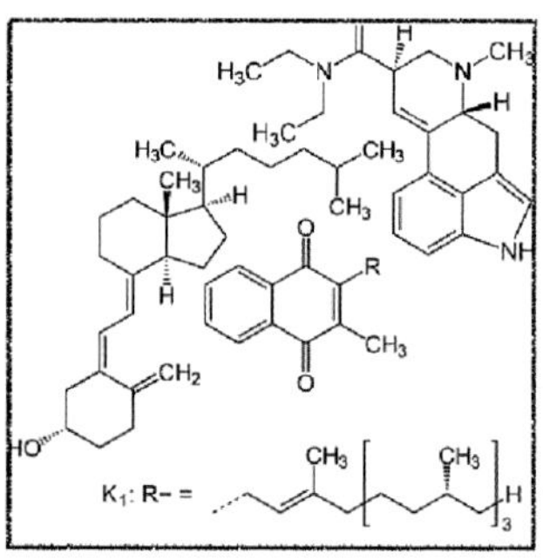

A) B) C) D) E)

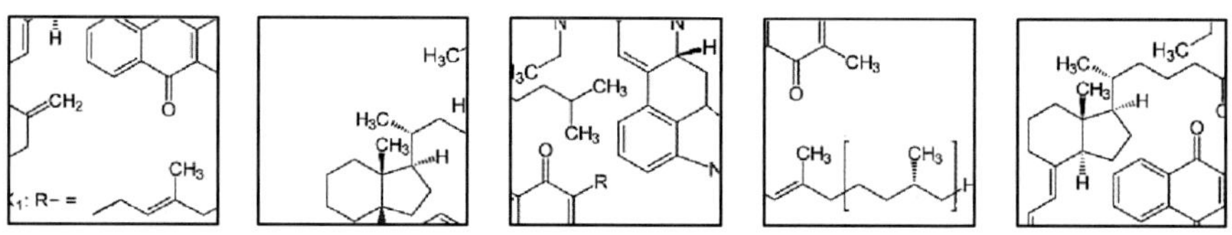

9

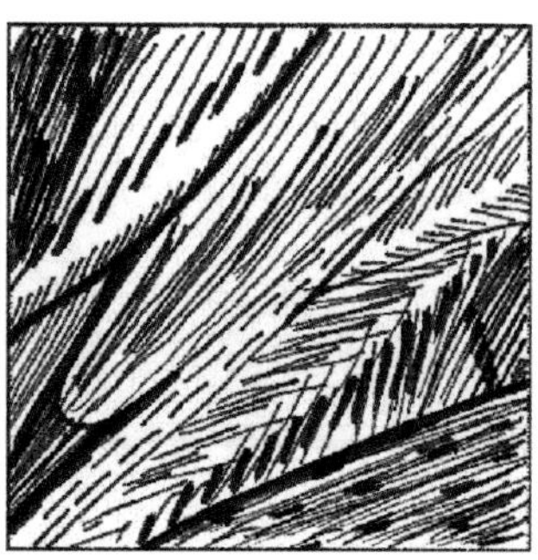

A) B) C) D) E)

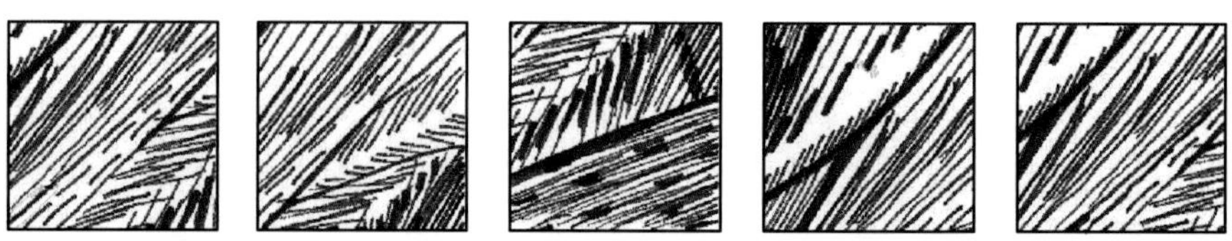

10 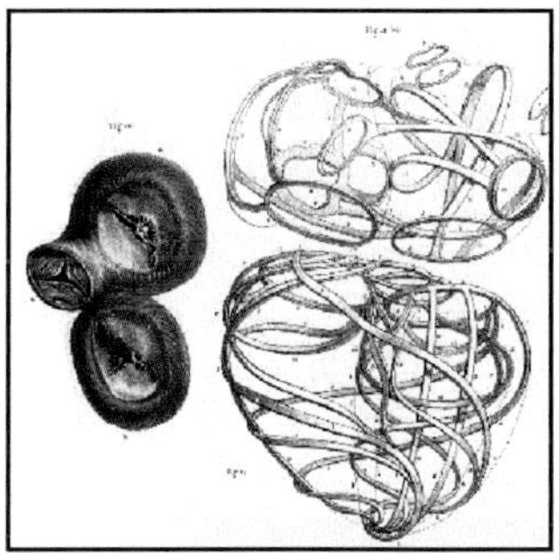

A) 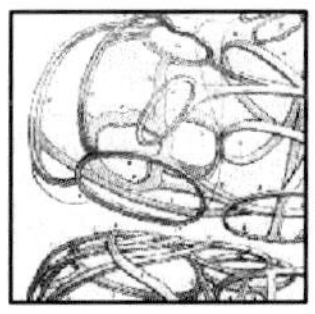

B) 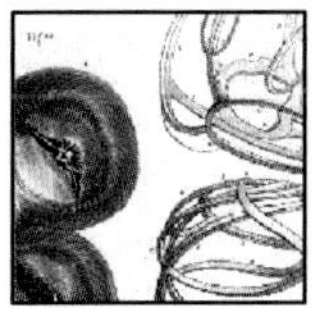

C) 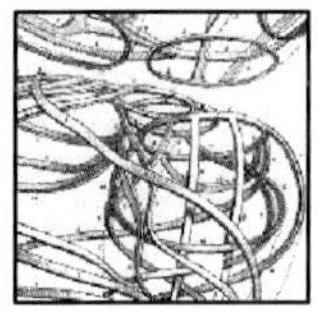

D) 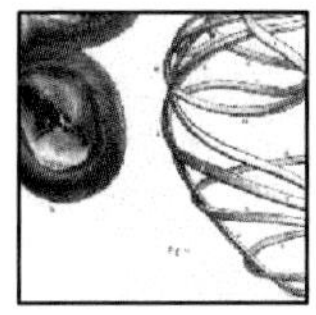

E) 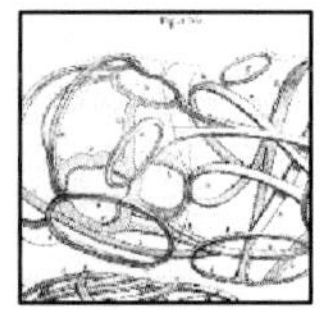

11 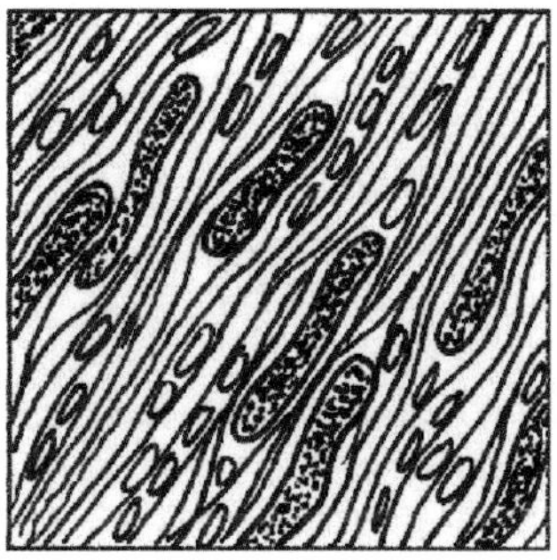

A) 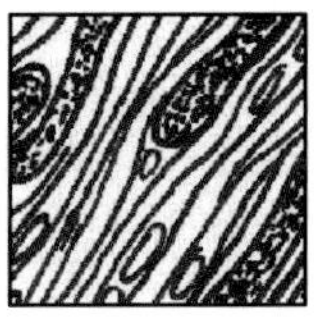

B) 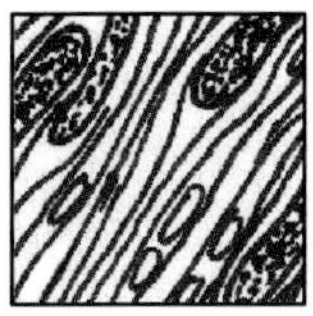

C) 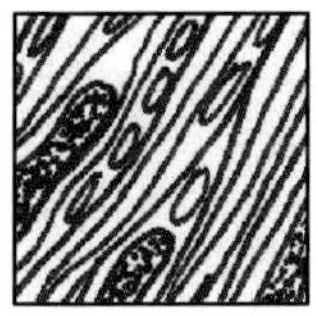

D) 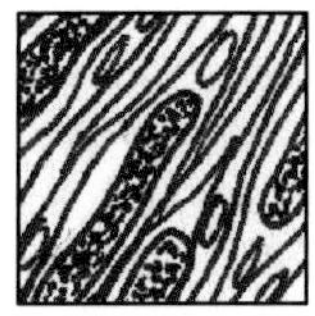

E) 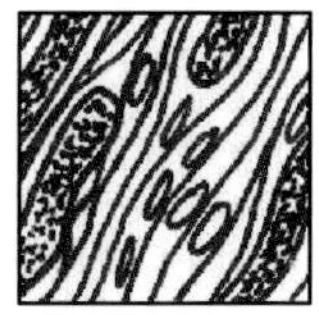

12 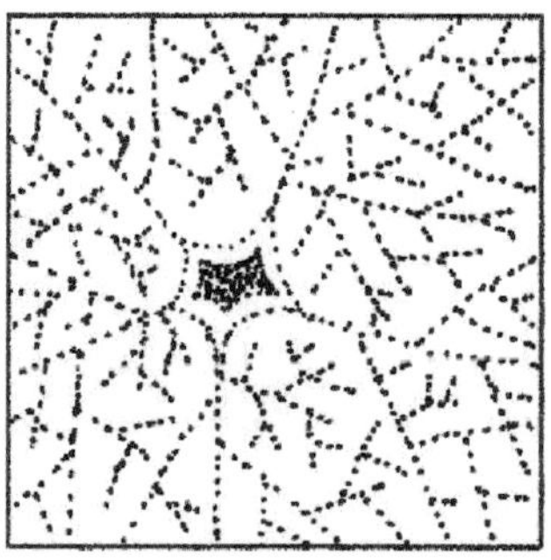

A) 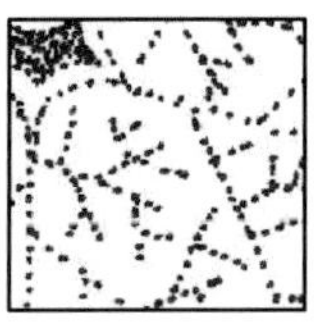

B) 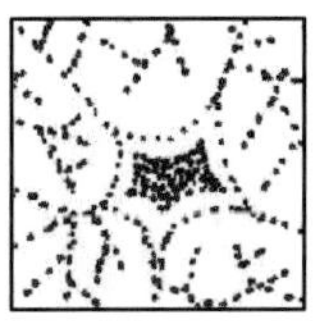

C) 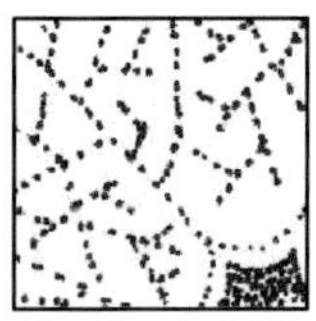

D) 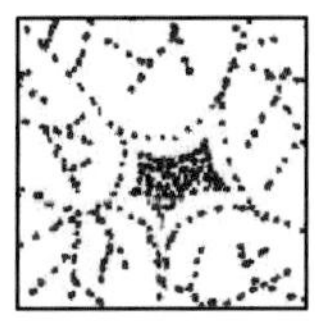

E) 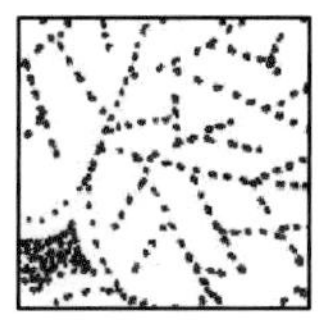

13 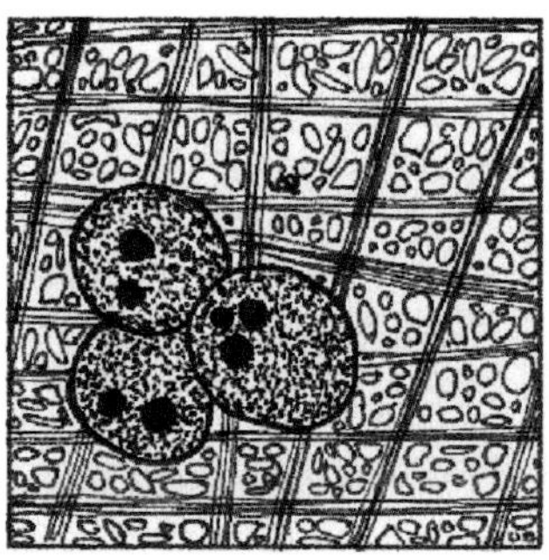

A) 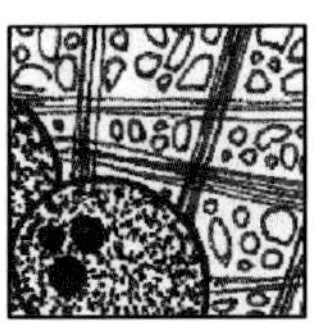

B) 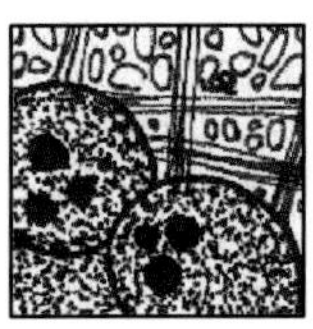

C) 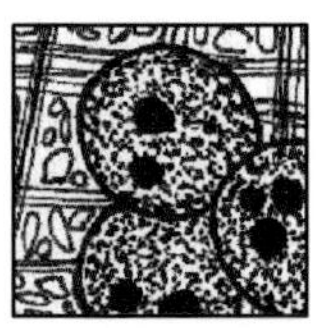

D) 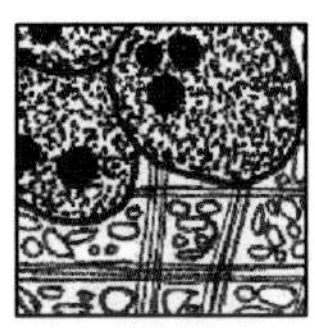

E) 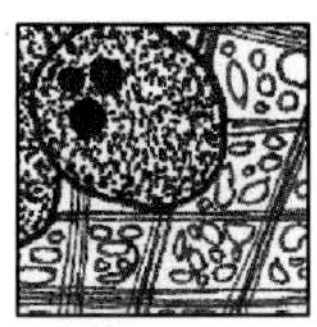

14 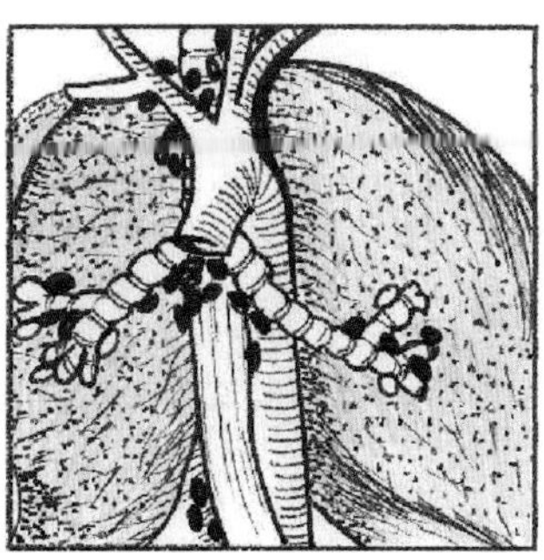

A) 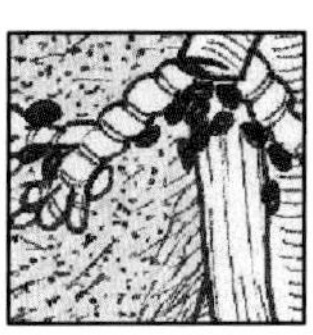

B) 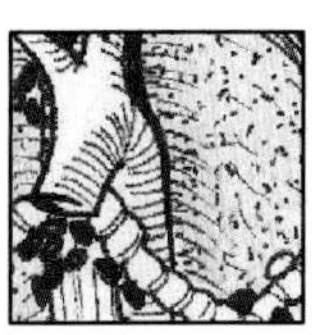

C) 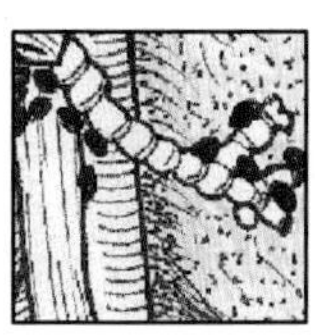

D) 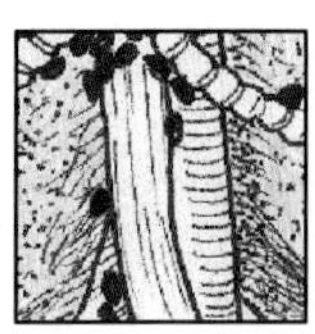

E) 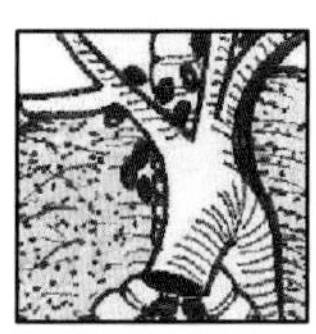

15 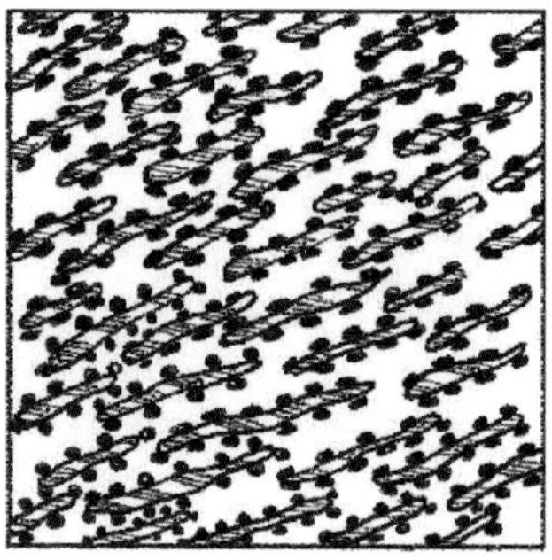

A) 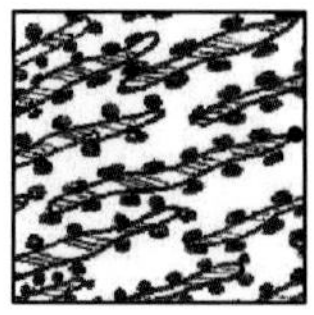 B) 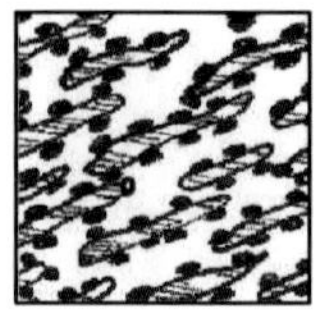 C) 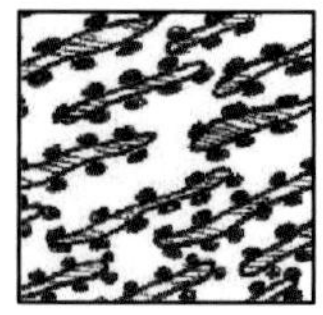 D) 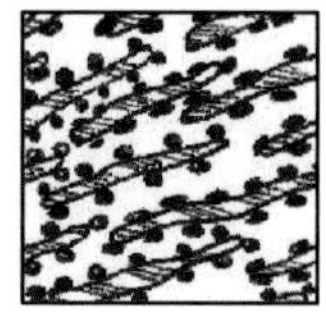 E) 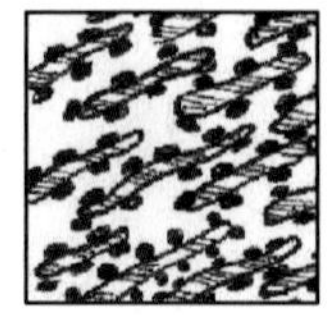

16 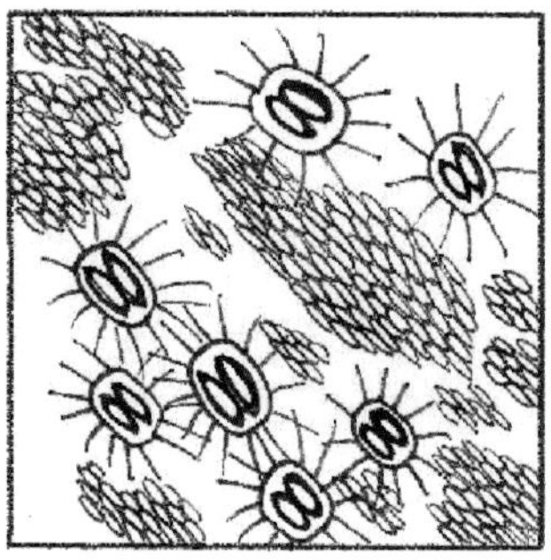

A) 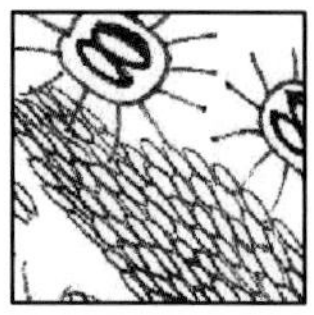 B) 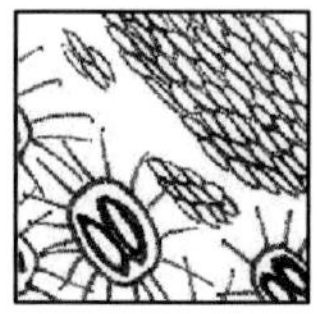 C) 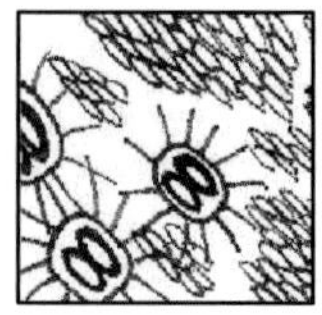 D) 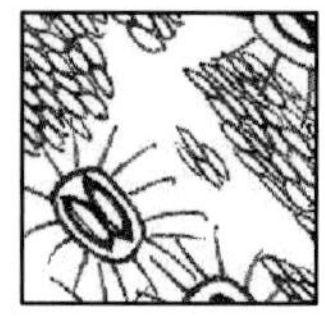 E) 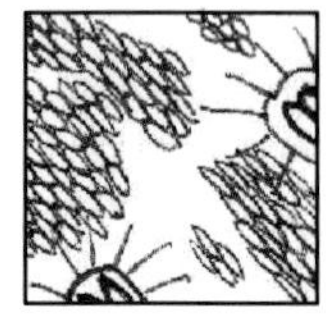

17 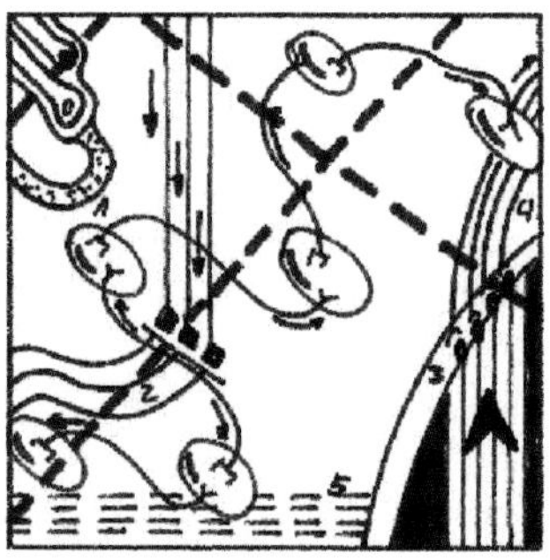

A) 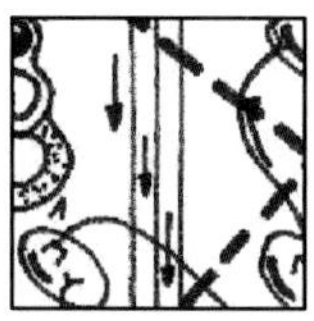 B) 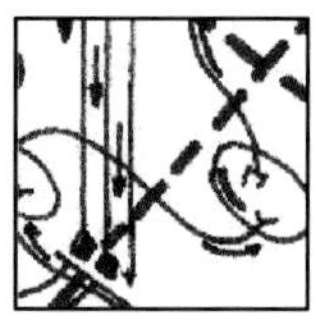 C) 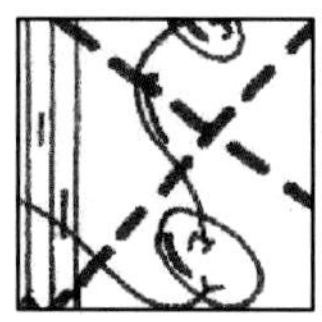 D) 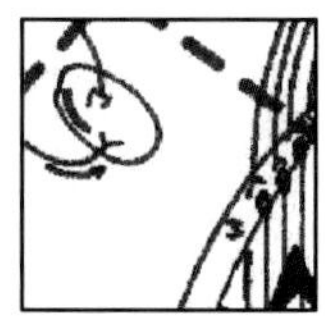 E) 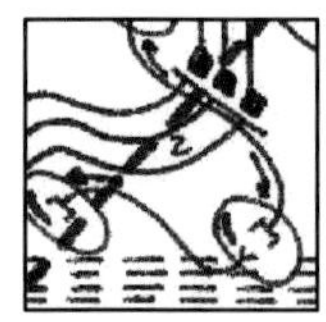

18 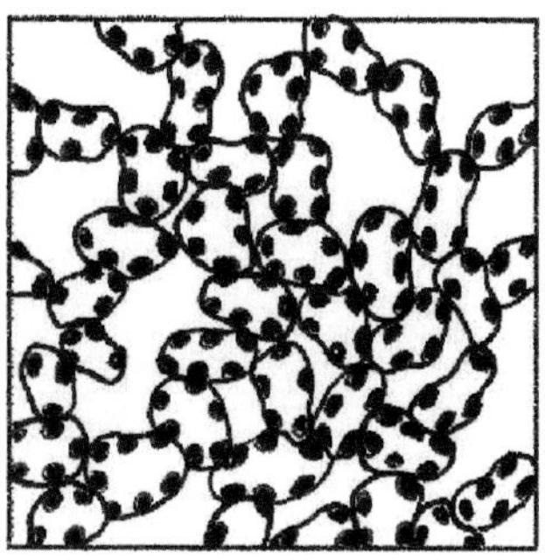

A) 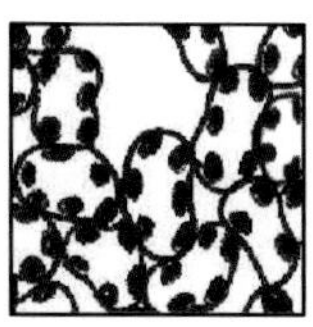 B) 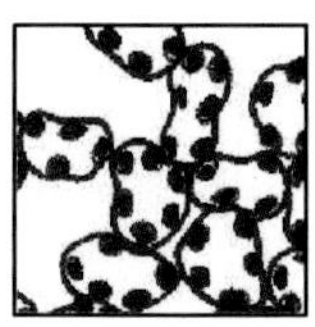 C) 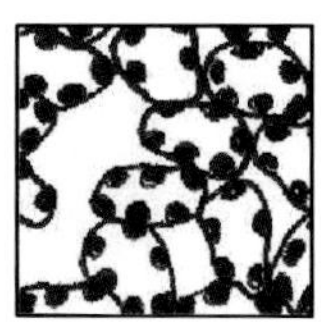 D) 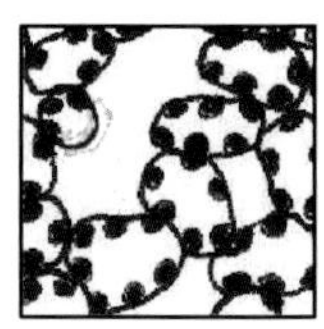 E) 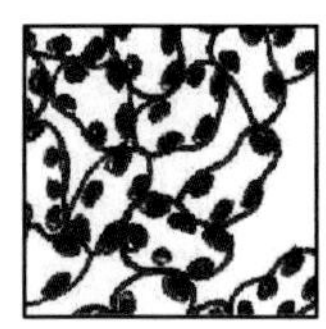

19 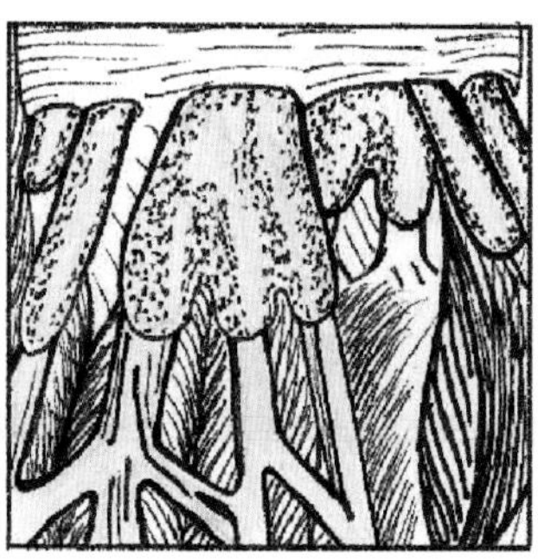

A) 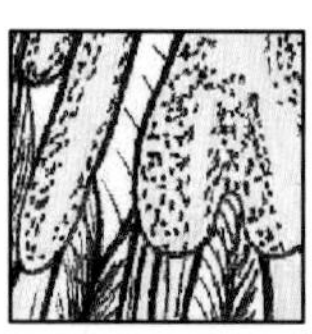 B) 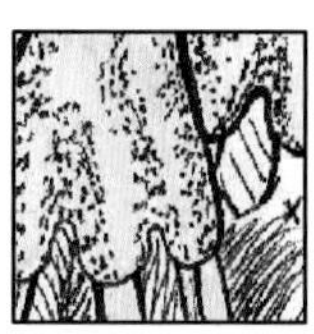 C) 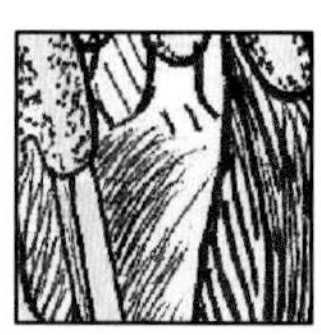 D) 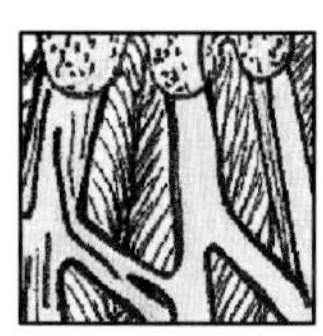 E) 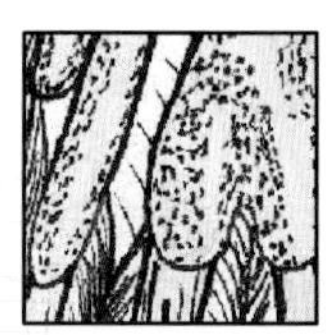

20 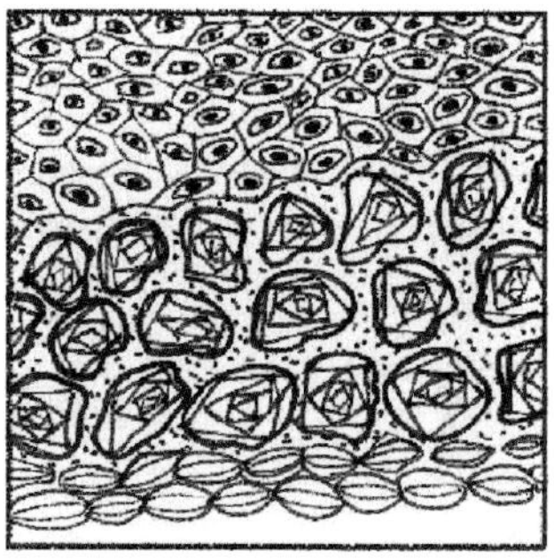

A) 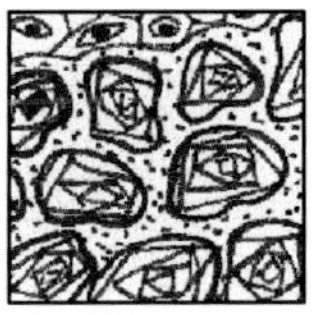
B) 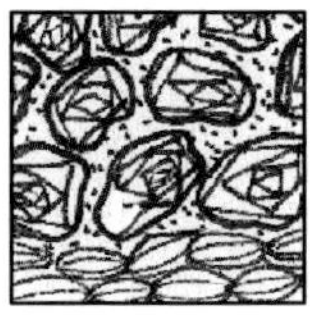
C) 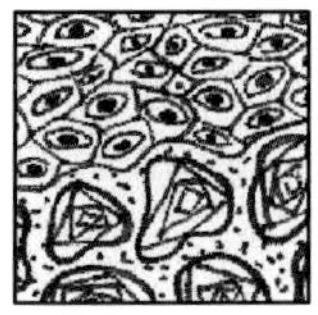
D) 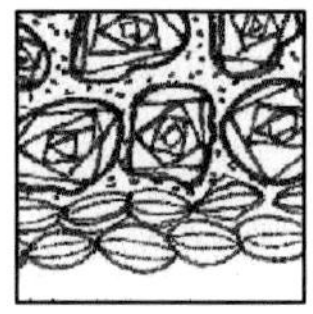
E) 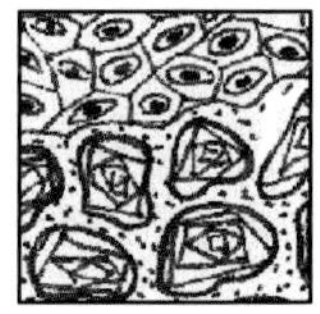

21 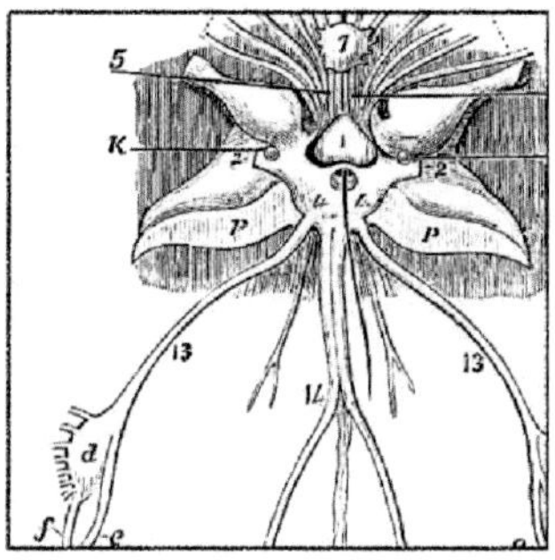

A) 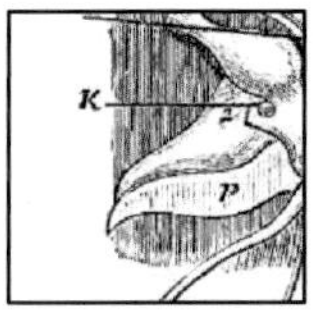
B) 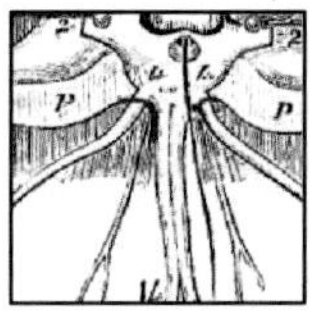
C) 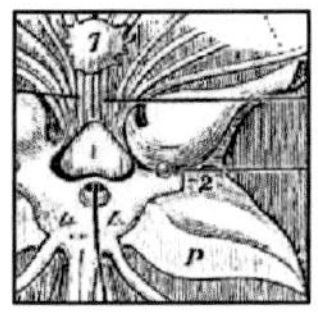
D) 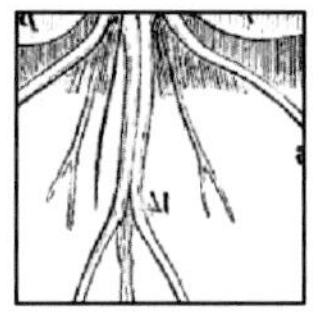
E) 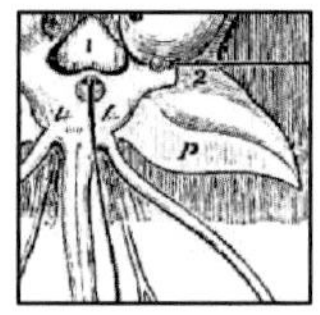

22 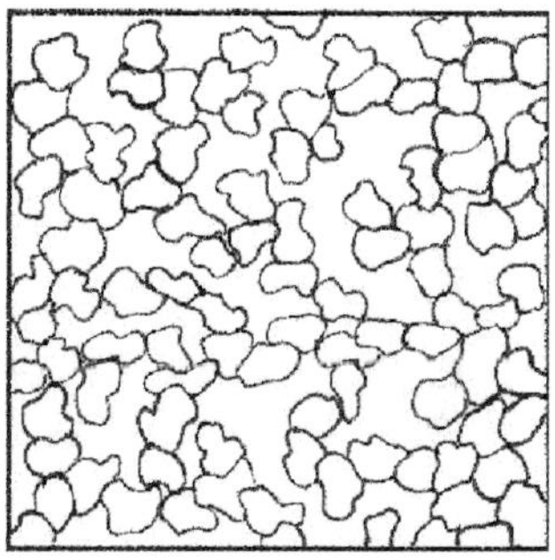

A) 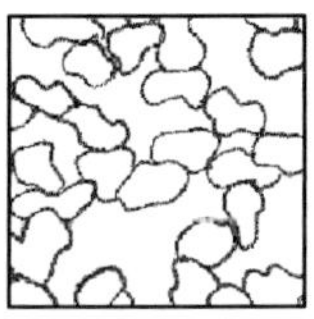
B) 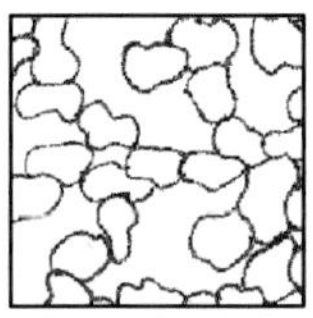
C) 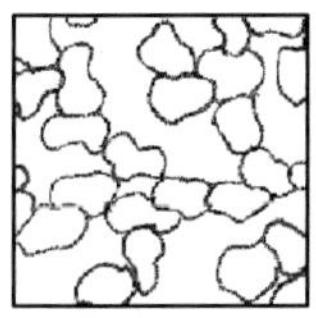
D) 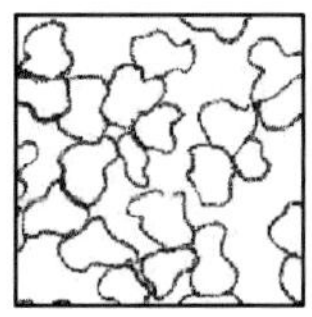
E) 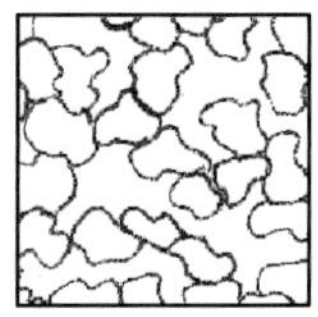

23 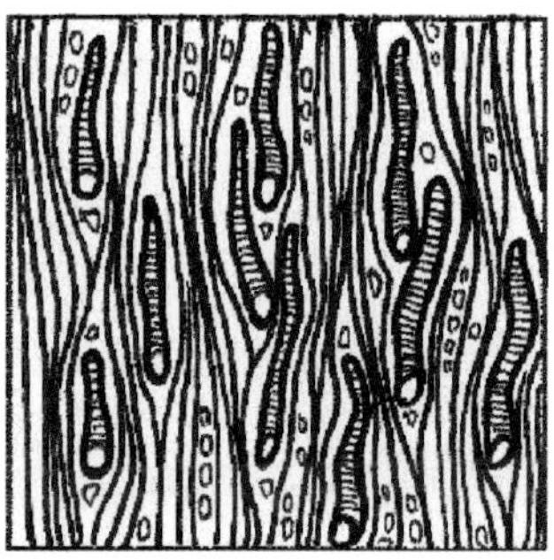

A) 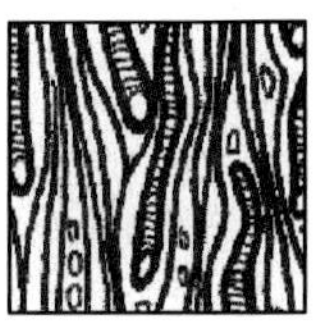
B) 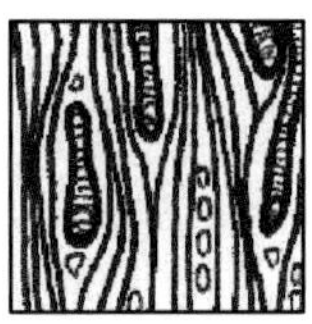
C) 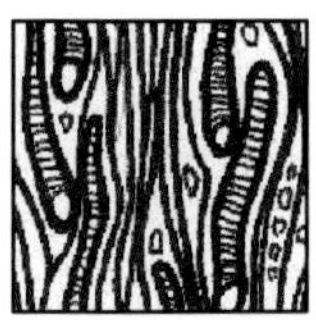
D) 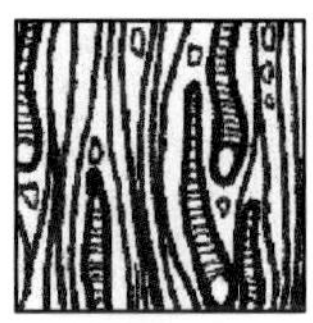
E) 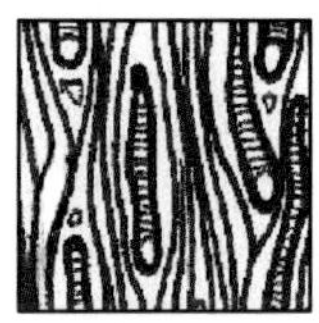

24 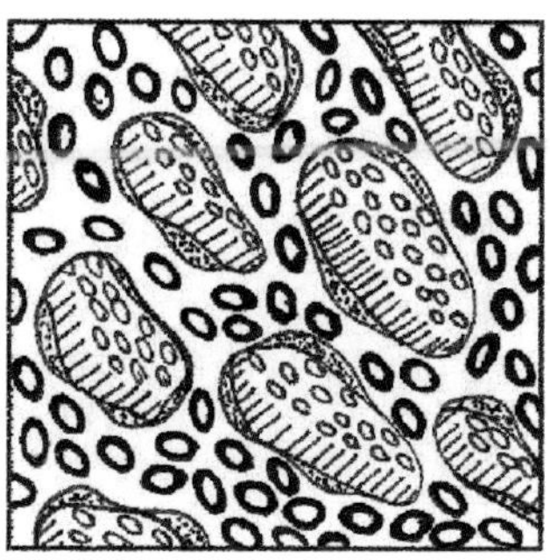

A) 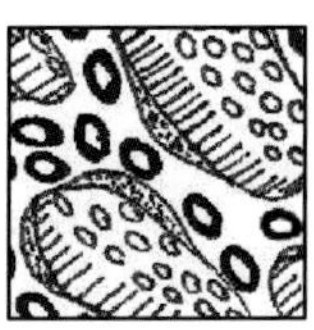
B) 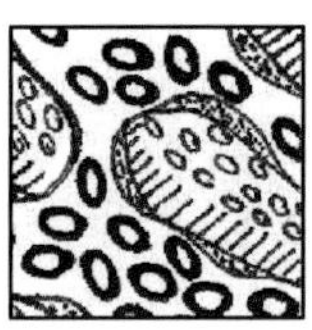
C) 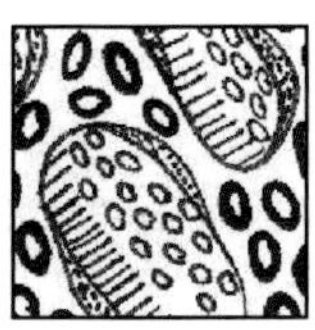
D) 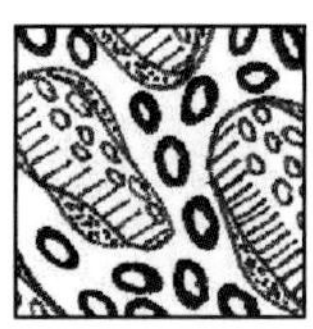
E) 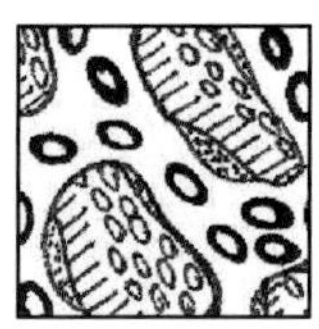

Übungsset 3

Pro Aufgabe werden je ein Musterbild sowie fünf dazugehörige Ausschnitte präsentiert. Finden Sie heraus, welcher Musterausschnitt zu dem Muster vollkommen deckungsgleich, d. h. ohne jegliche Abänderung ist. Der korrekte Musterausschnitt ist weder gedreht, noch in seiner Größe oder Detailstruktur verändert. (TMS: 30 Min. für 24 Aufgaben, EMS: 18 Min. für 20 Aufgaben)

1

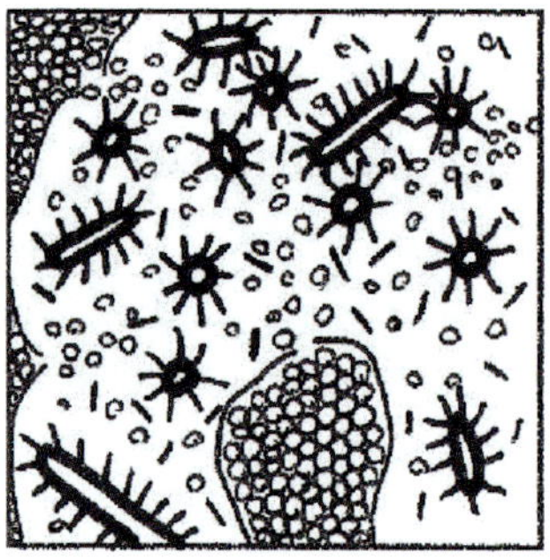

A) B) C) D) E)

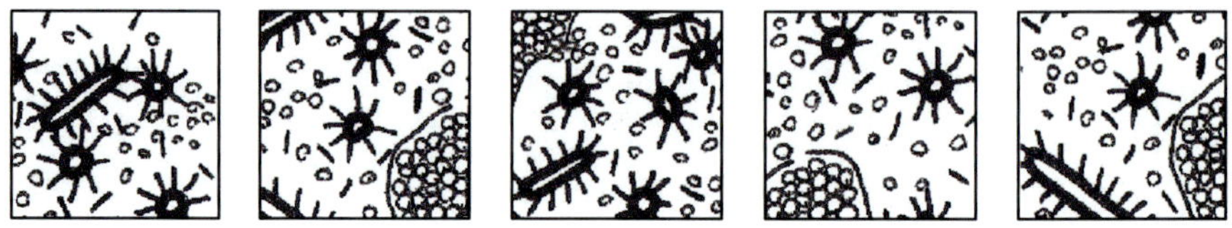

2

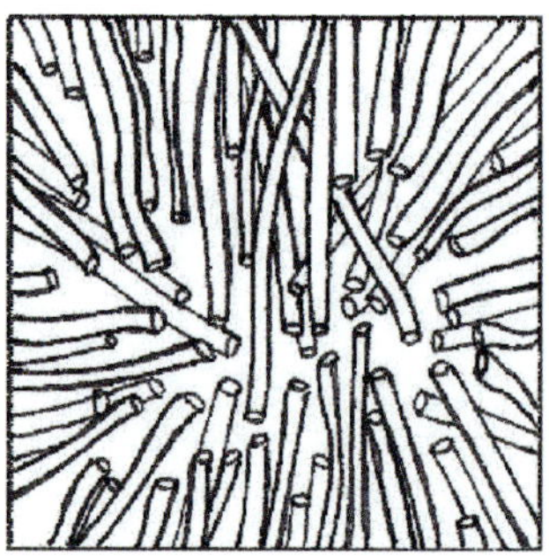

A) B) C) D) E)

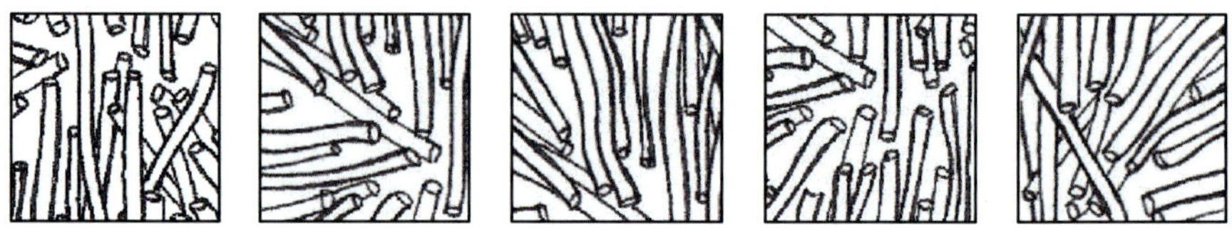

3

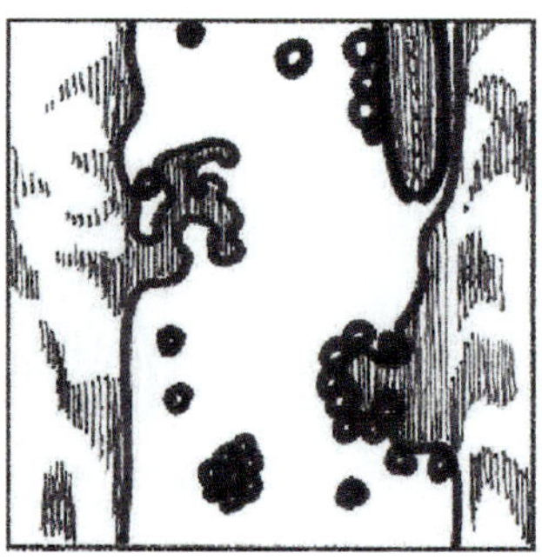

A) B) C) D) E)

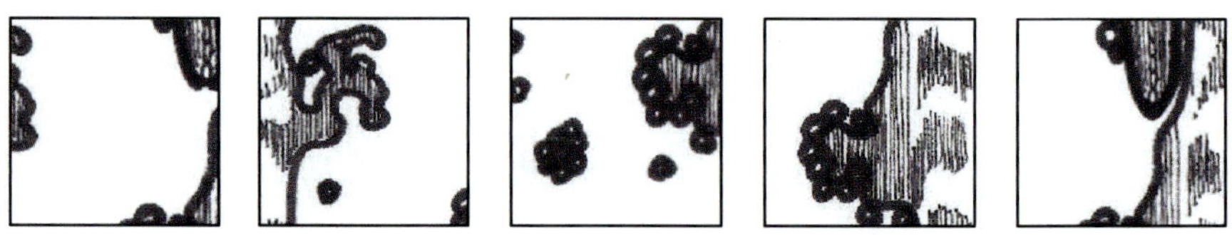

4

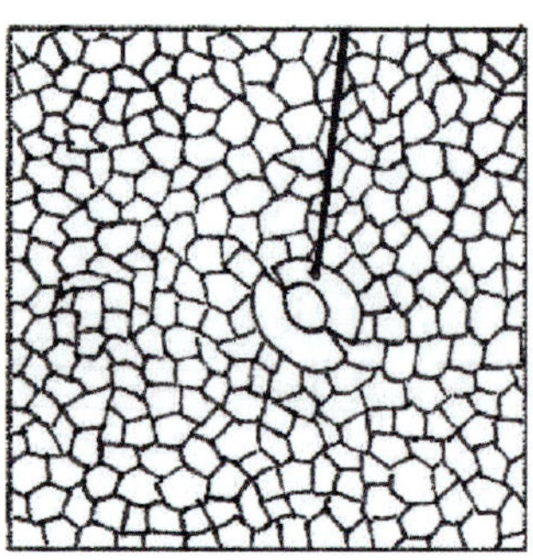

A) B) C) D) E)

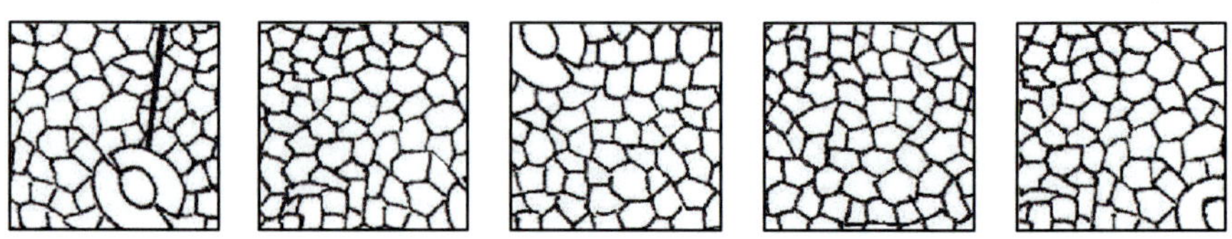

5

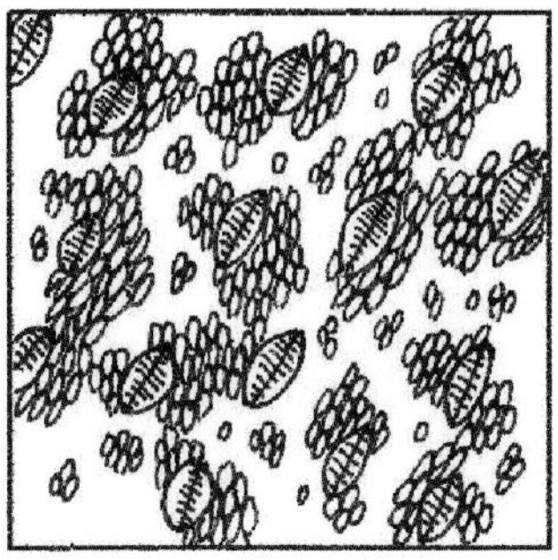

A) B) C) D) E)

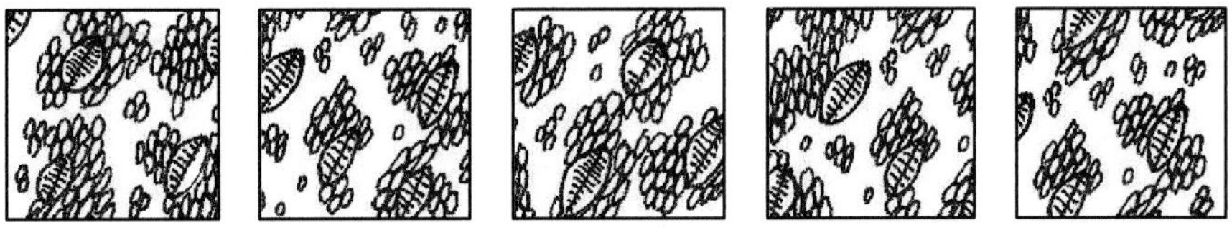

6

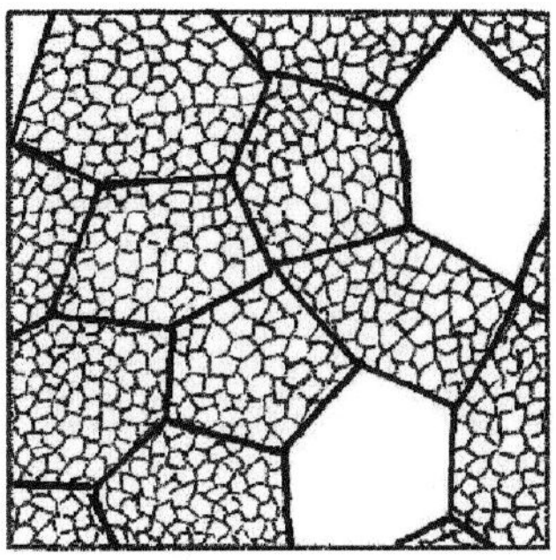

A) B) C) D) E)

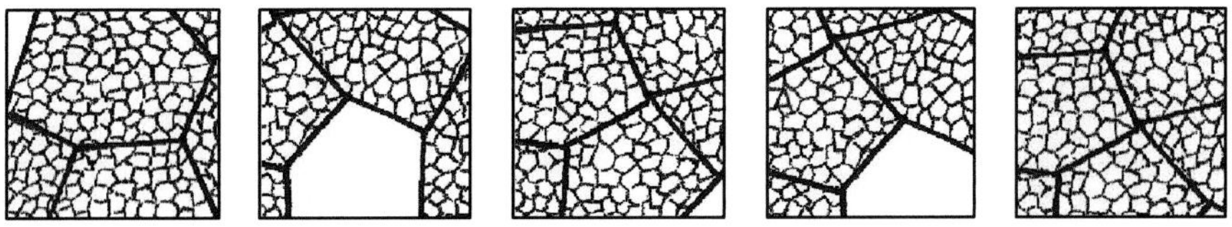

7

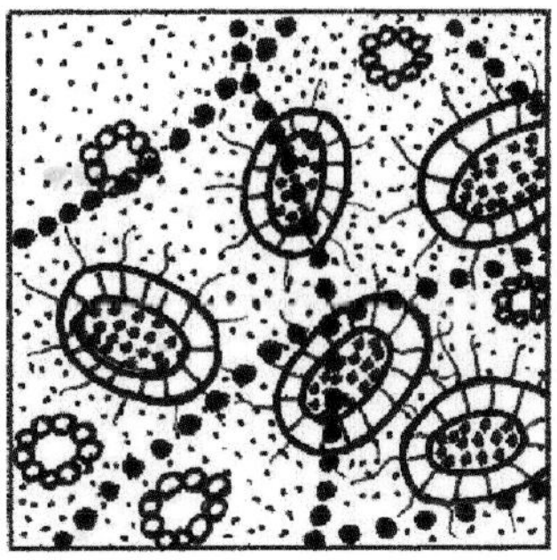

A) B) C) D) E)

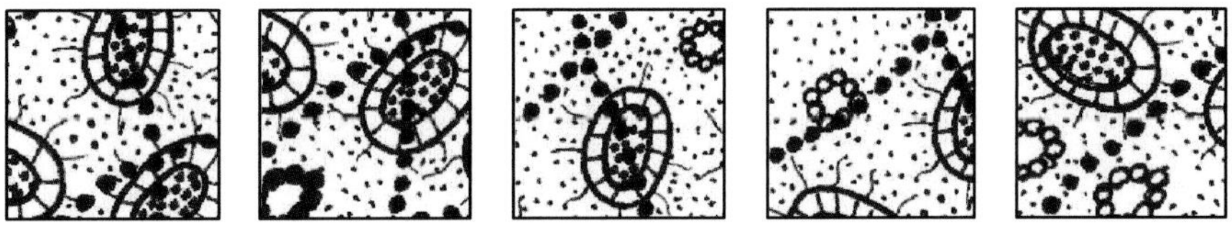

8

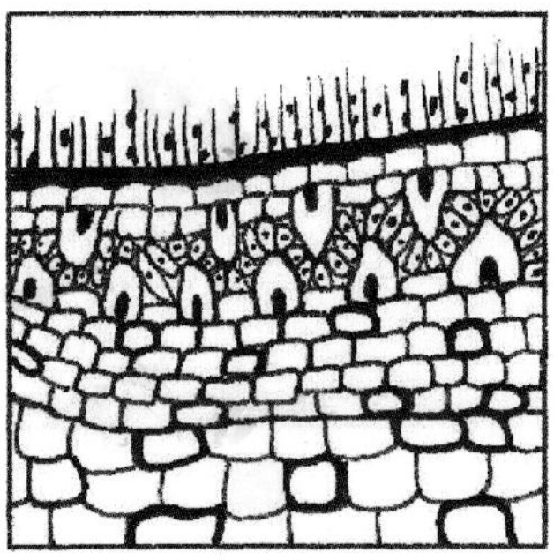

A) B) C) D) E)

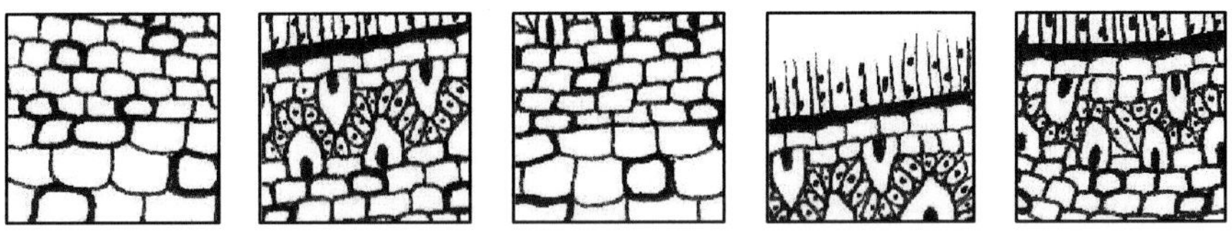

9

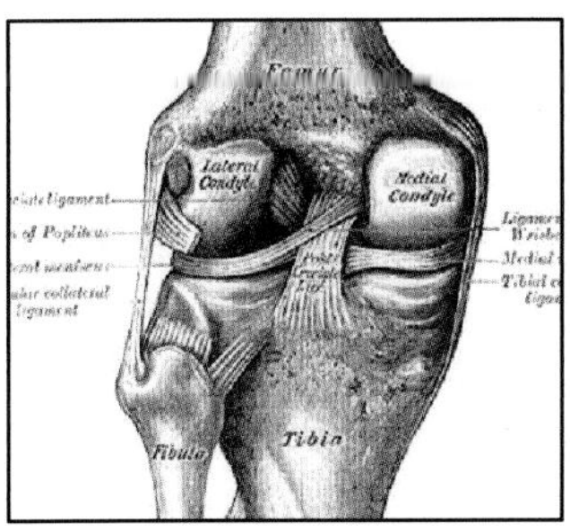

A) B) C) D) E)

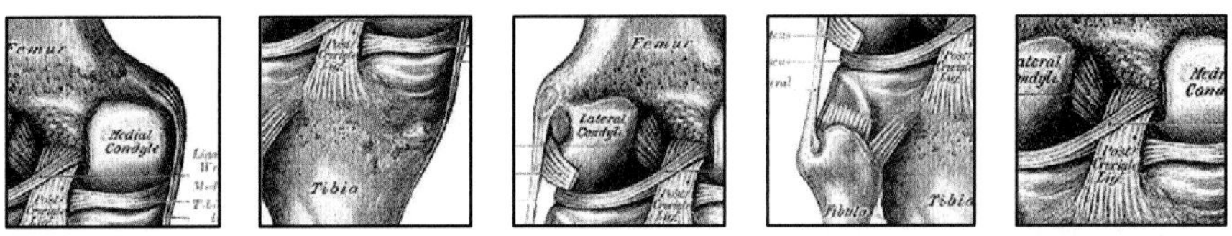

10

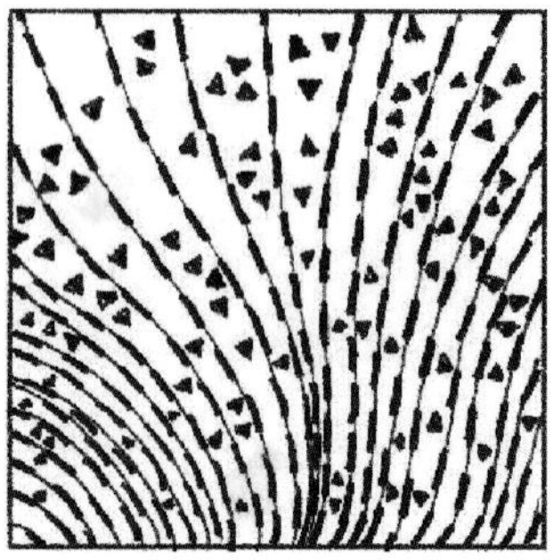

A)

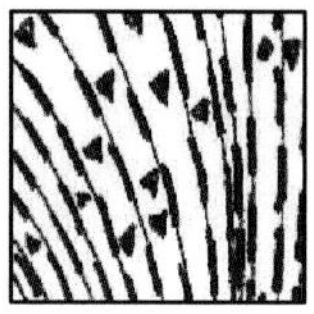

B)

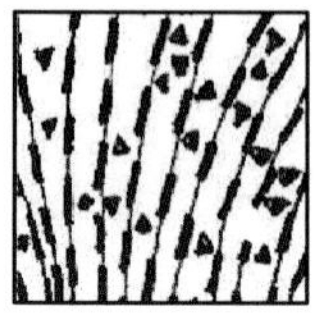

C)

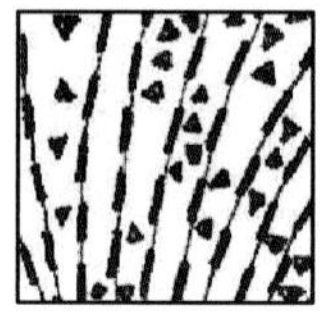

D)

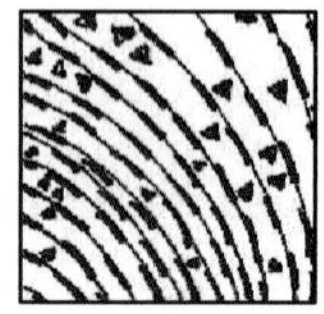

E)

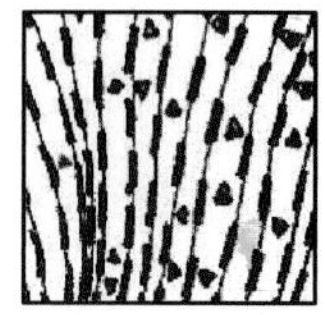

11

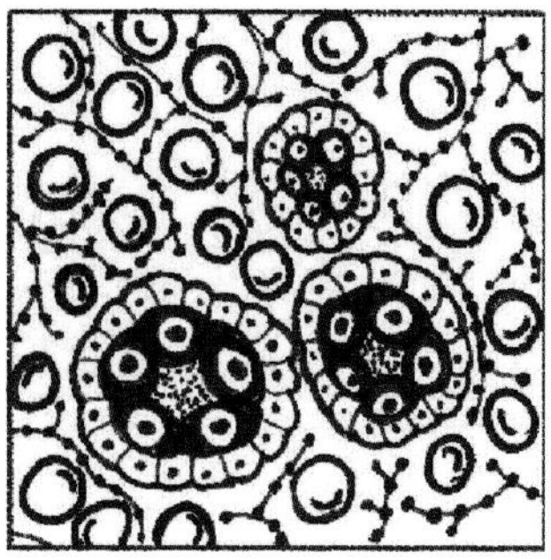

A)

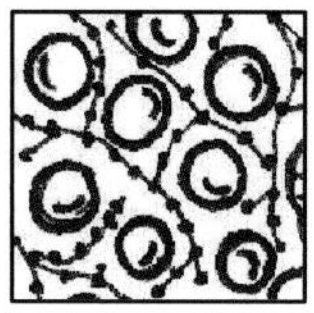

B)

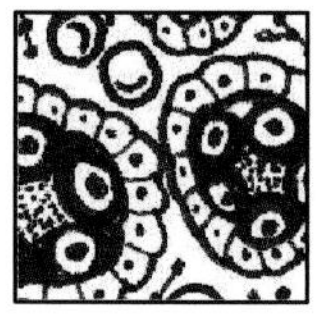

C)

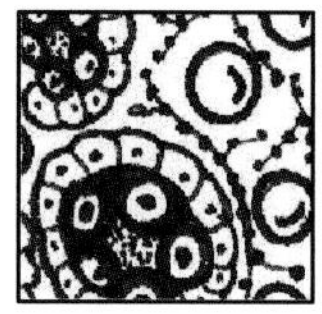

D)

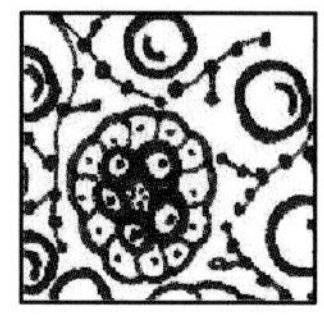

E)

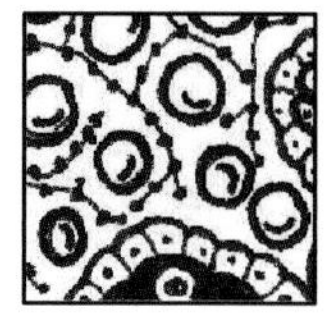

12

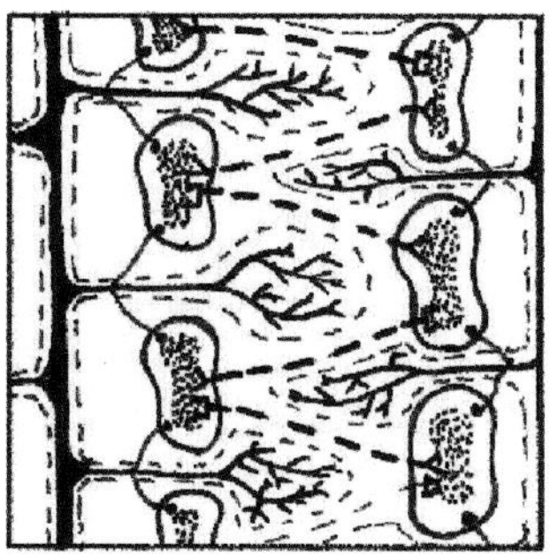

A)

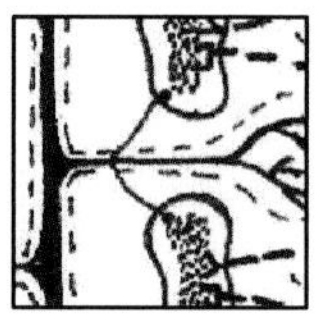

B)

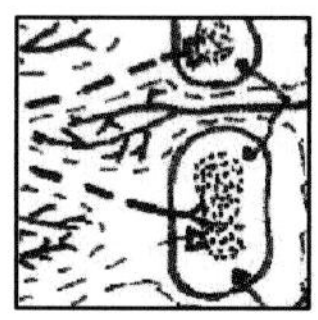

C)

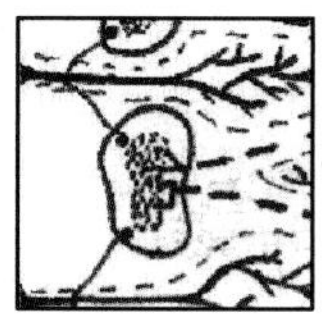

D)

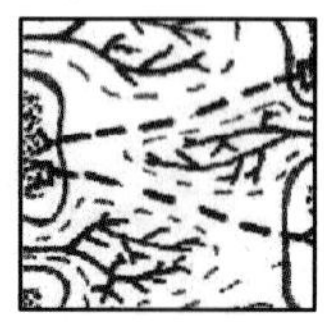

E)

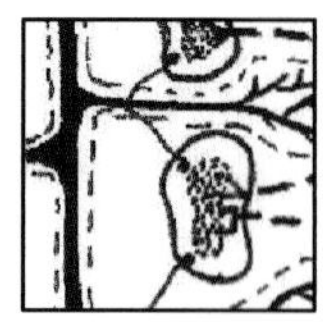

13

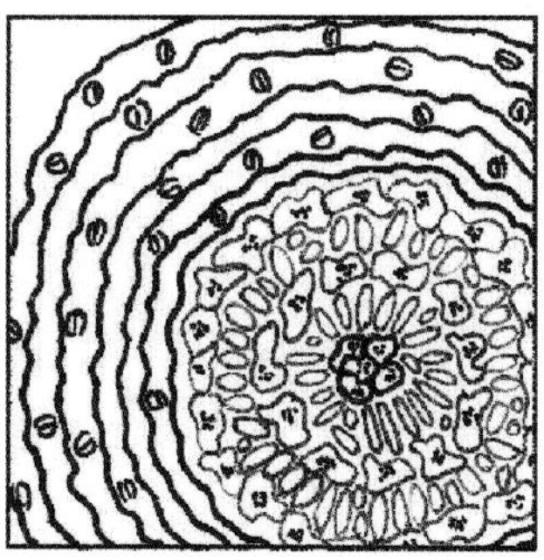

A)

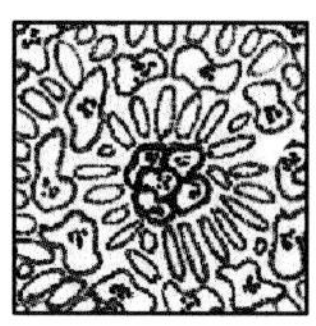

B)

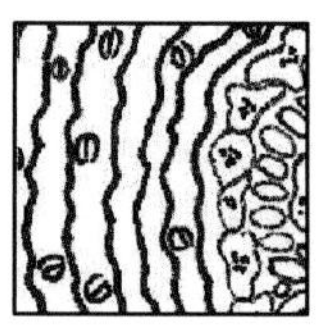

C)

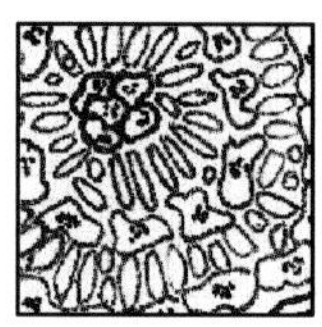

D)

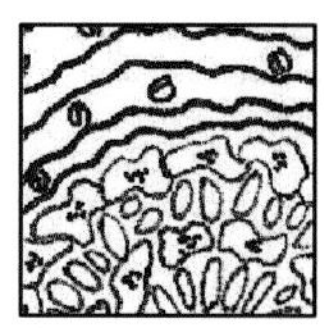

E)

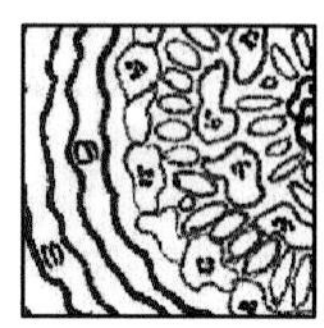

14

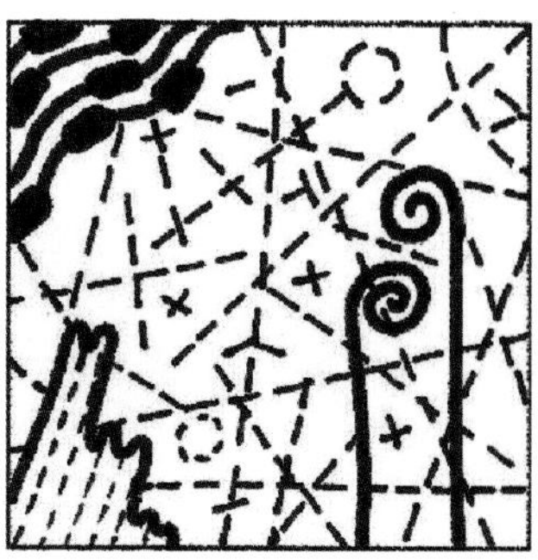

A)

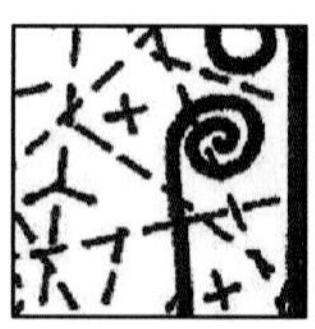

B)

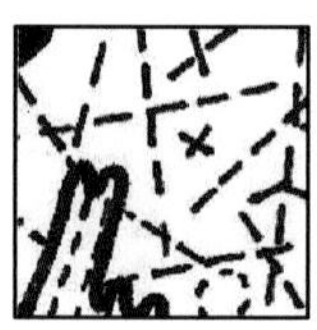

C)

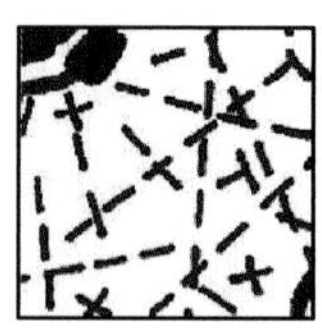

D)

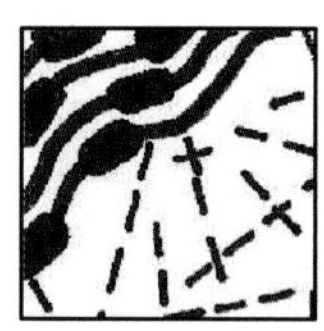

E)

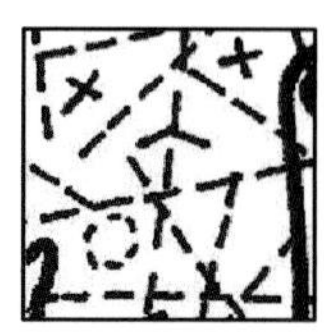

15 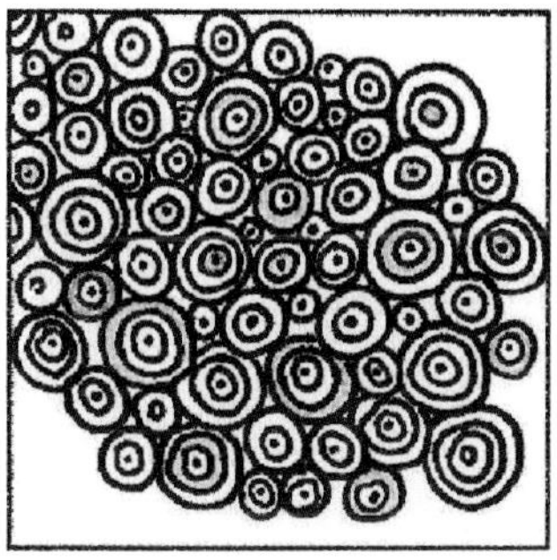

A) 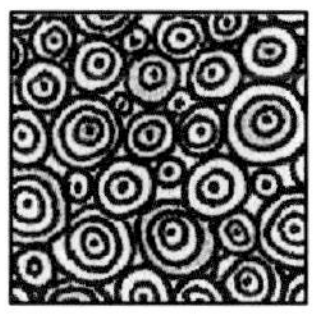
B) 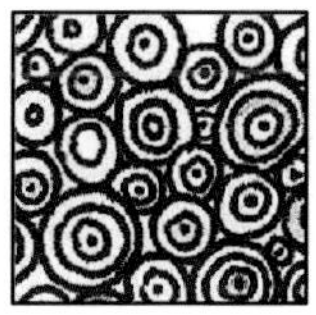
C) 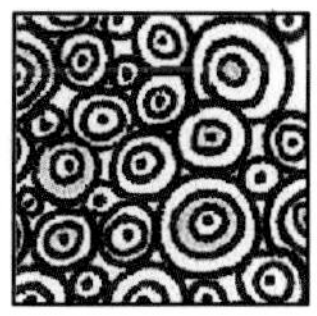
D) 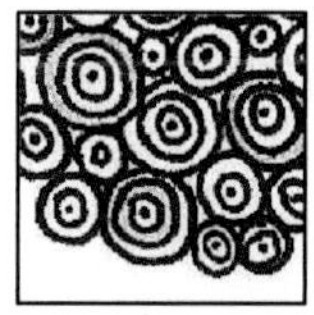
E) 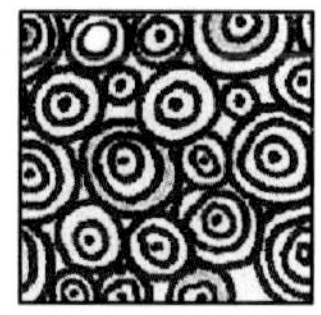

16 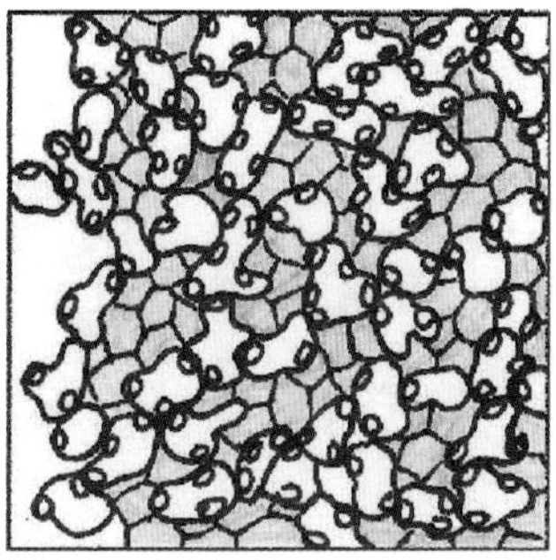

A) 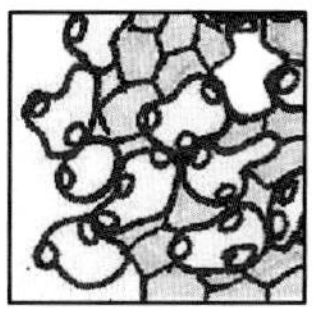
B) 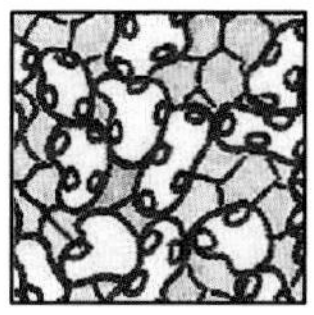
C) 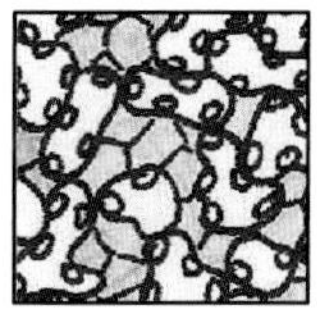
D) 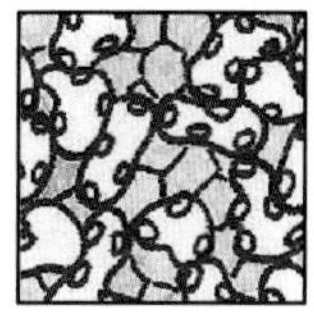
E) 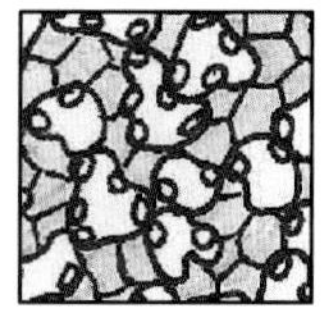

17 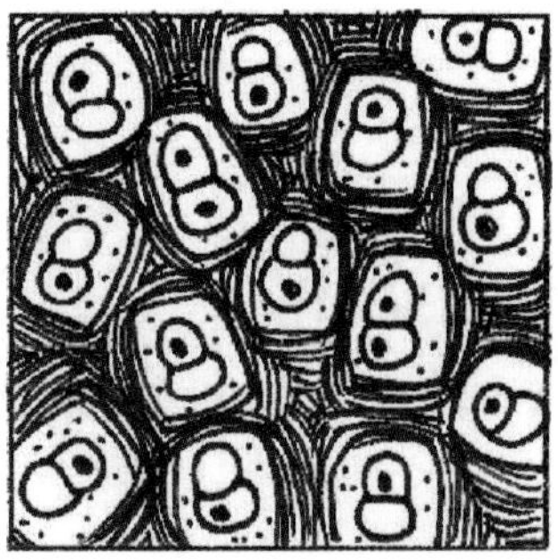

A) 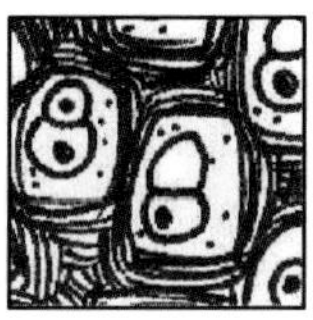
B) 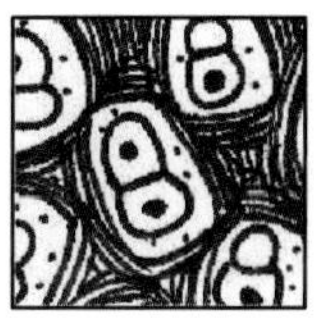
C) 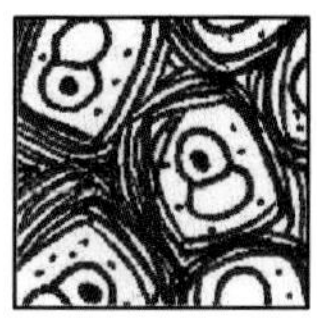
D) 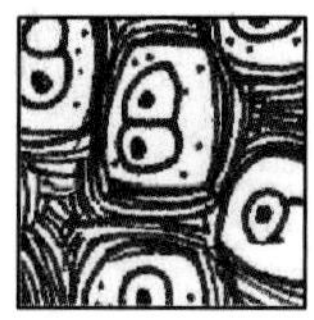
E) 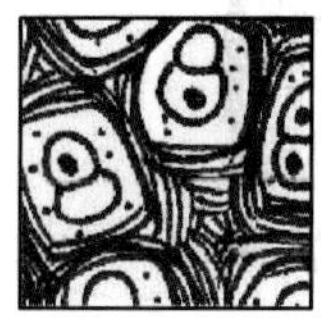

18 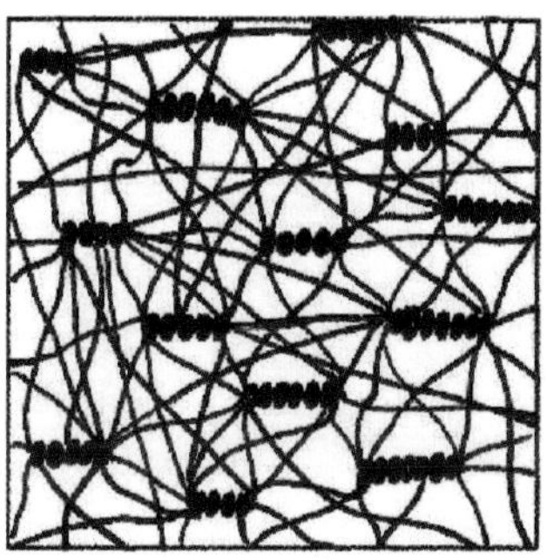

A) 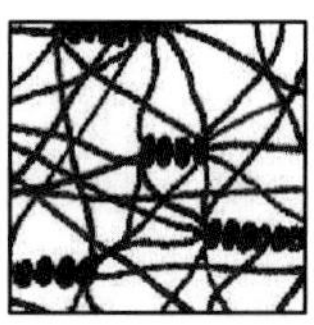
B) 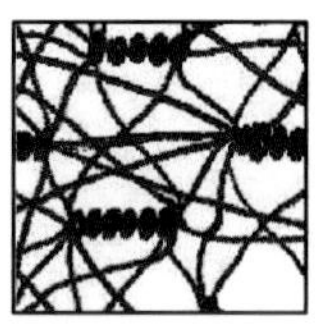
C) 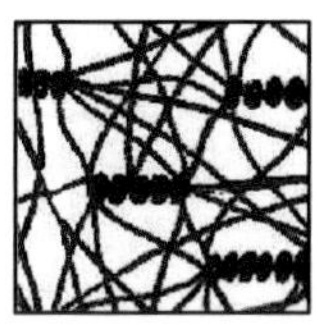
D) 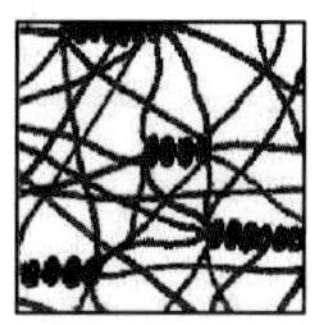
E) 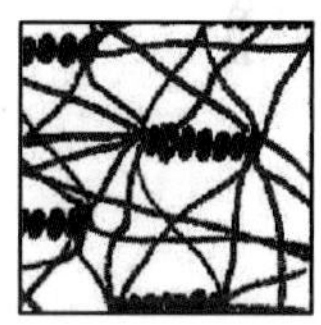

19 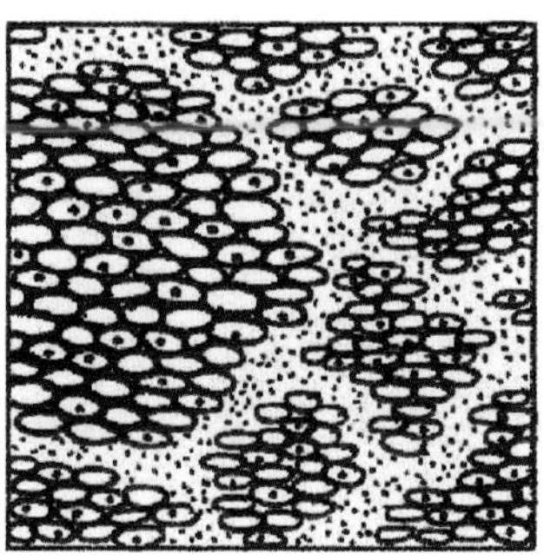

A) 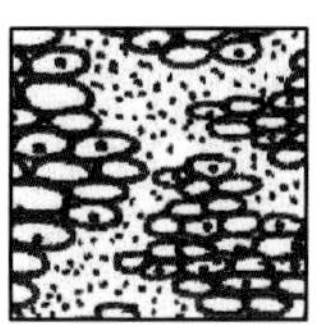
B) 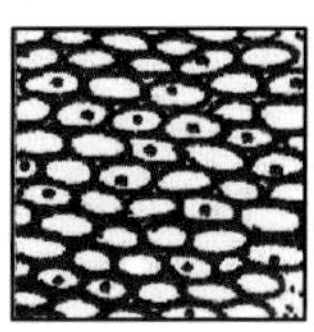
C) 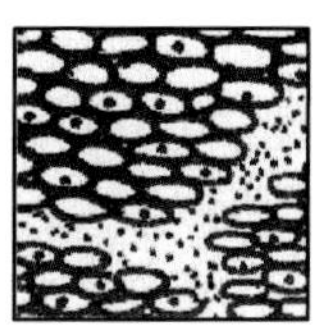
D) 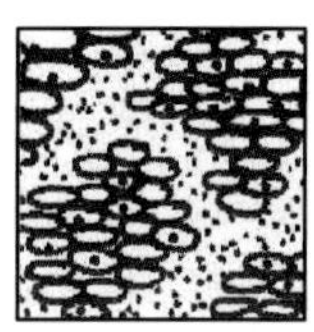
E) 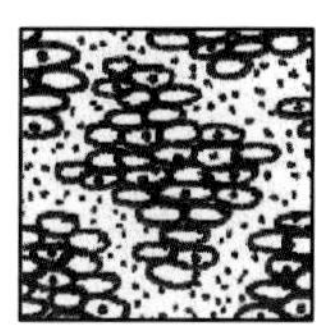

20

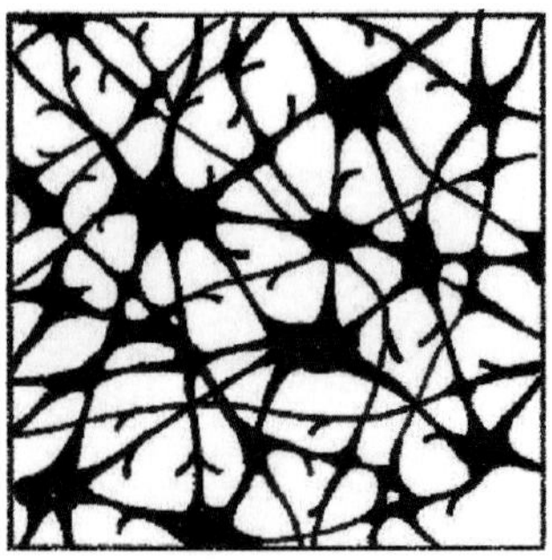

A) B) C) D) E)

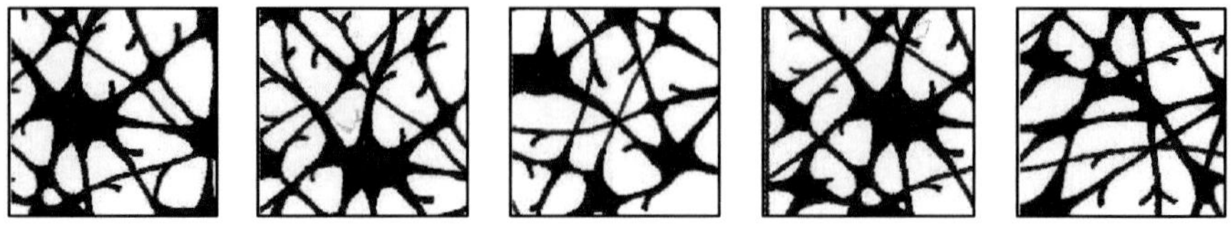

21

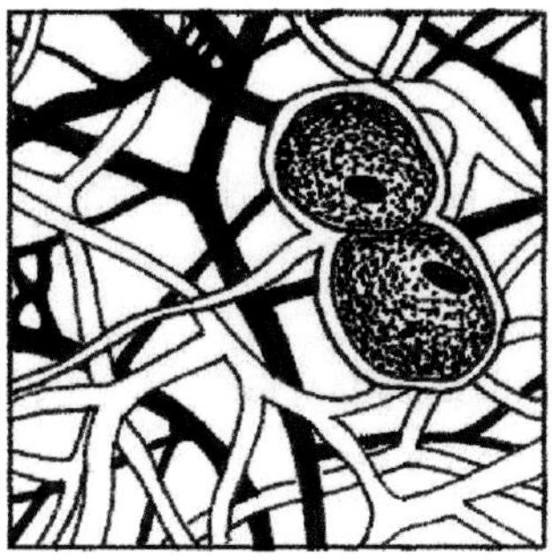

A) B) C) D) E)

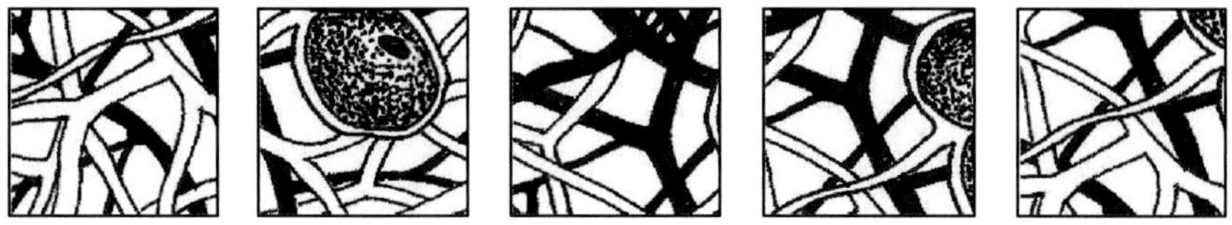

22

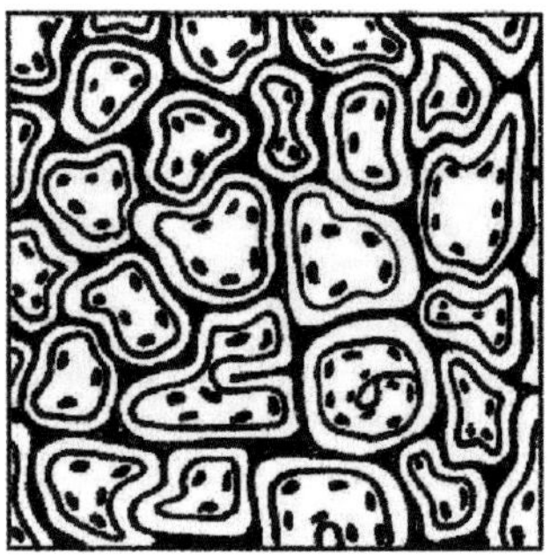

A) B) C) D) E)

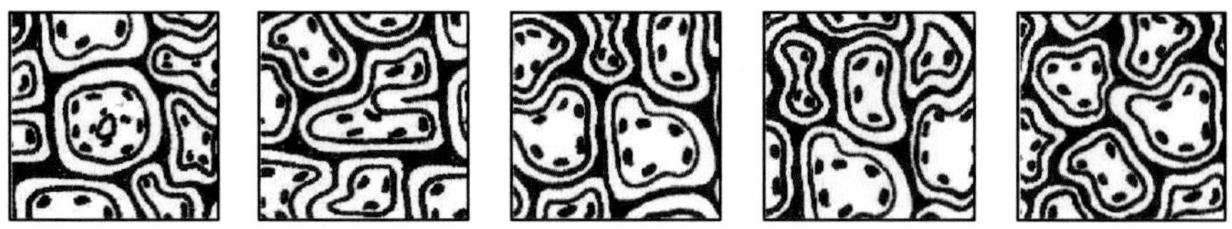

23

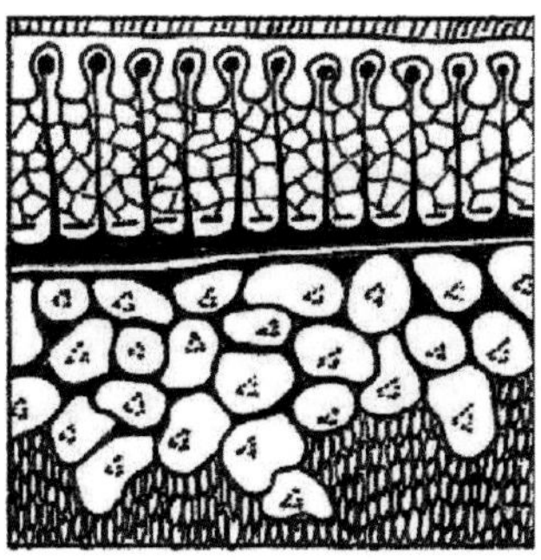

A) B) C) D) E)

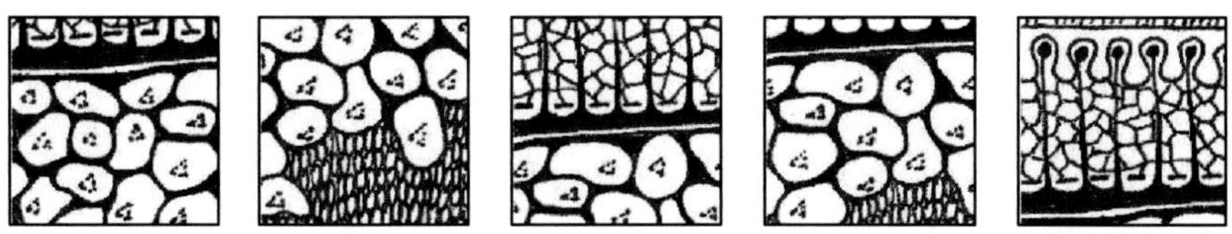

24

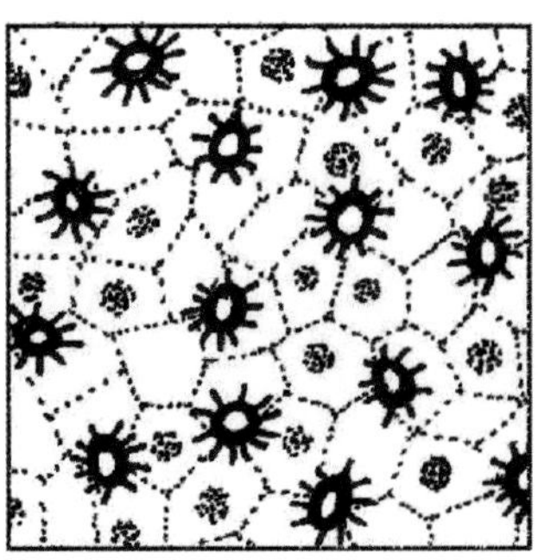

A) B) C) D) E)

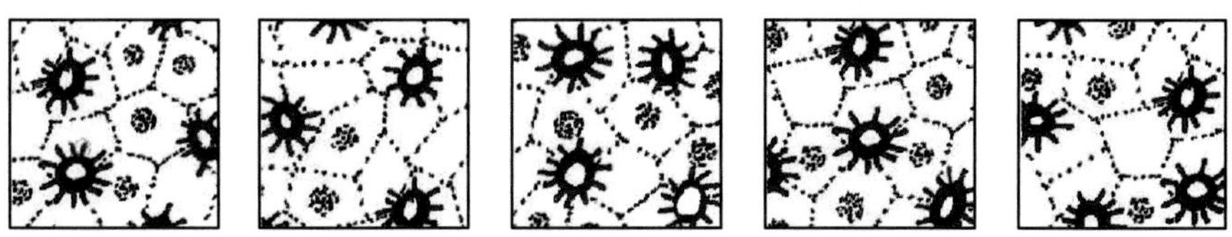

Übungsset 4

Pro Aufgabe werden je ein Musterbild sowie fünf dazugehörige Ausschnitte präsentiert. Finden Sie heraus, welcher Musterausschnitt zu dem Muster vollkommen deckungsgleich, d. h. ohne jegliche Abänderung ist. Der korrekte Musterausschnitt ist weder gedreht, noch in seiner Größe oder Detailstruktur verändert. (TMS: 30 Min. für 24 Aufgaben, EMS: 18 Min. für 20 Aufgaben)

1

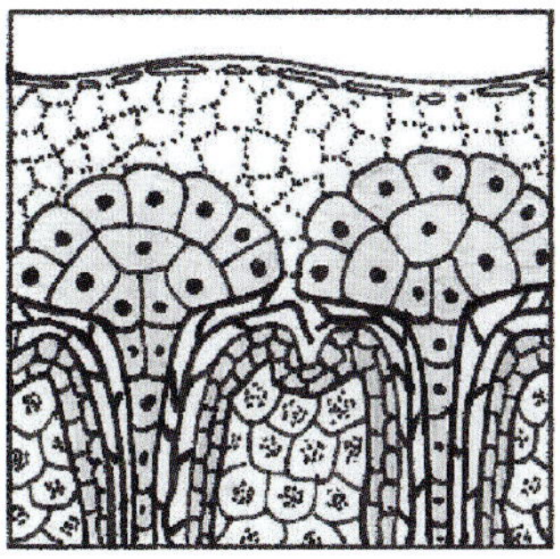

A) B) C) D) E)

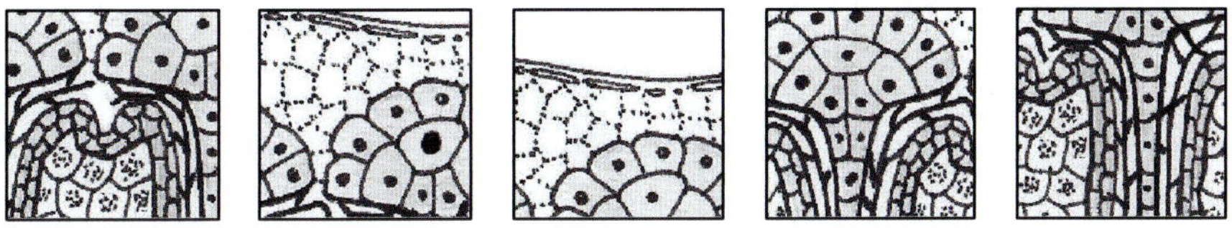

2

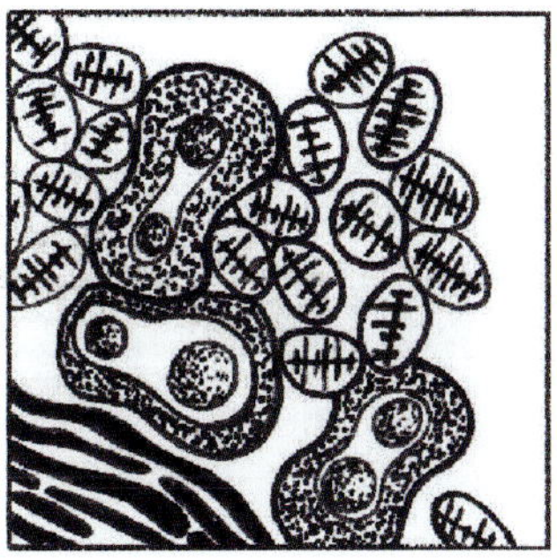

A) B) C) D) E)

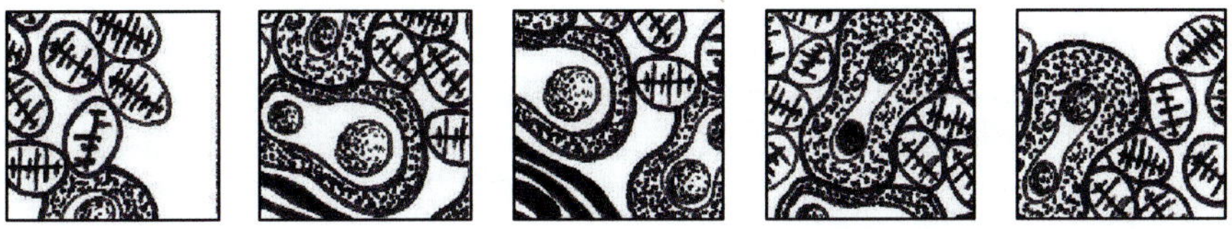

3

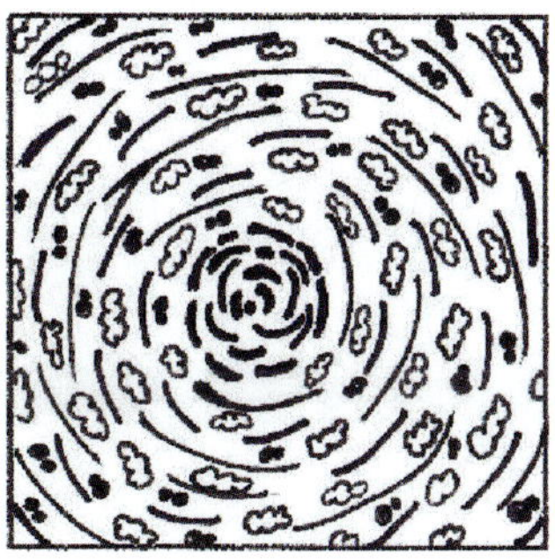

A) B) C) D) E)

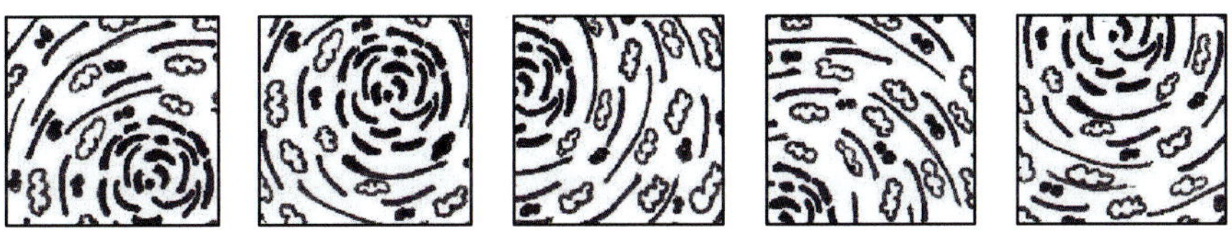

4

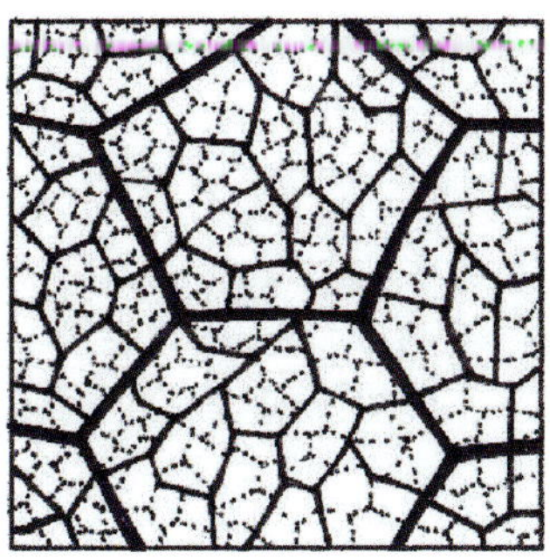

A) B) C) D) E)

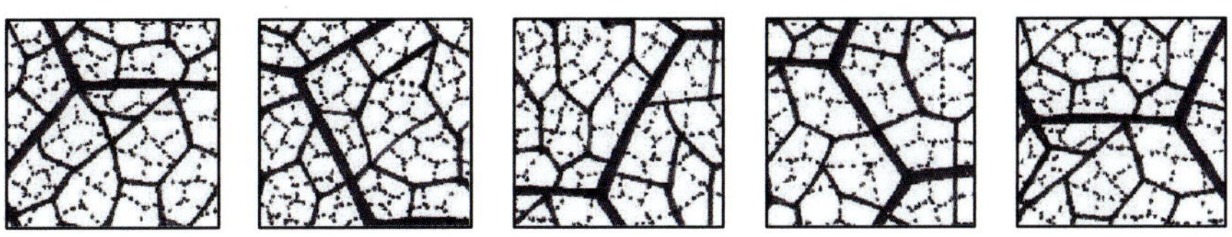

5

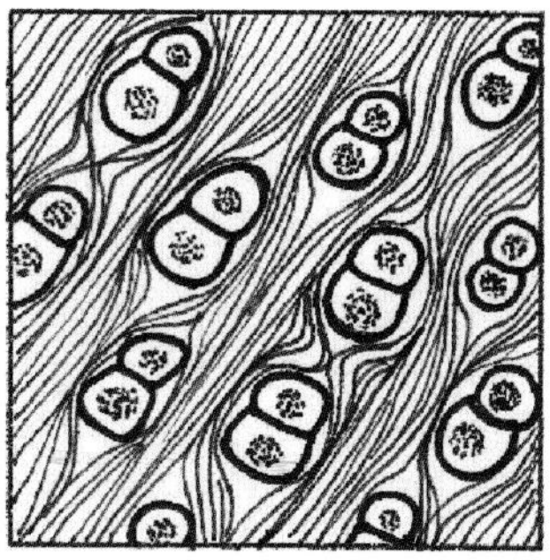

A) B) C) D) E)

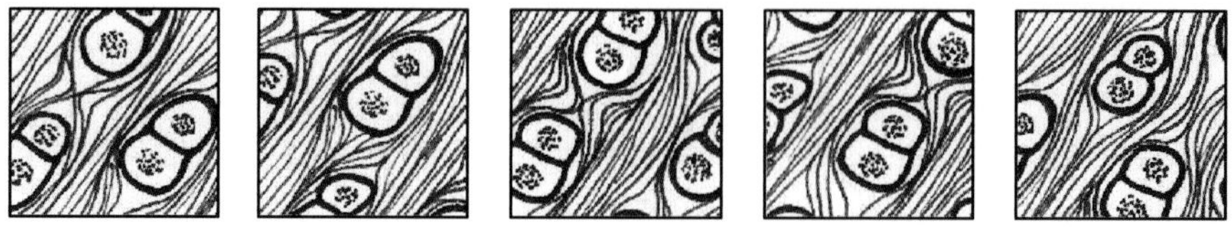

6

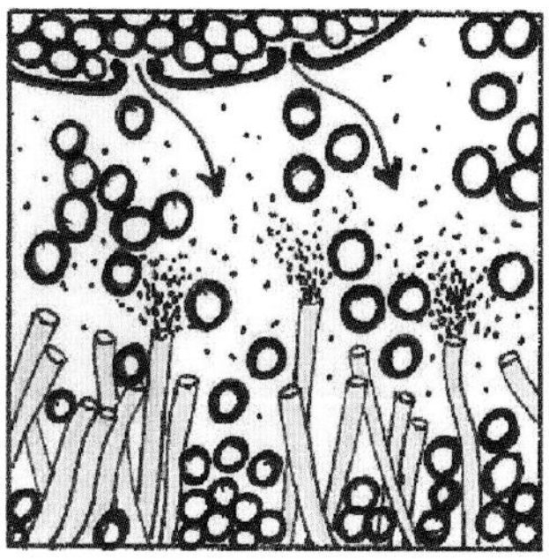

A) B) C) D) E)

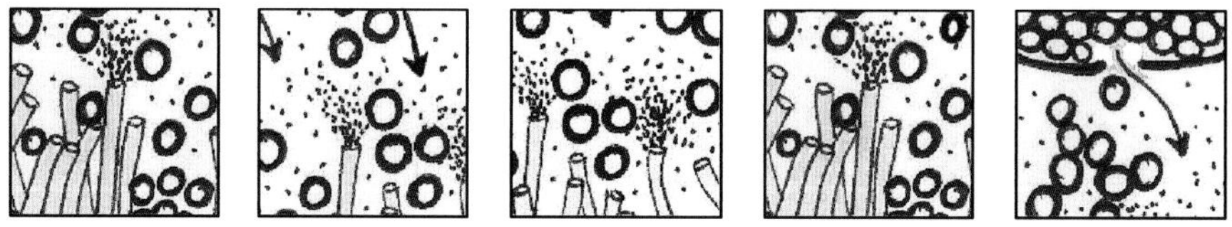

7

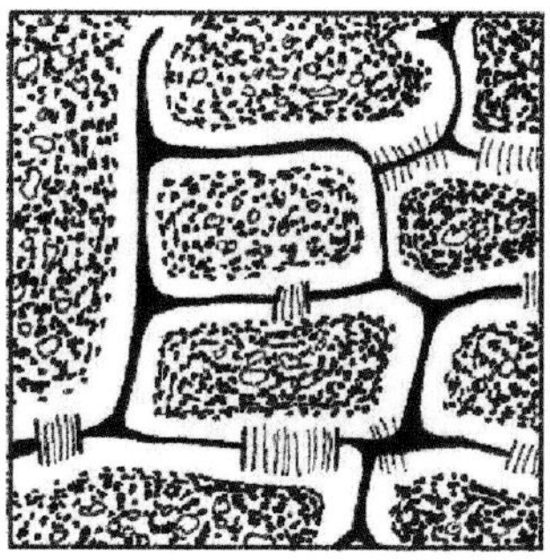

A) B) C) D) E)

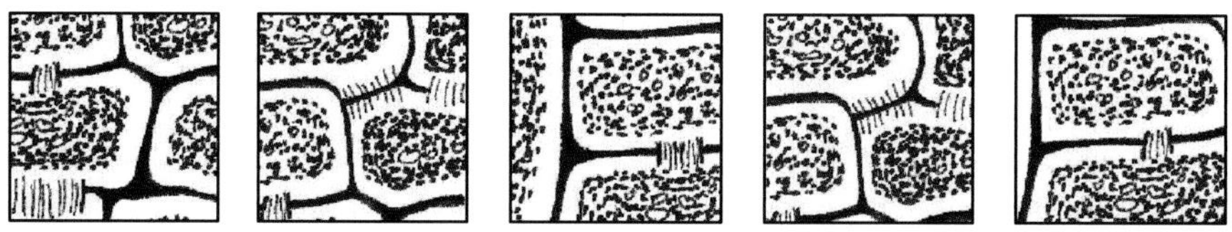

8

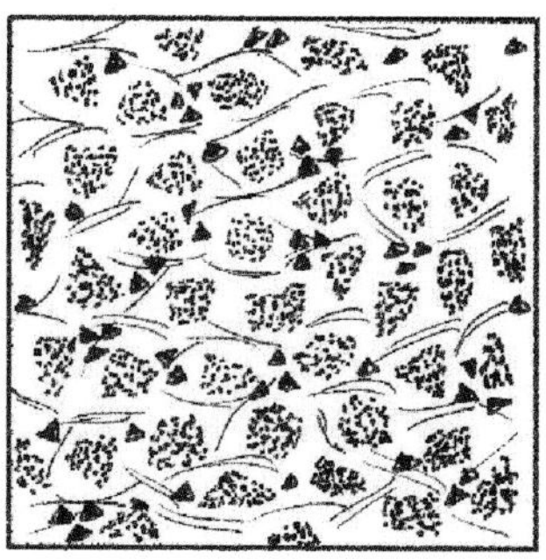

A) B) C) D) E)

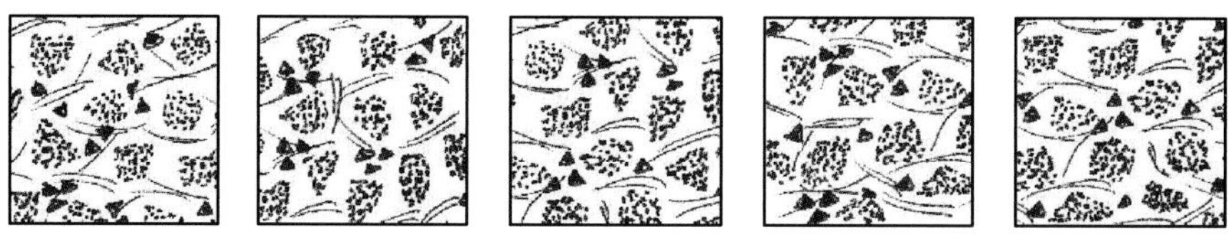

9

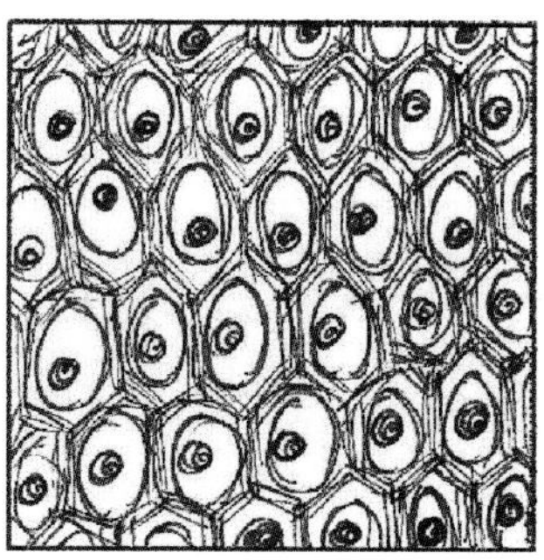

A) B) C) D) E)

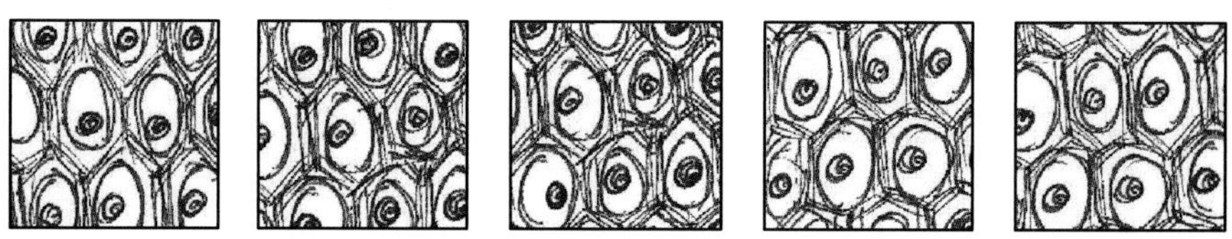

10

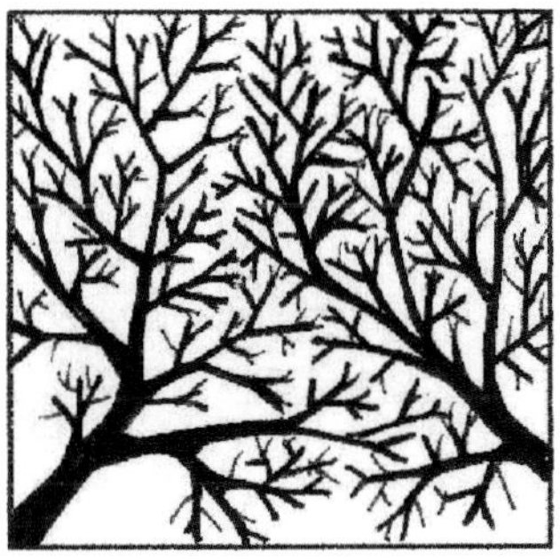

A)

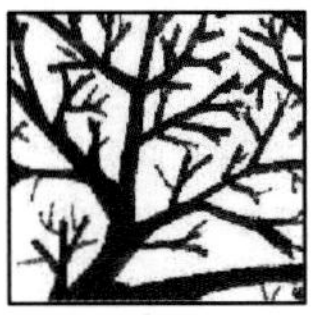

B)

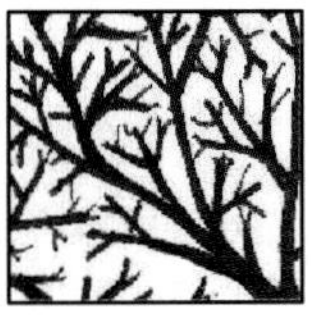

C)

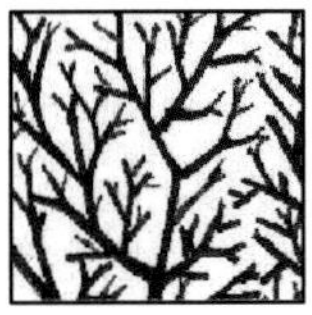

D)

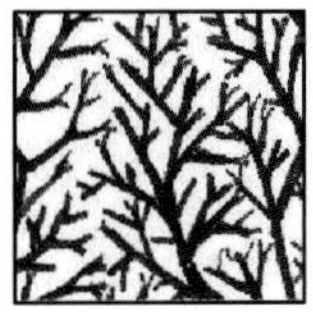

E)

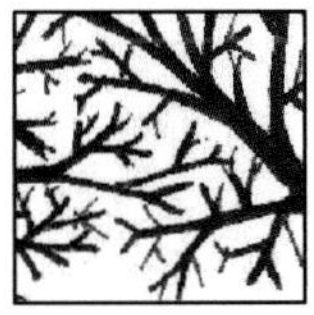

11

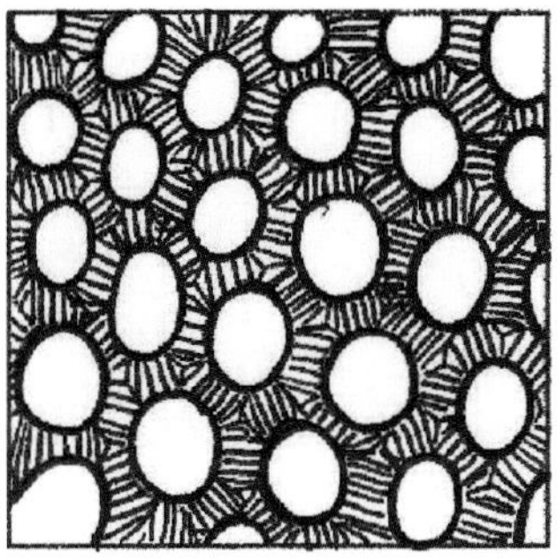

A)

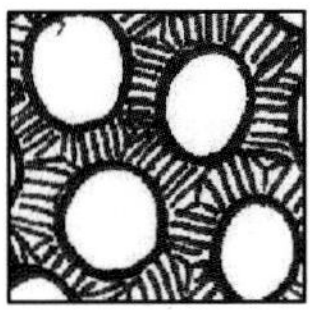

B)

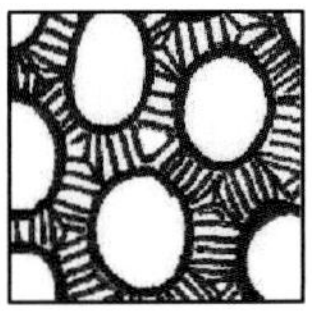

C)

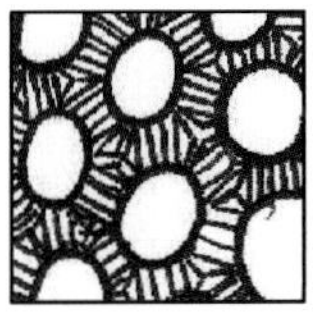

D)

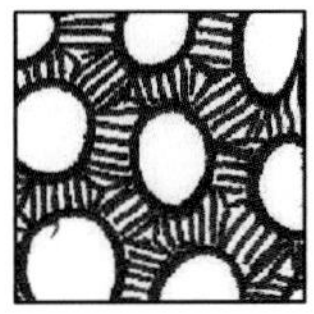

E)

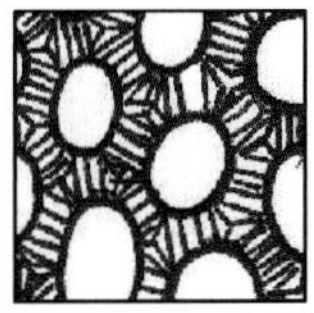

12

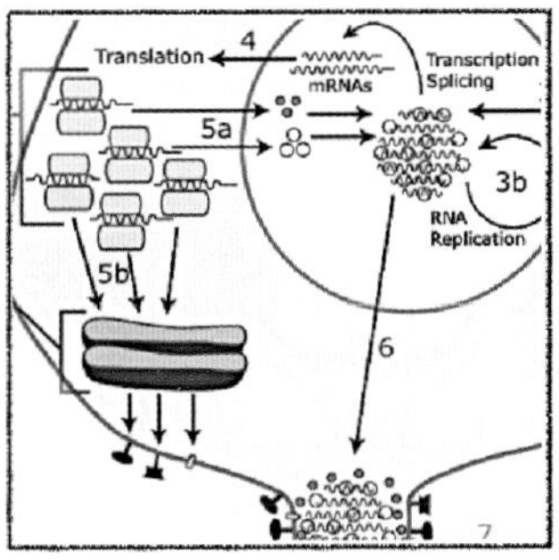

A)

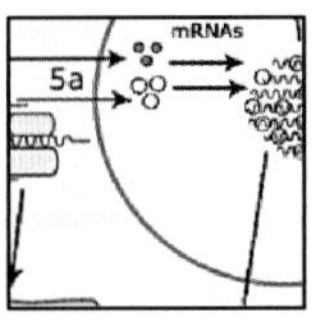

B)

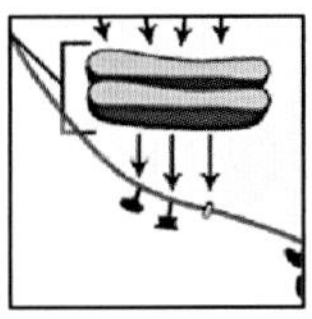

C)

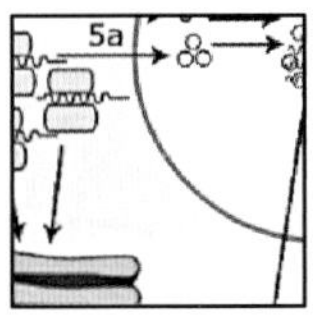

D)

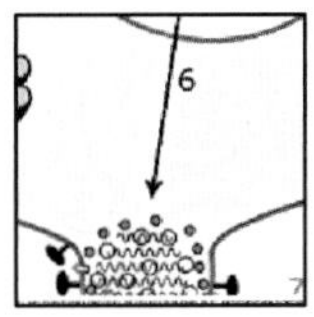

E)

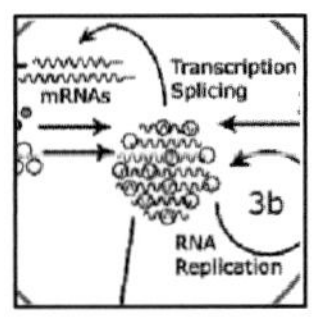

13

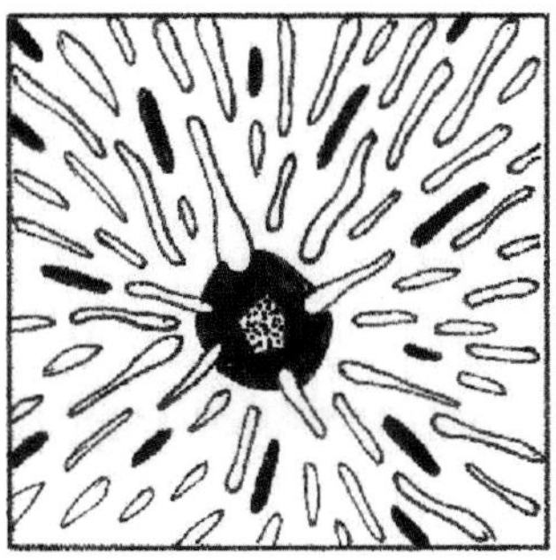

A)

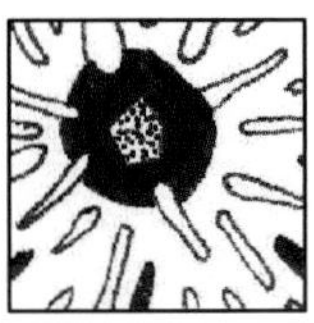

B)

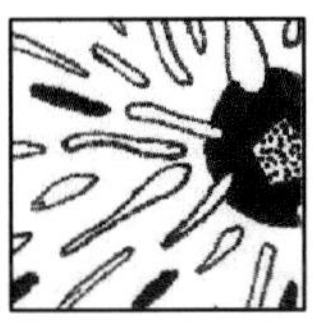

C)

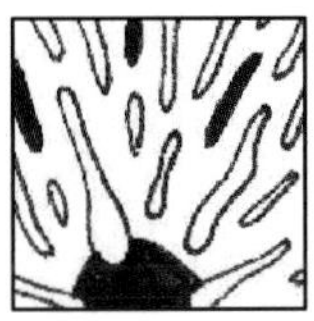

D)

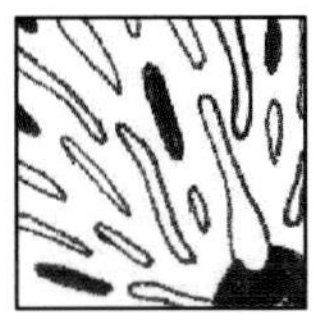

E)

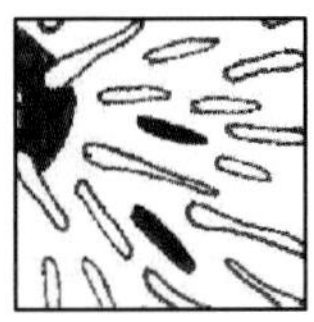

14

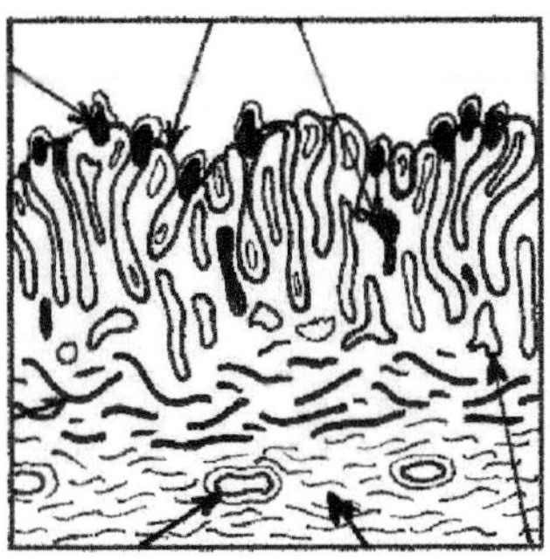

A)

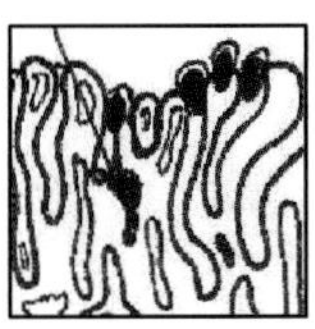

B)

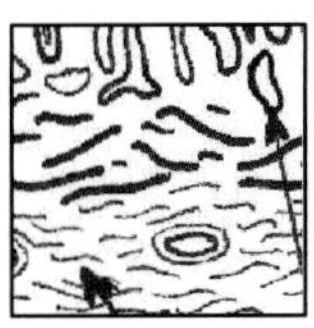

C)

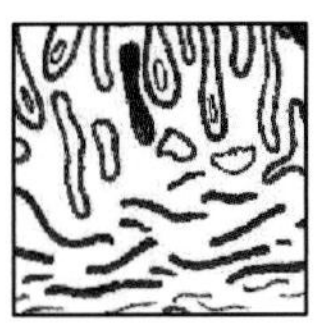

D)

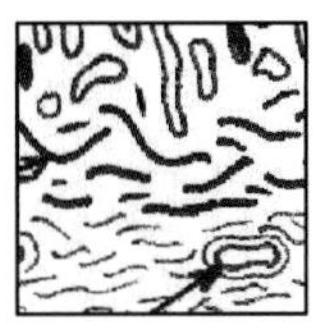

E)

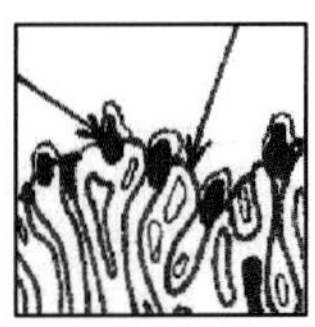

15

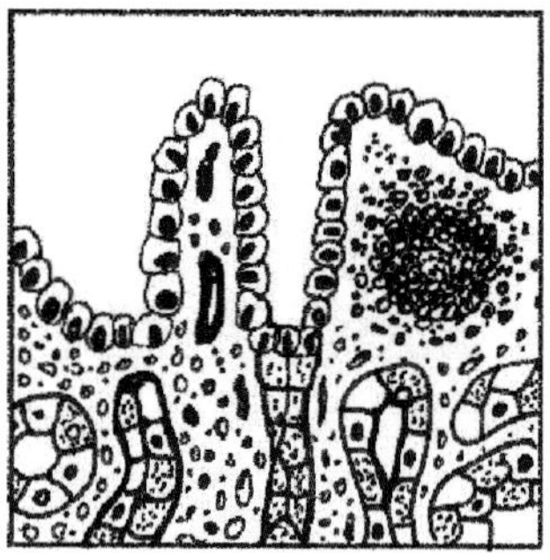

A) B) C) D) E)

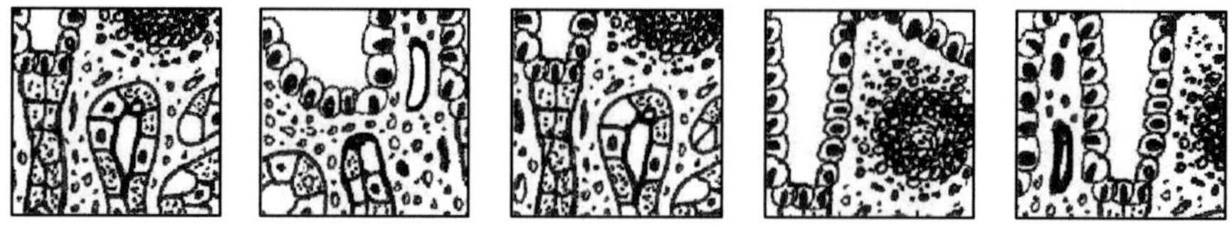

16

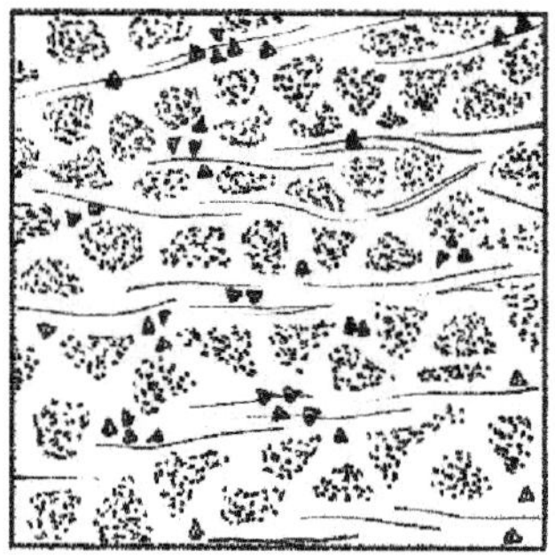

A) B) C) D) E)

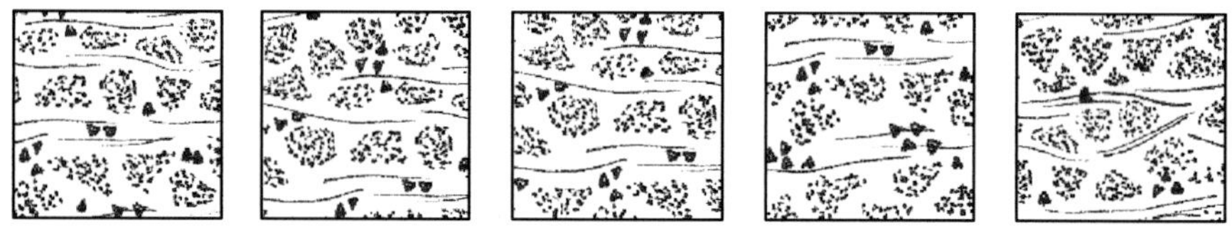

17

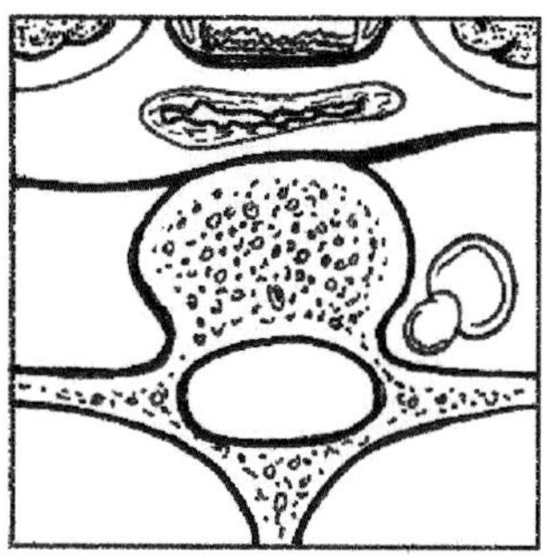

A) B) C) D) E)

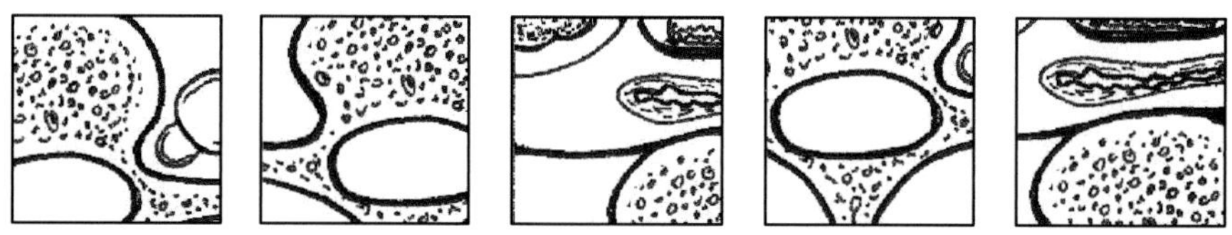

18

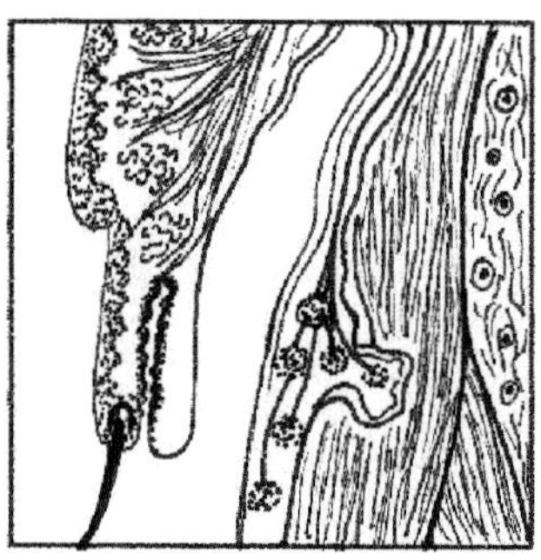

A) B) C) D) E)

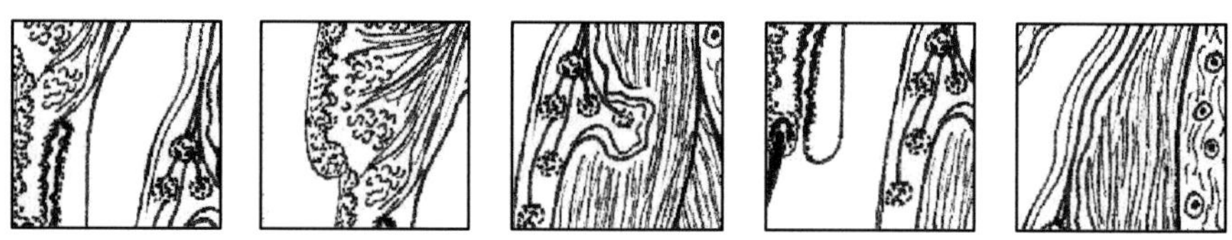

19

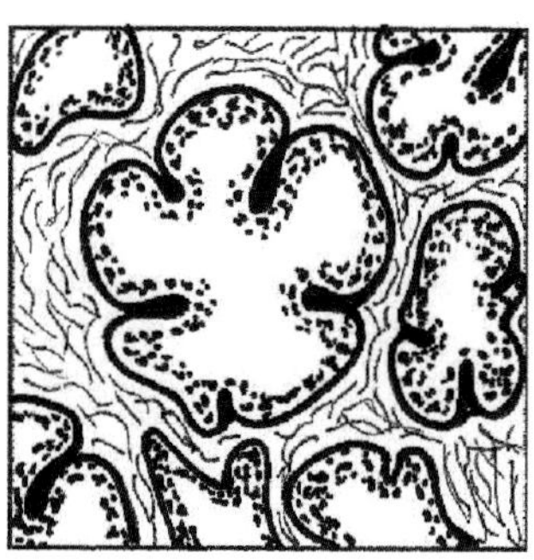

A) B) C) D) E)

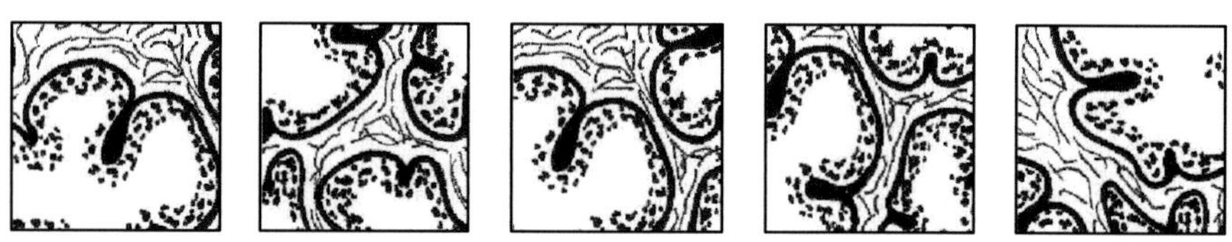

20

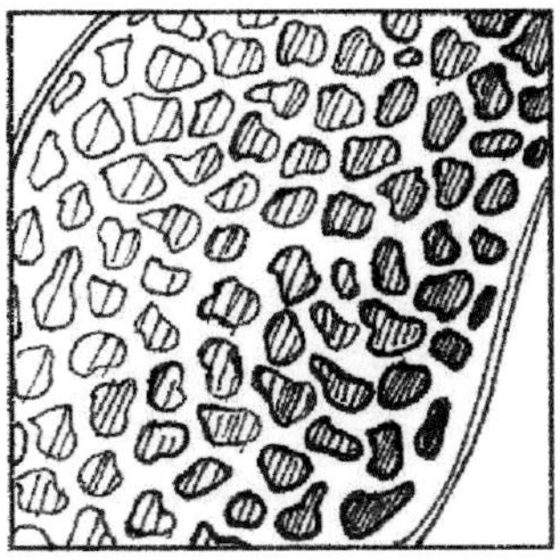

A) 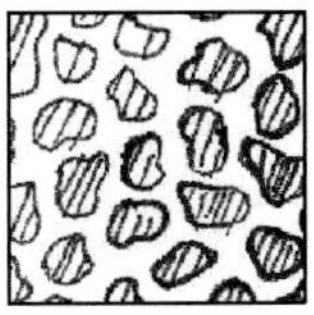
B) 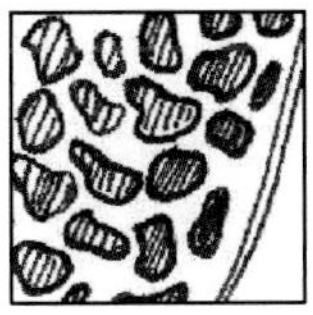
C) 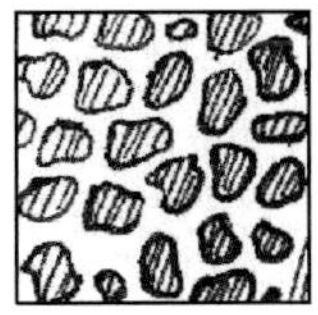
D) 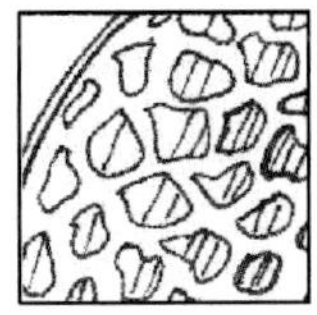
E) 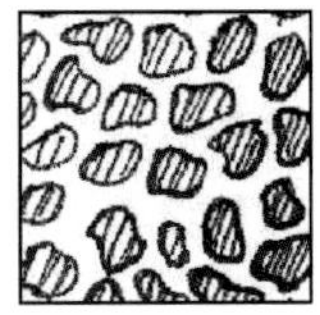

21

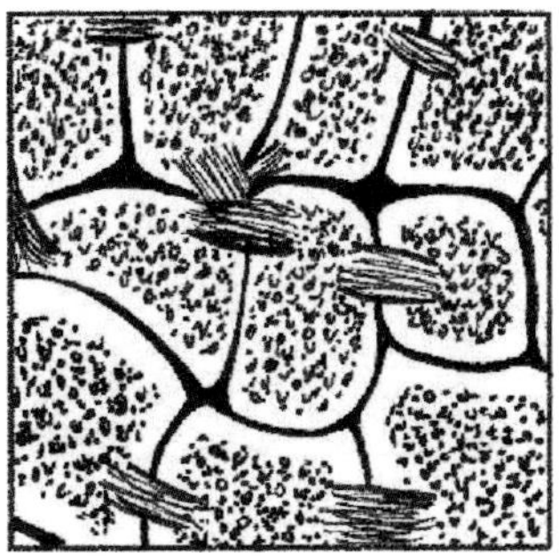

A) 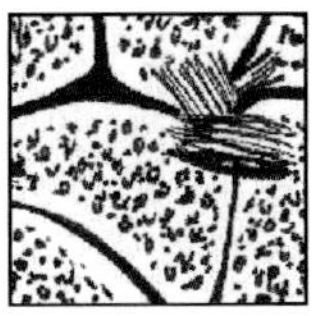
B) 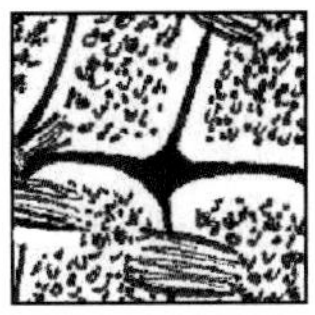
C) 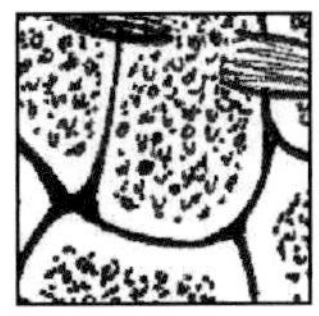
D) 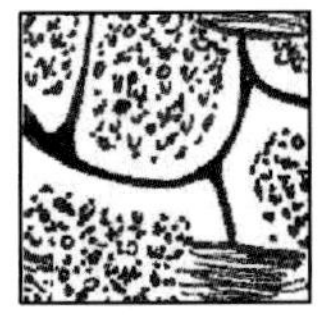
E) 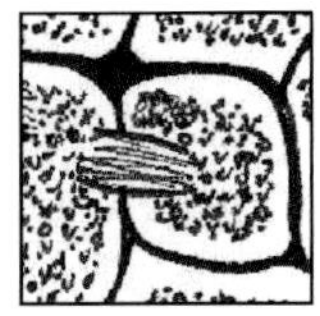

22

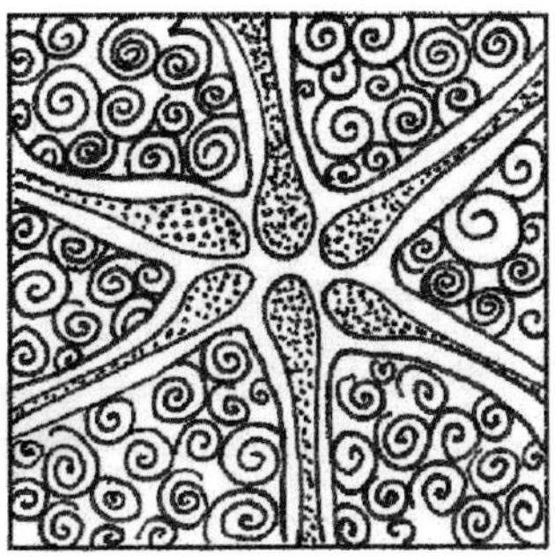

A) 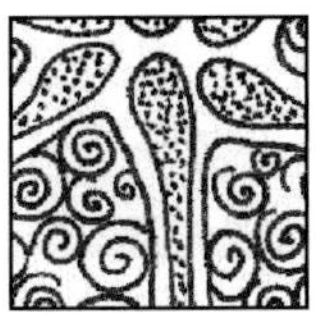
B) 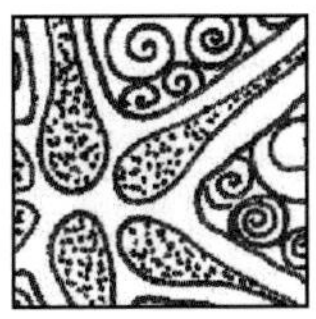
C) 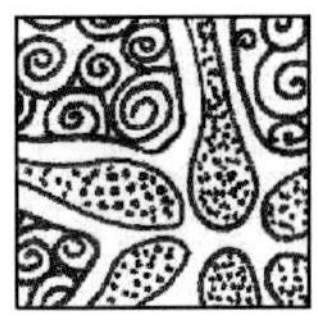
D) 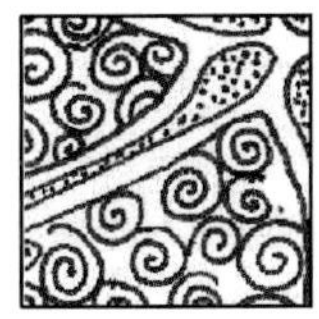
E) 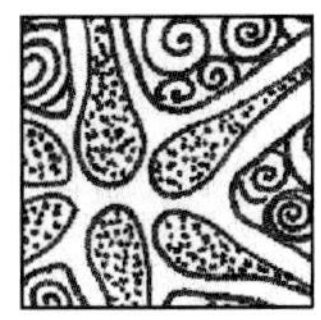

23

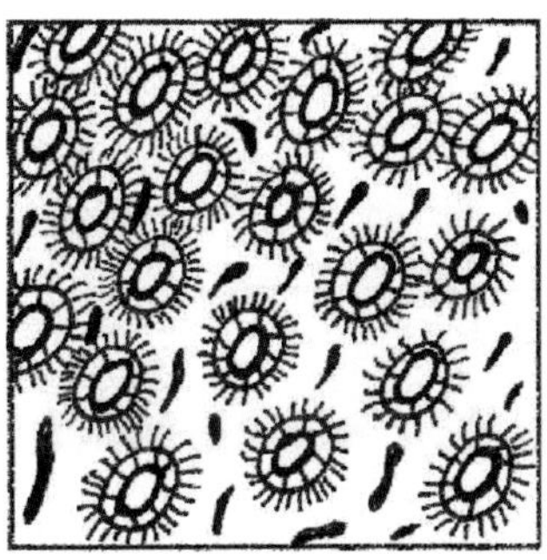

A) 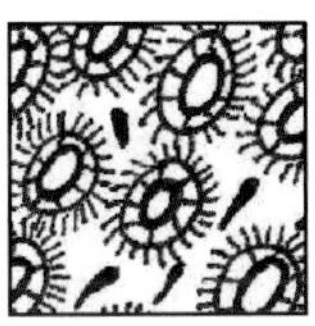
B) 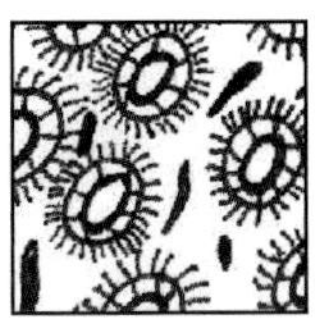
C) 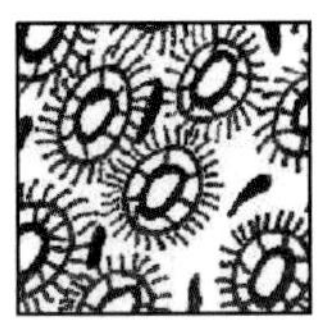
D) 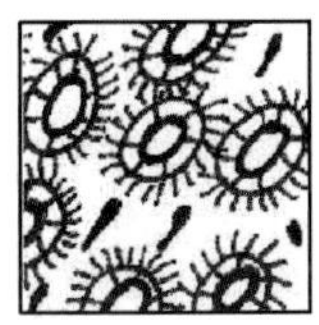
E) 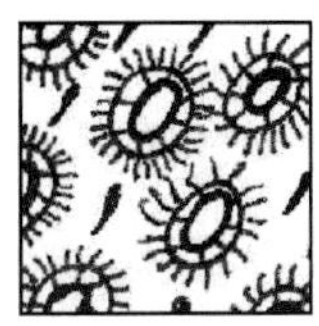

24

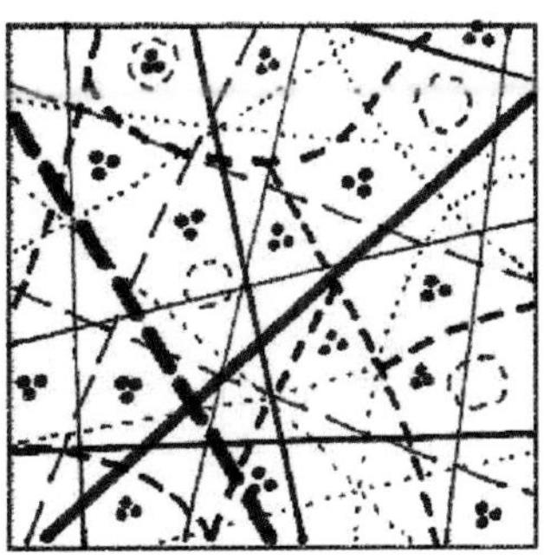

A) 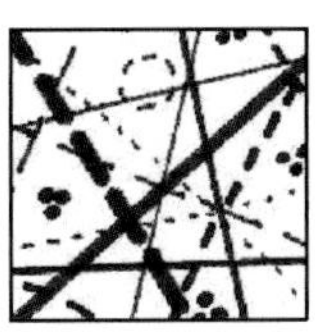
B) 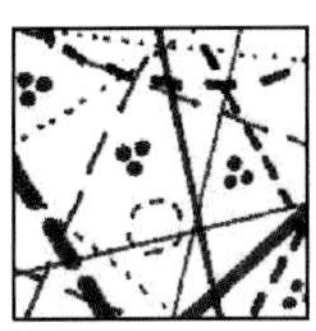
C) 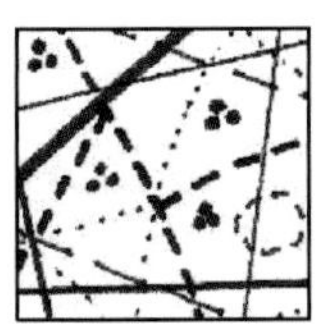
D) 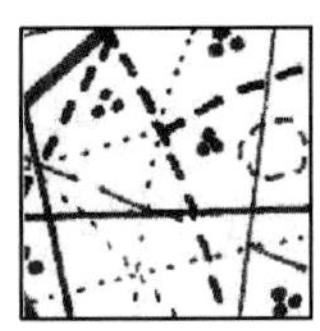
E) 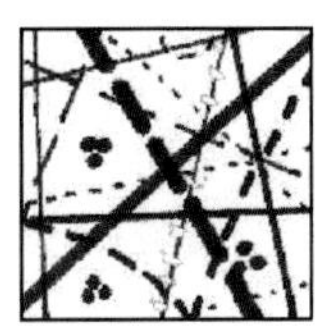

Übungsset 5

Pro Aufgabe werden je ein Musterbild sowie fünf dazugehörige Ausschnitte präsentiert. Finden Sie heraus, welcher Musterausschnitt zu dem Muster vollkommen deckungsgleich, d. h. ohne jegliche Abänderung ist. Der korrekte Musterausschnitt ist weder gedreht, noch in seiner Größe oder Detailstruktur verändert. (TMS: 30 Min. für 24 Aufgaben, EMS: 18 Min. für 20 Aufgaben)

1

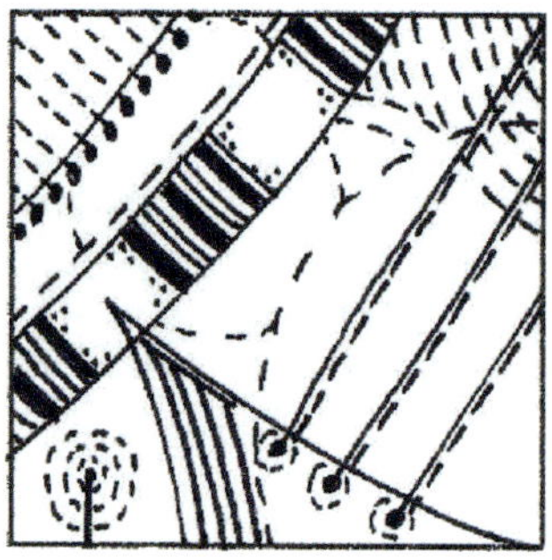

A)

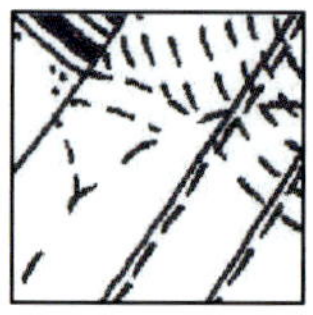

B)

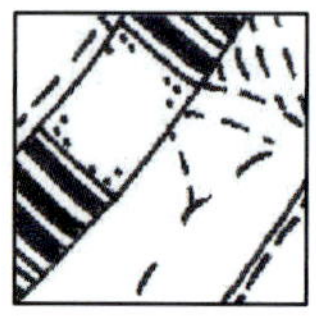

C)

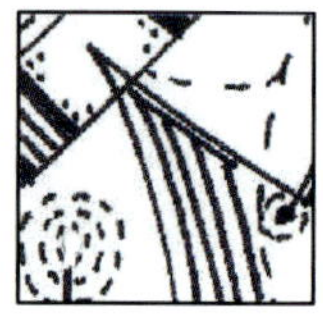

D)

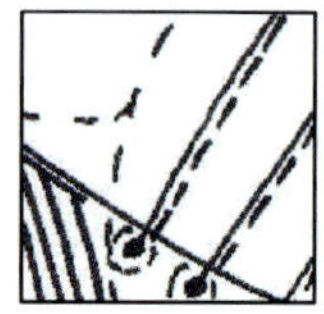

E)

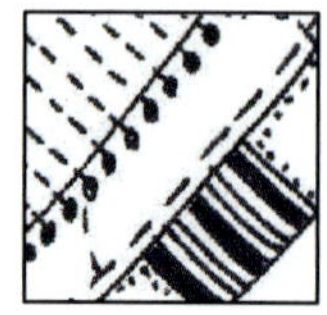

2

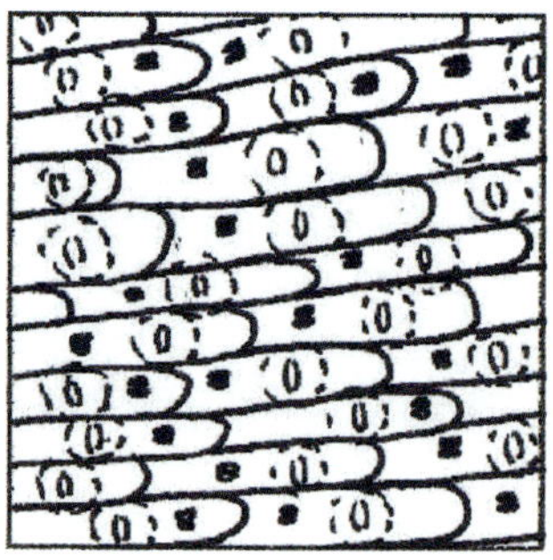

A)

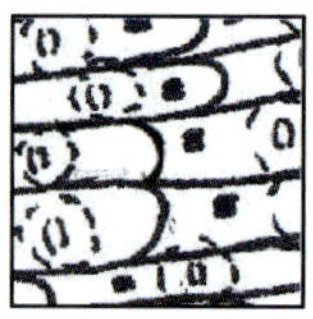

B)

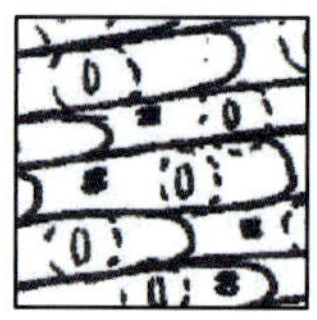

C)

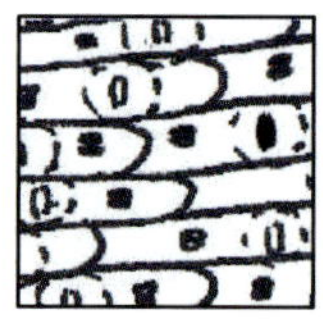

D)

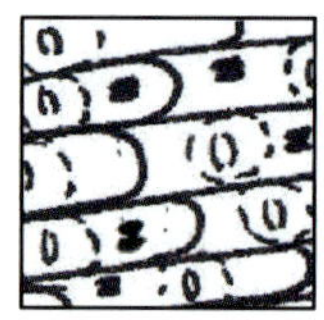

E)

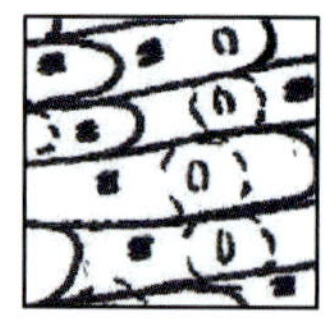

3

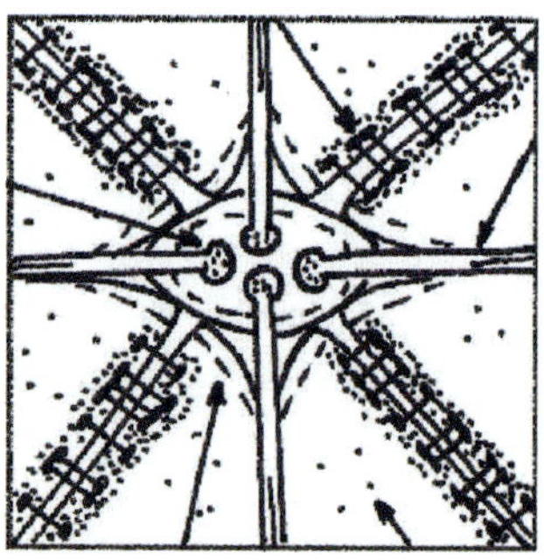

A)

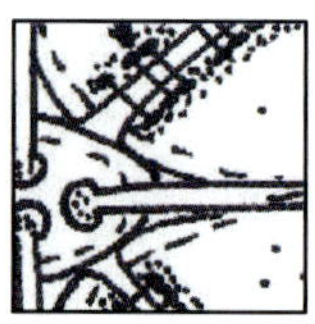

B)

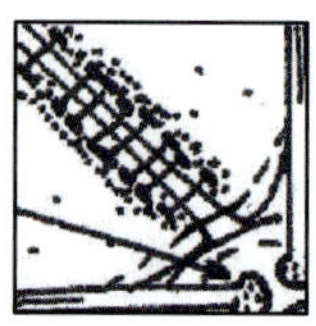

C)

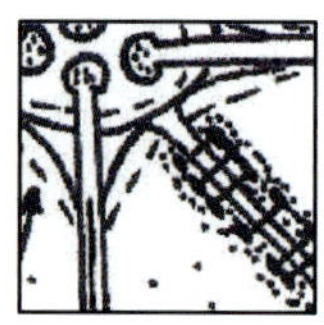

D)

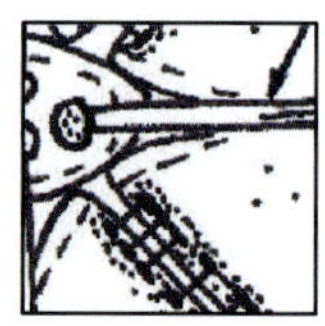

E)

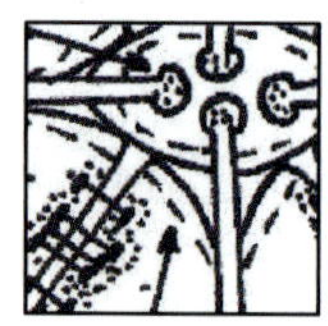

4

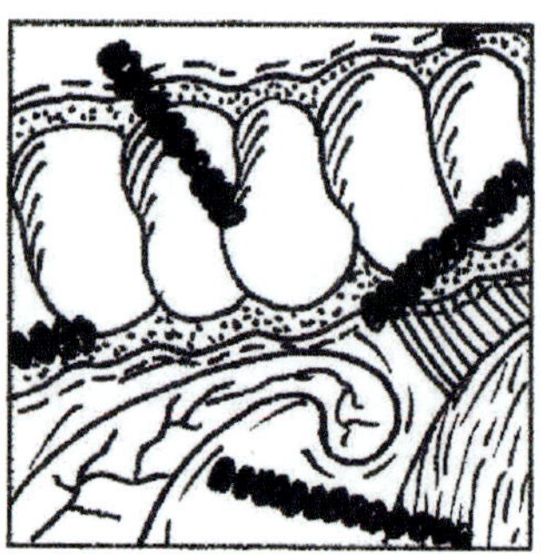

A)

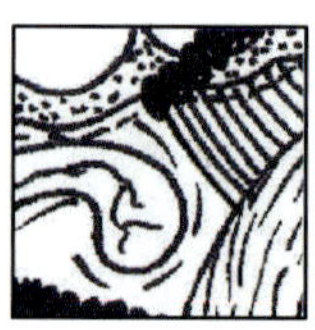

B)

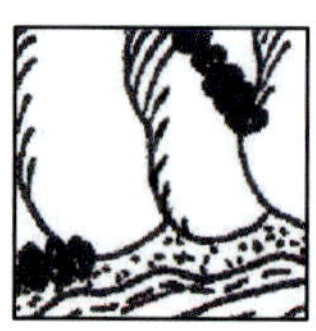

C)

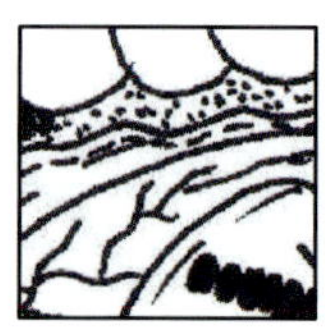

D)

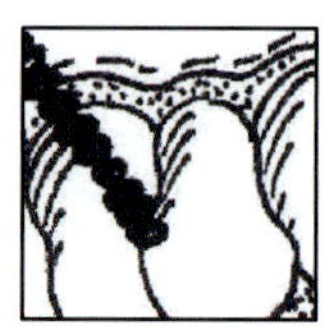

E)

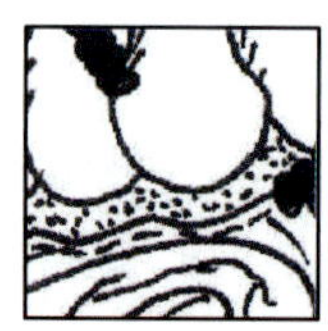

5

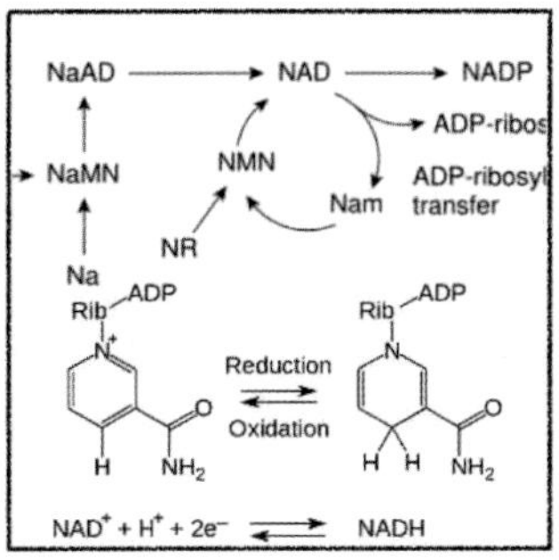

A) 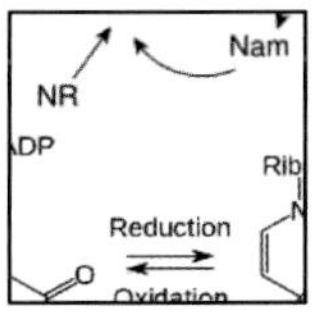

B) 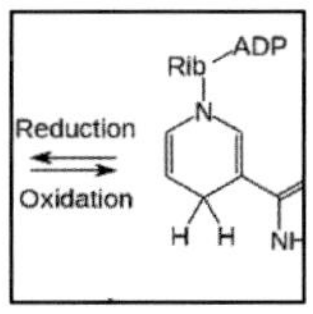

C) 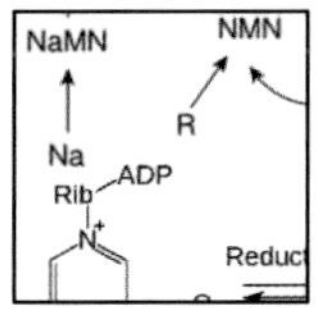

D) 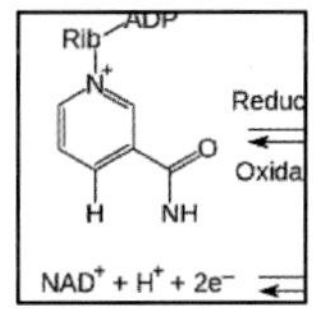

E) 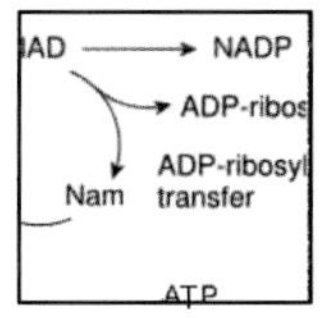

6

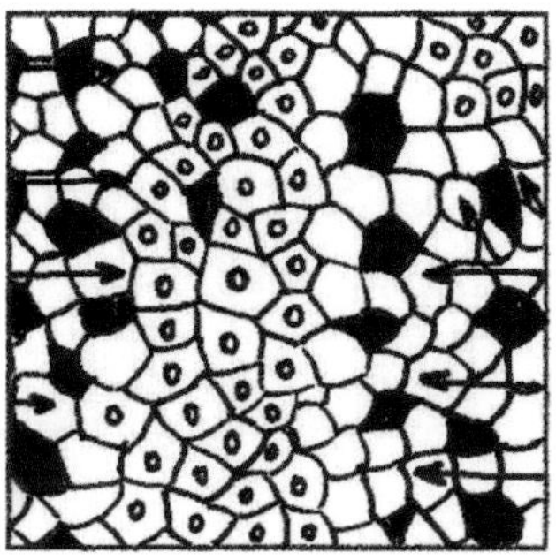

A) 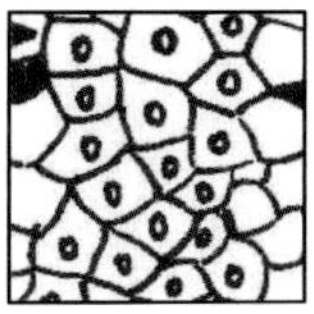

B) 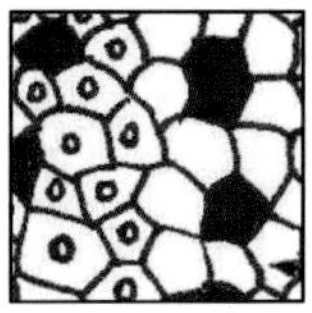

C) 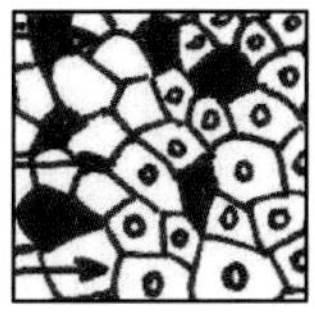

D) 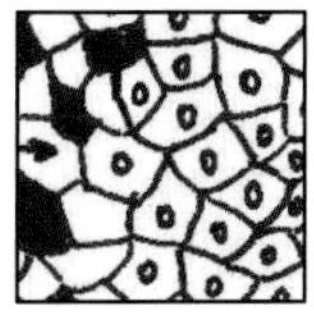

E) 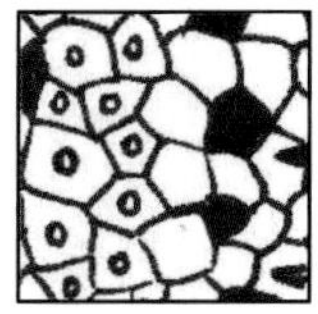

7

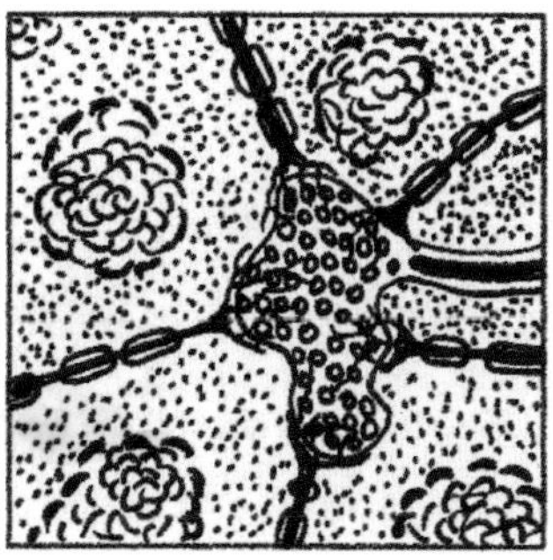

A) 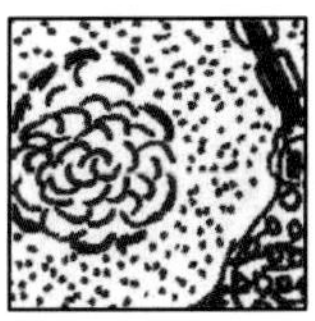

B) 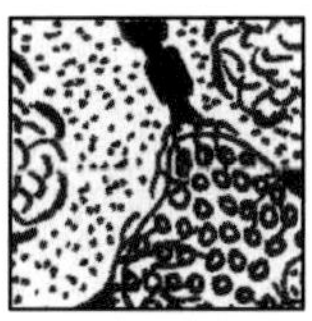

C) 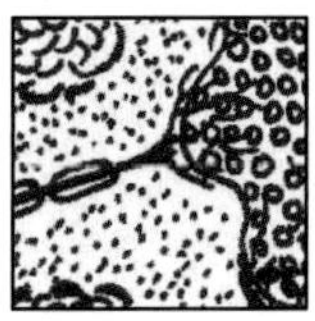

D) 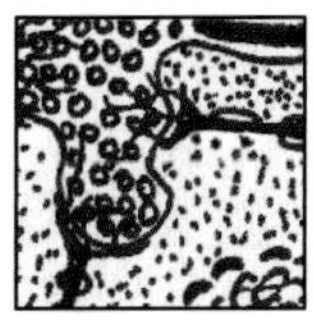

E) 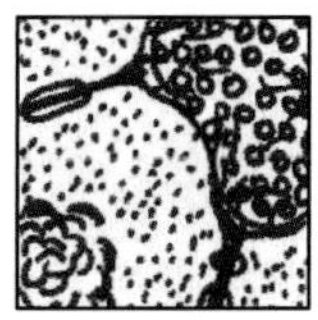

8

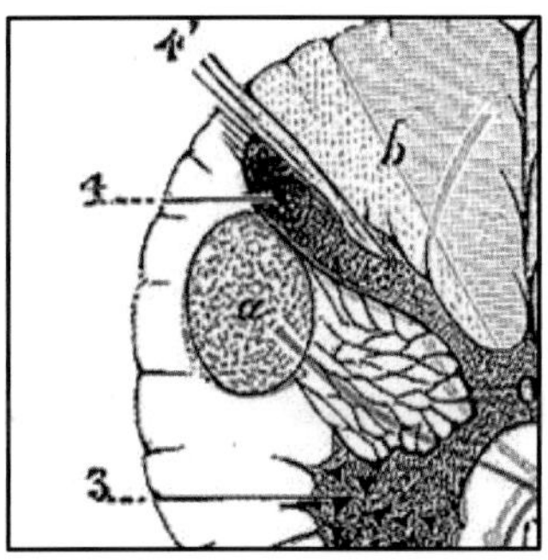

A) 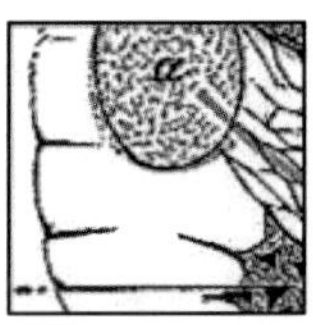

B) 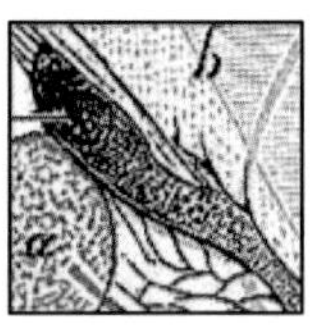

C) 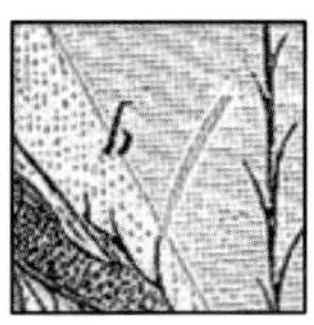

D) 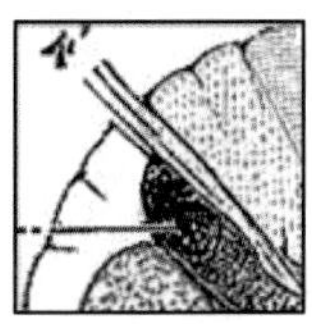

E) 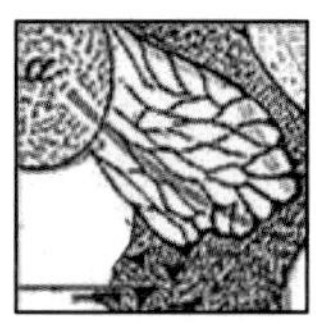

9

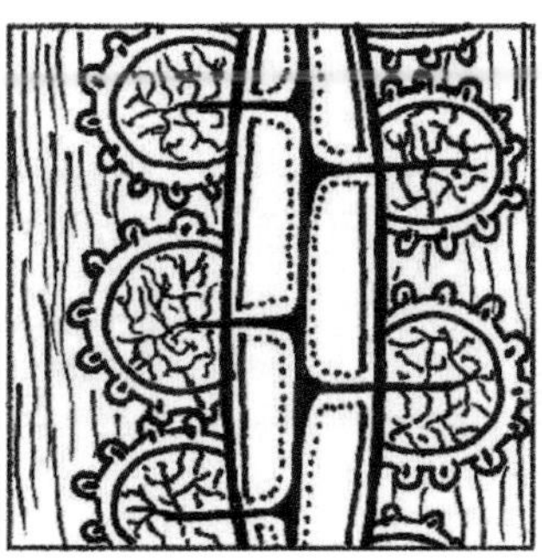

A) 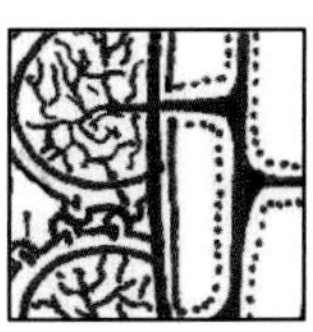

B) 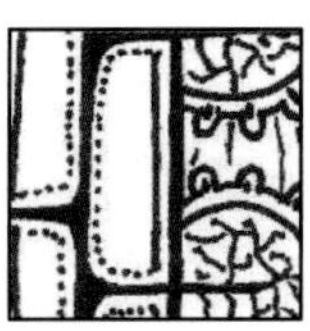

C) 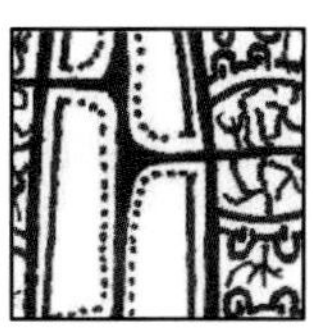

D) 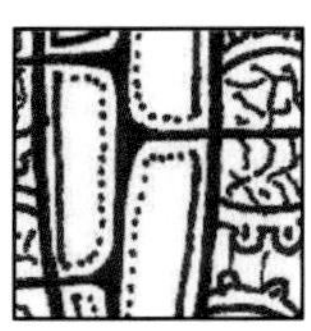

E) 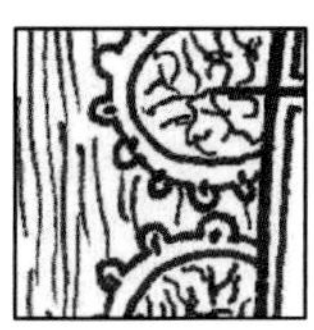

10 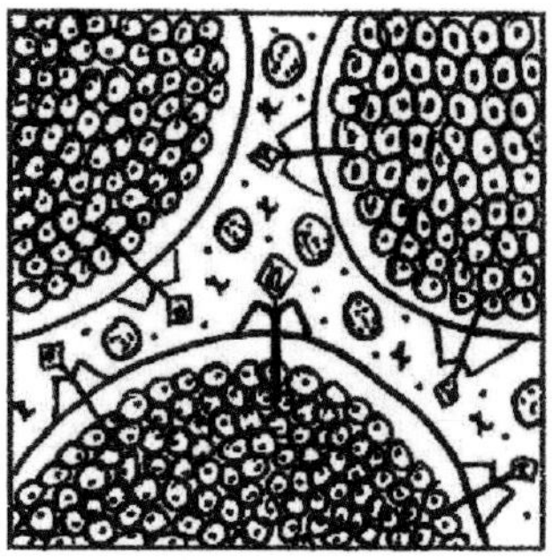

A) B) C) D) E)

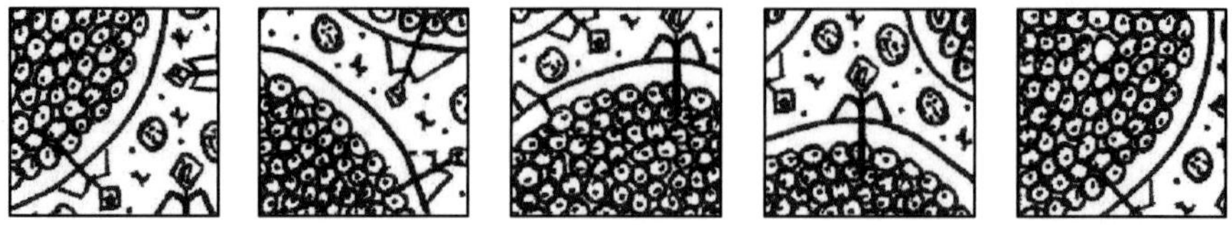

11 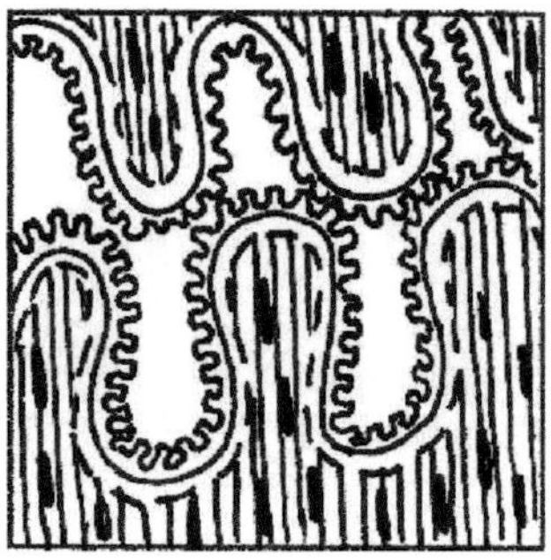

A) B) C) D) E)

12 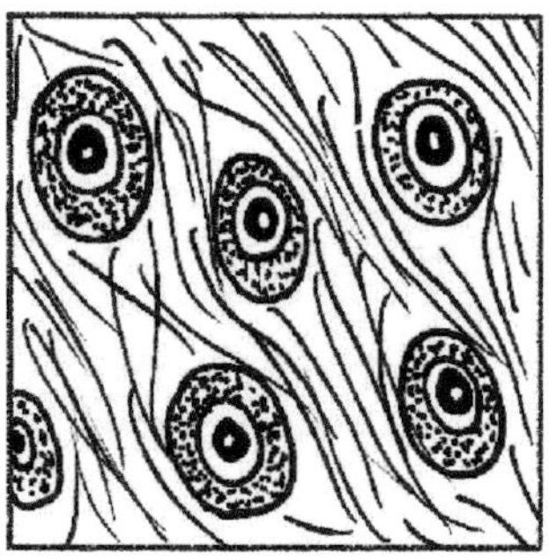

A) B) C) D) E)

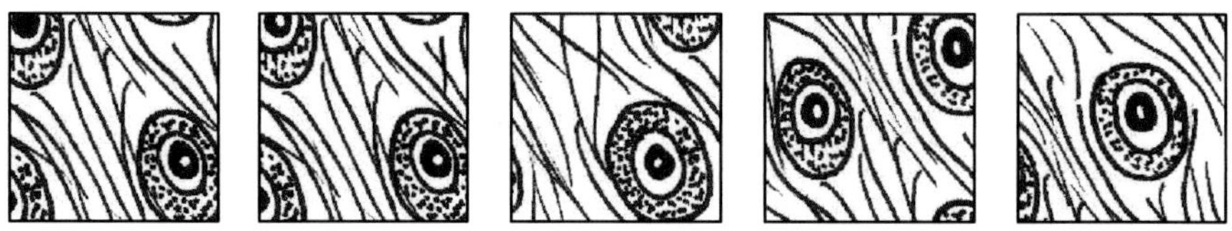

13 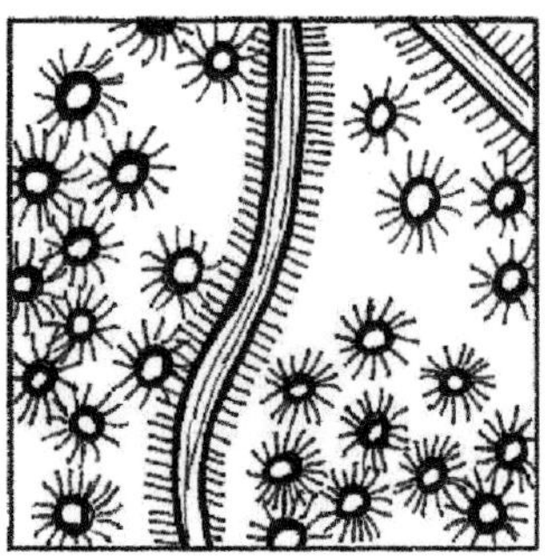

A) B) C) D) E)

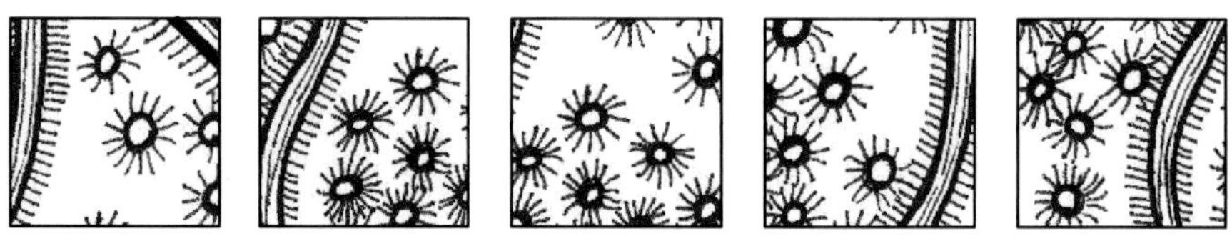

14 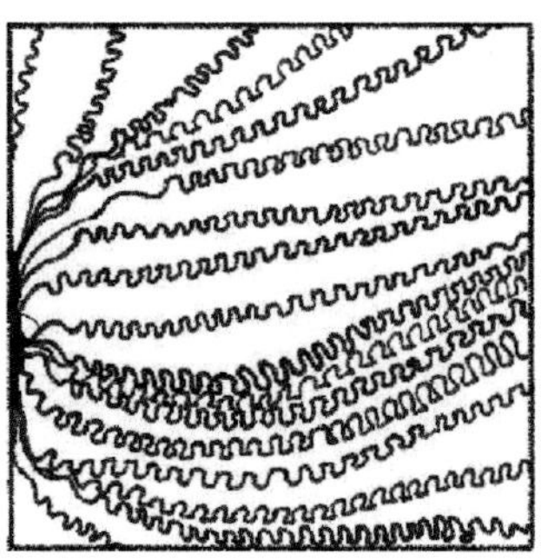

A) B) C) D) E)

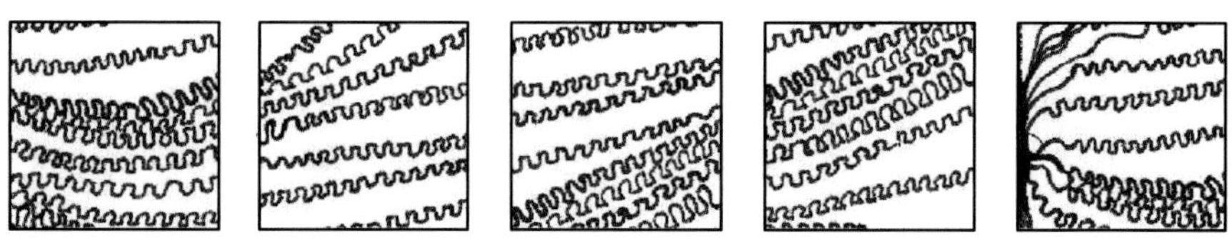

15 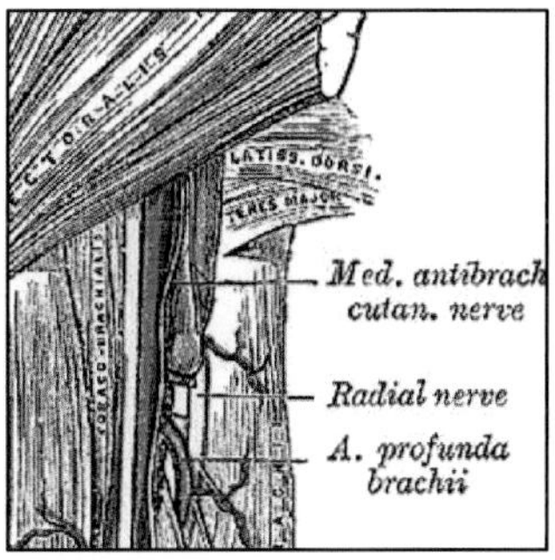

A) B) C) D) E)

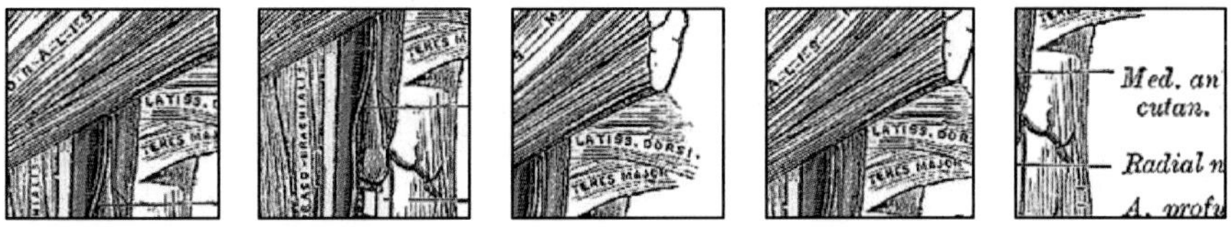

16 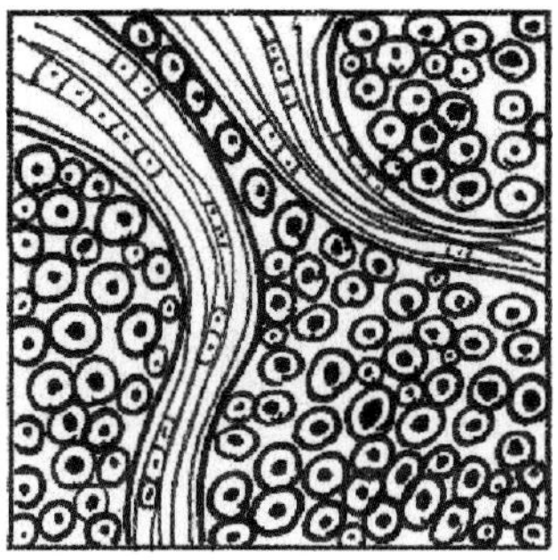

A) B) C) D) E)

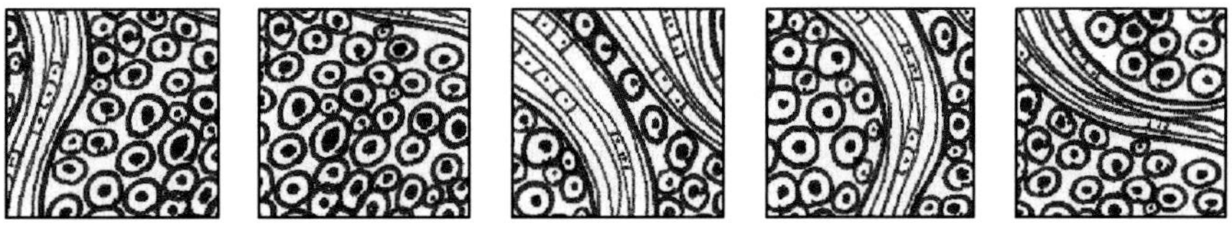

17 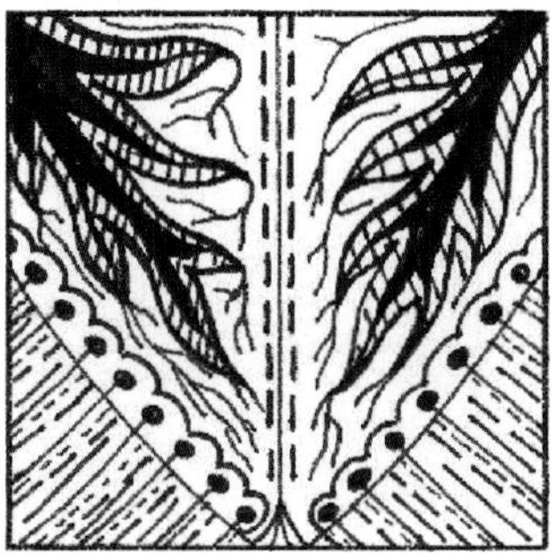

A) B) C) D) E)

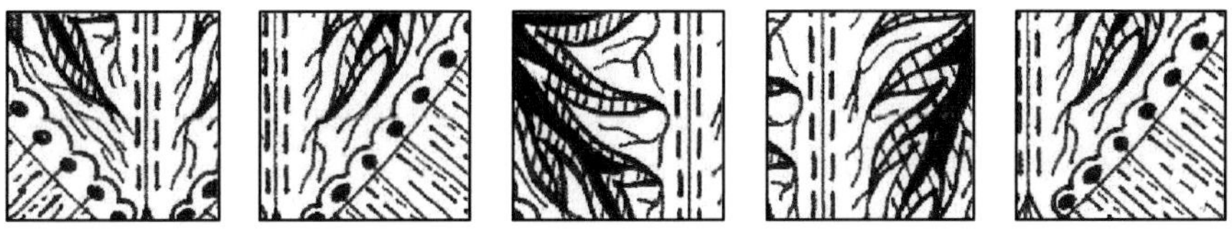

18 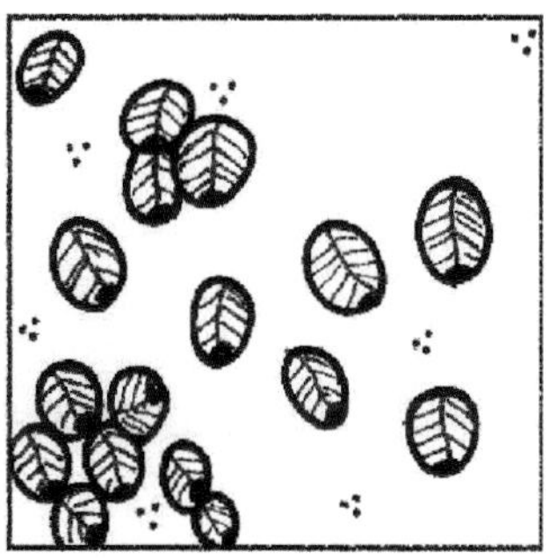

A) B) C) D) E)

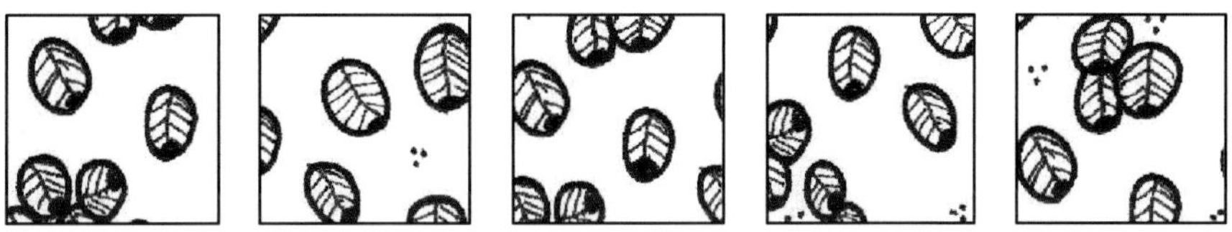

19 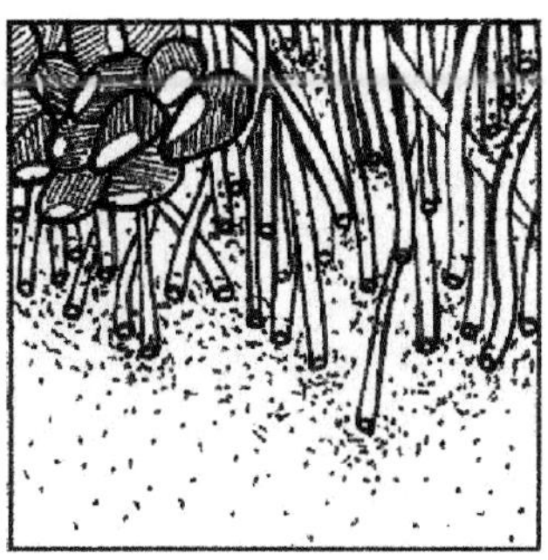

A) B) C) D) E)

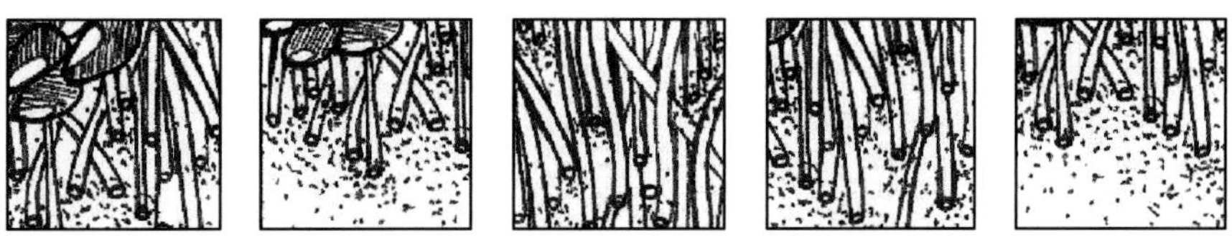

20

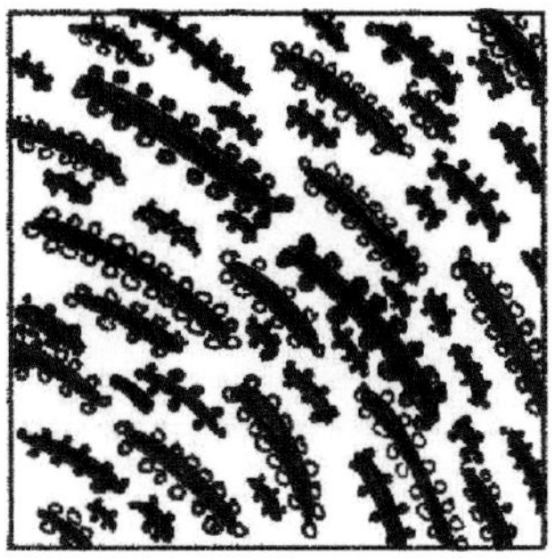

A) B) C) D) E)

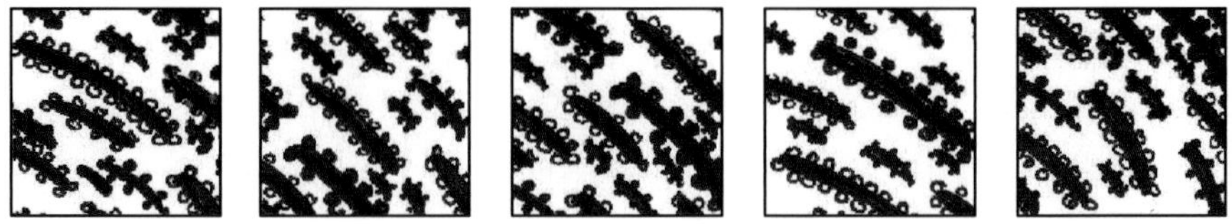

21

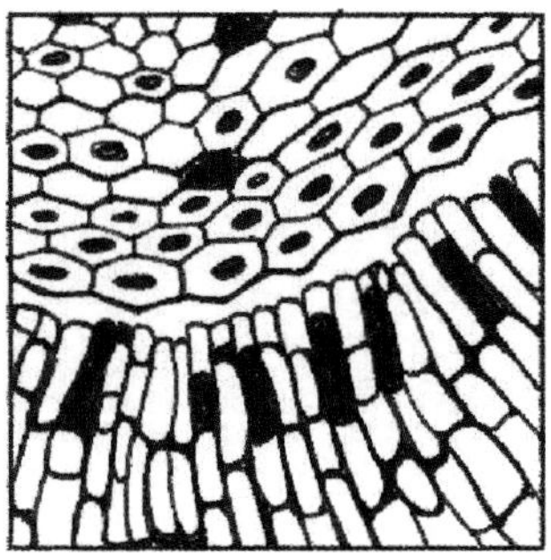

A) B) C) D) E)

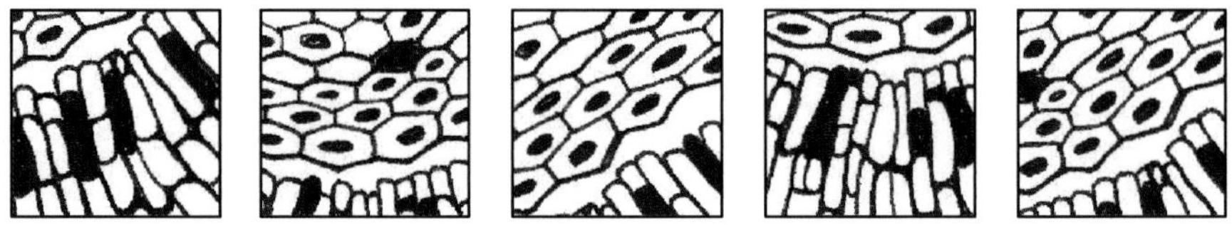

22

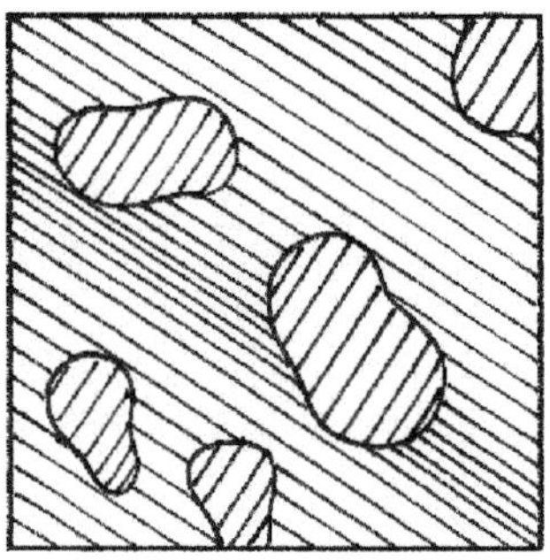

A) B) C) D) E)

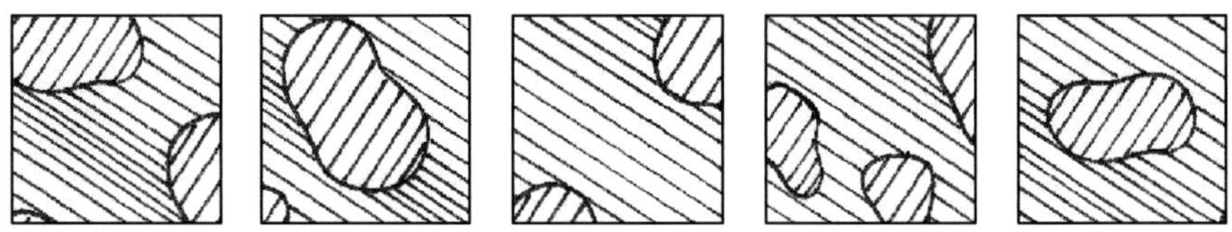

23

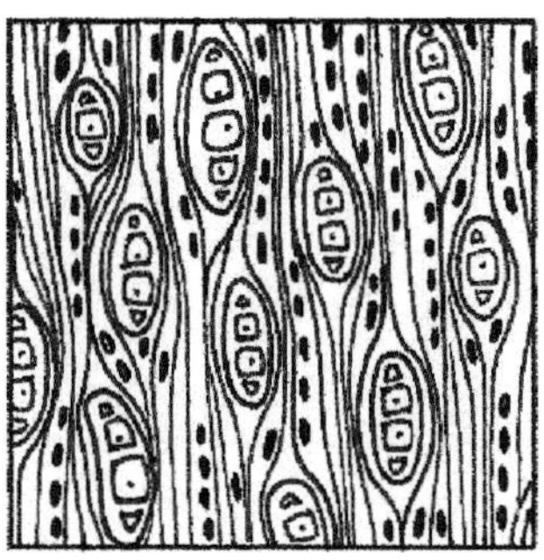

A) B) C) D) E)

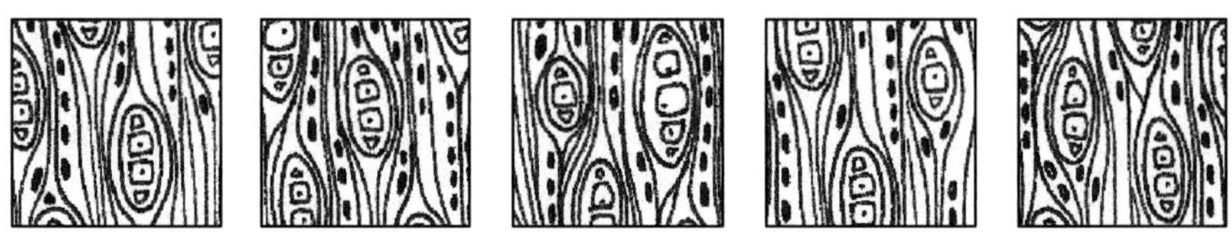

24

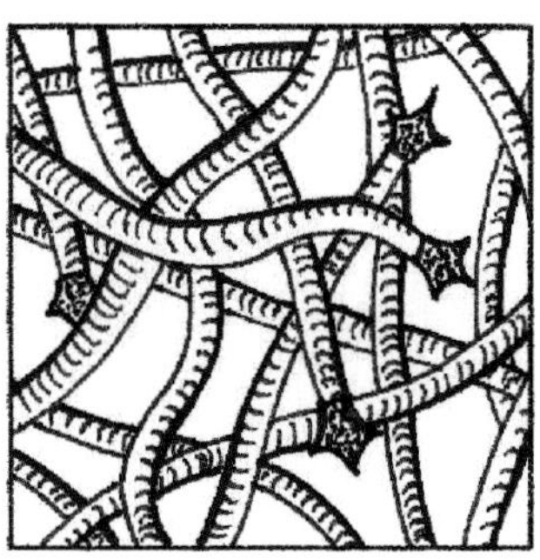

A) B) C) D) E)

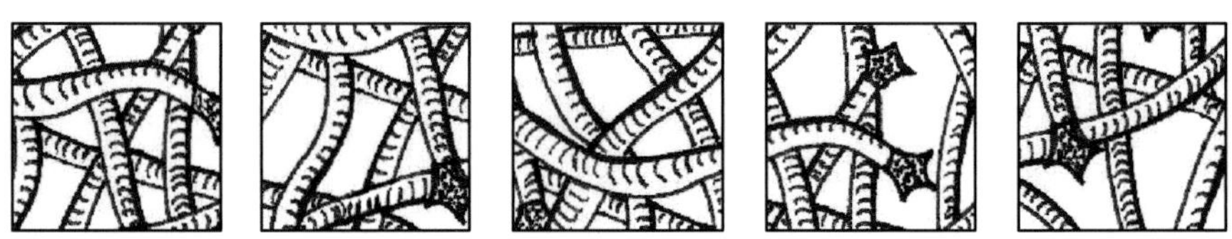

Übungsset 6

Pro Aufgabe werden je ein Musterbild sowie fünf dazugehörige Ausschnitte präsentiert. Finden Sie heraus, welcher Musterausschnitt zu dem Muster vollkommen deckungsgleich, d. h. ohne jegliche Abänderung ist. Der korrekte Musterausschnitt ist weder gedreht, noch in seiner Größe oder Detailstruktur verändert. (TMS: 30 Min. für 24 Aufgaben, EMS: 18 Min. für 20 Aufgaben)

1 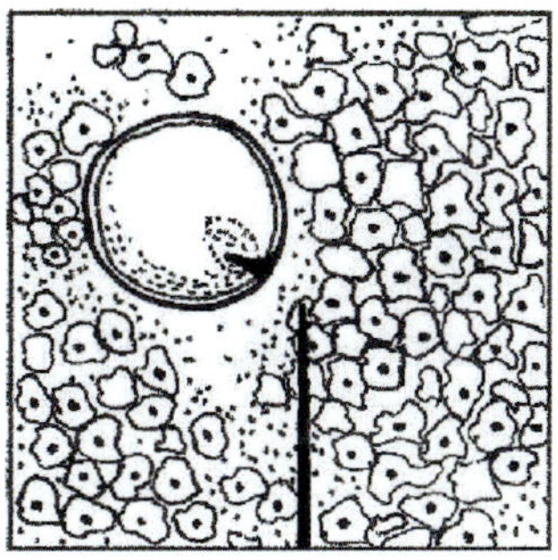

A) 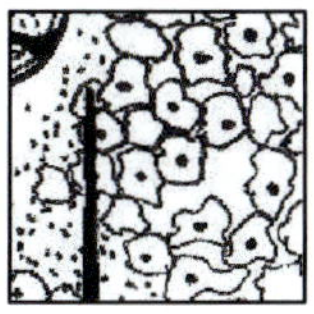
B) 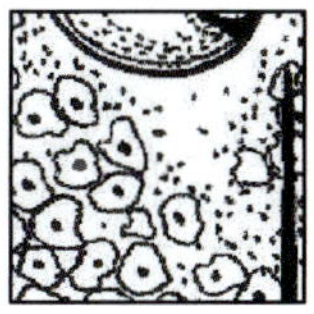
C) 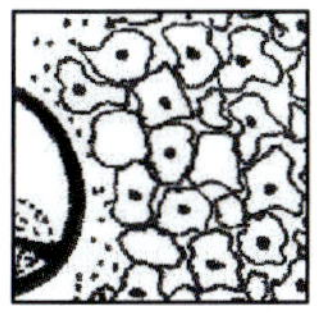
D) 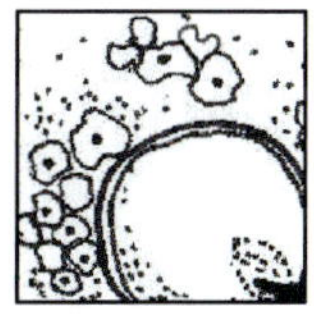
E) 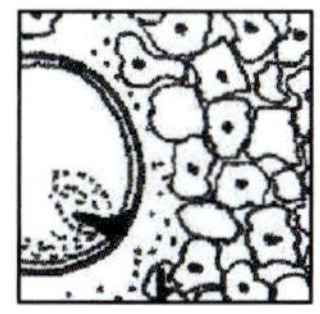

2 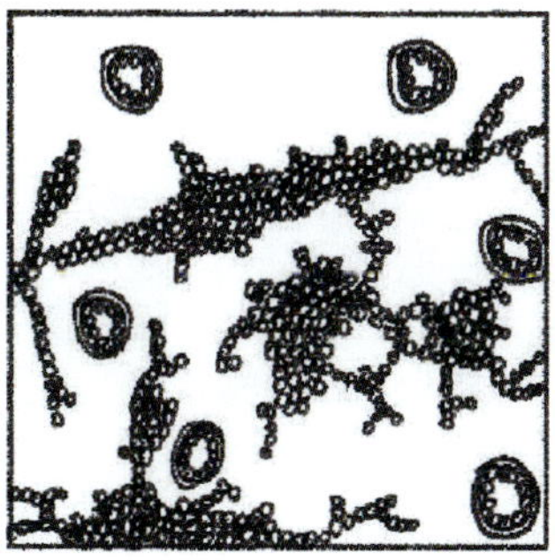

A) 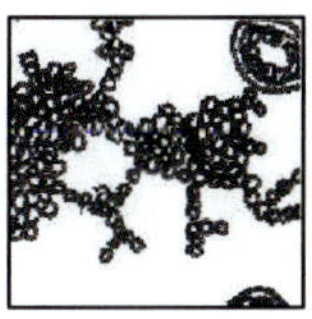
B) 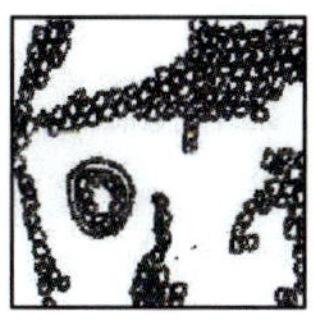
C) 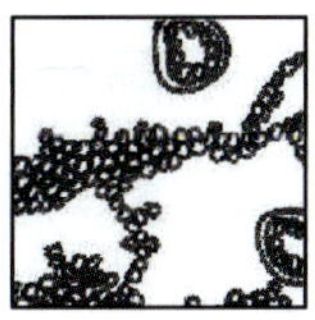
D) 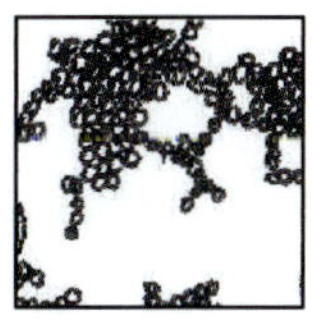
E) 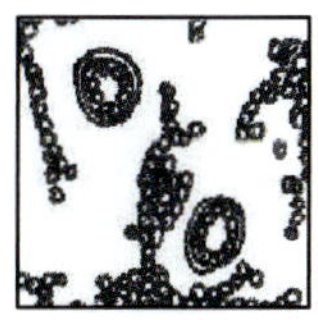

3 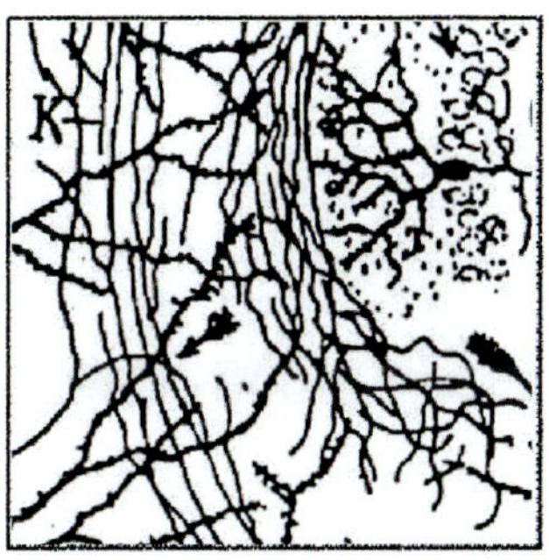

A) 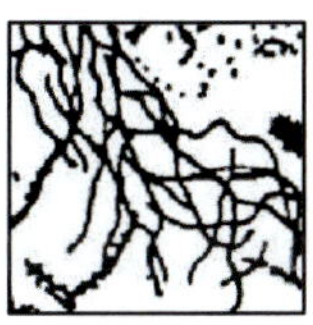
B) 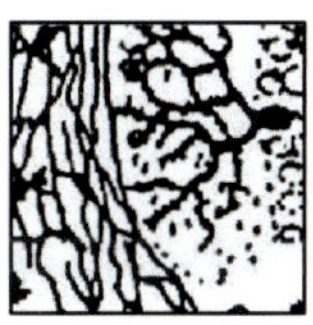
C) 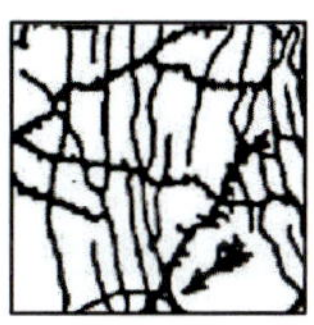
D) 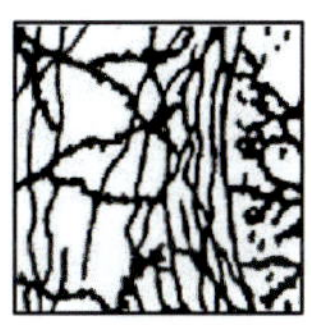
E) 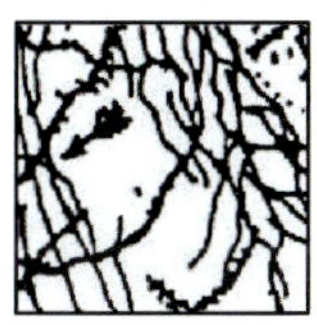

4 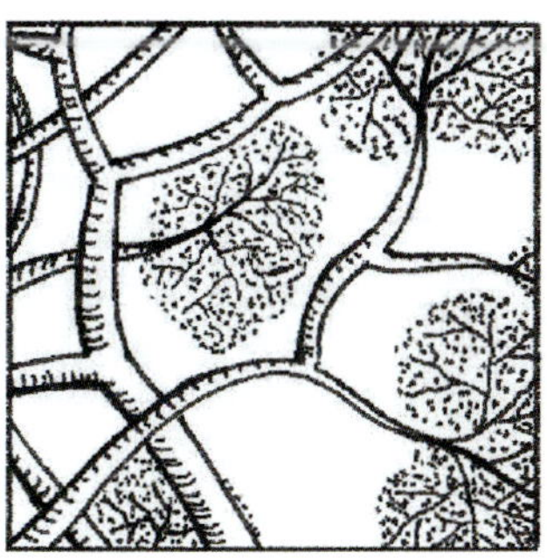

A) 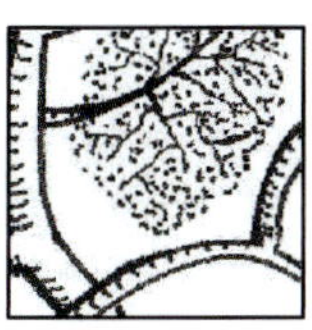
B) 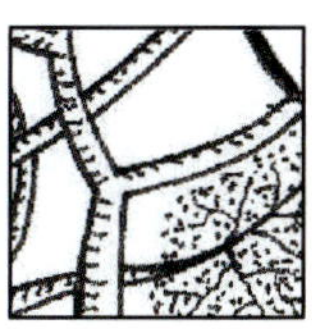
C) 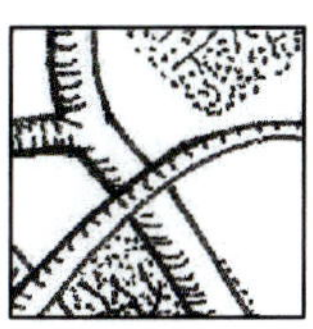
D) 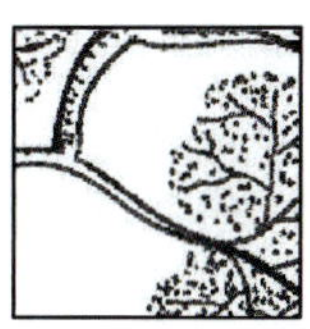
E) 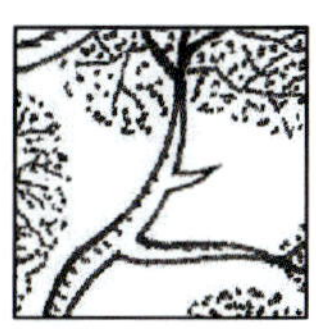

5

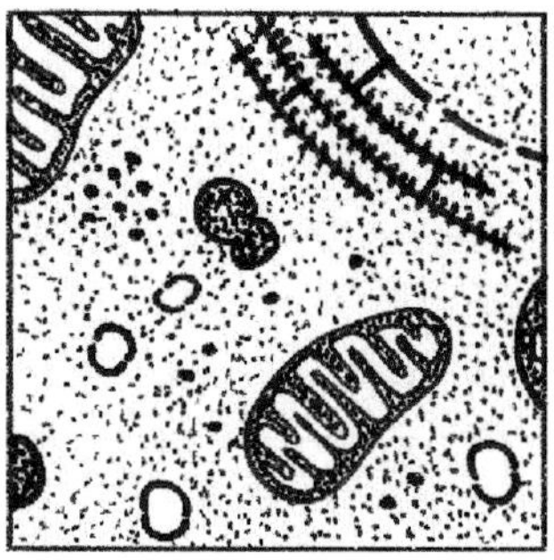

A)

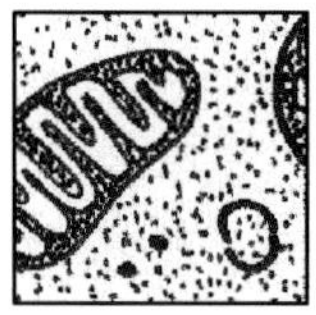

B)

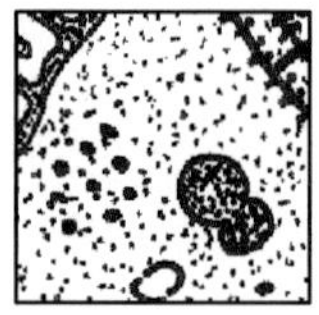

C)

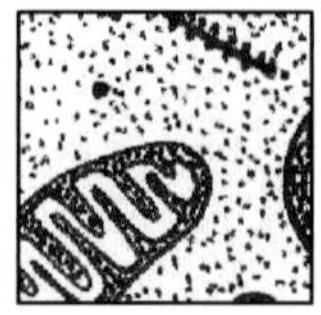

D)

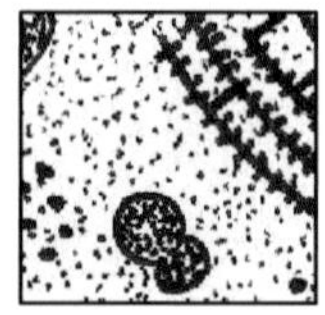

E)

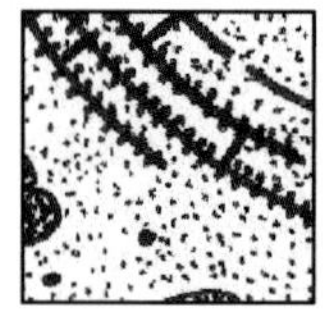

6

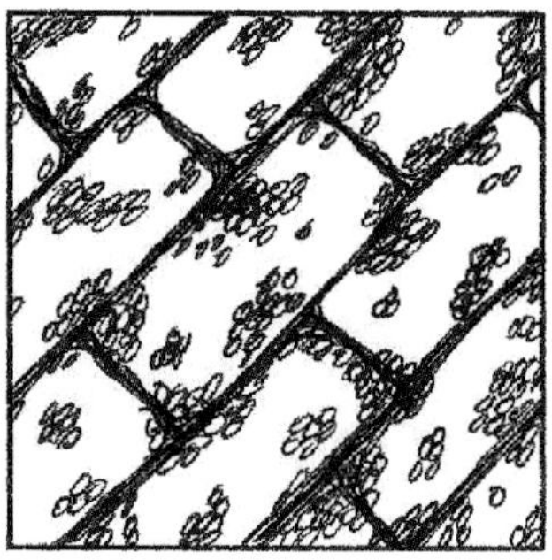

A)

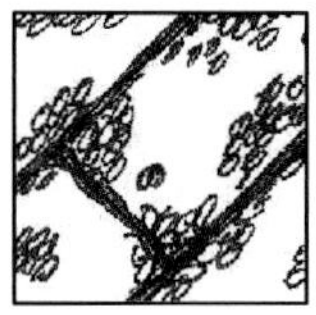

B)

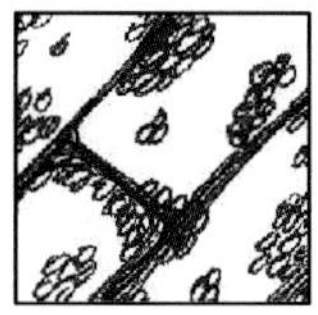

C)

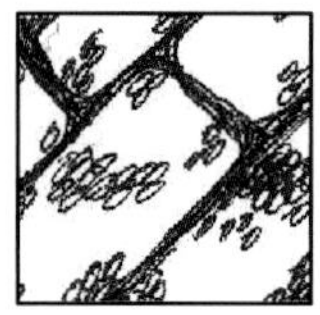

D)

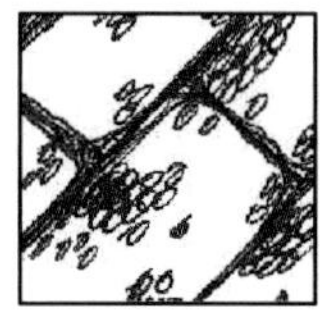

E)

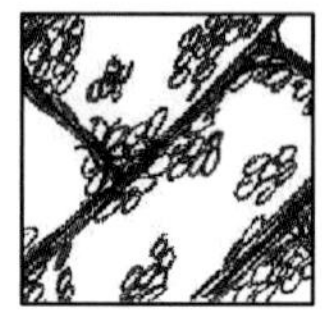

7

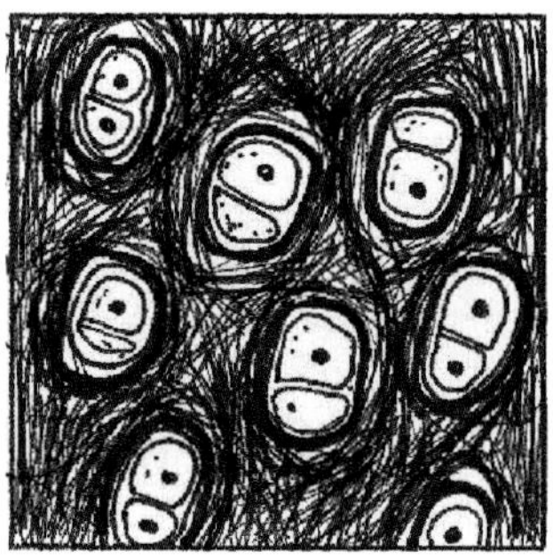

A)

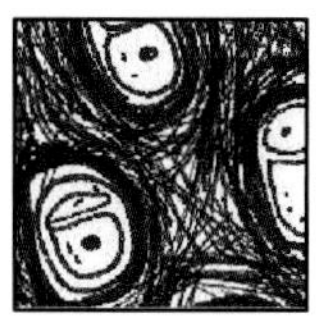

B)

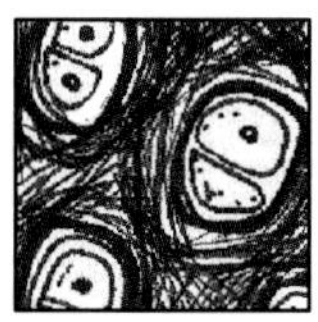

C)

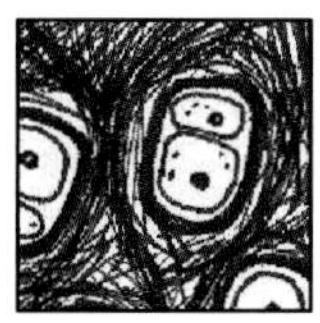

D)

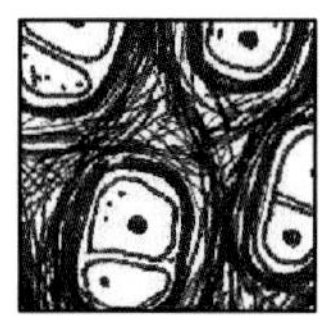

E)

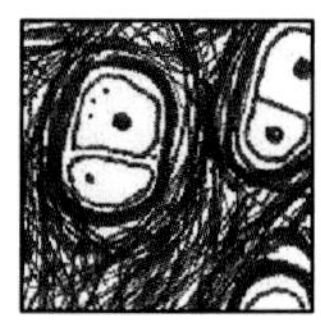

8

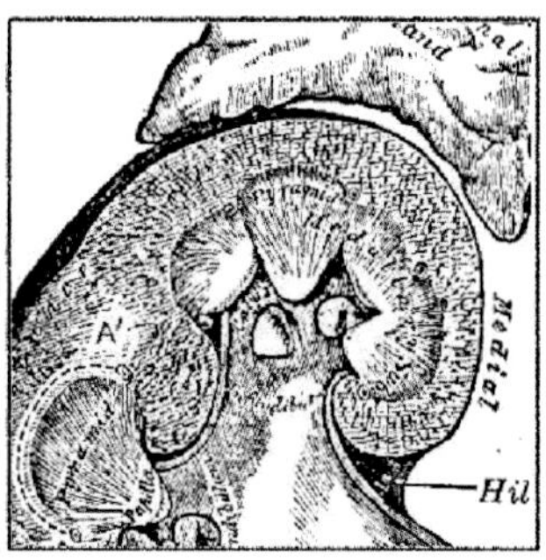

A)

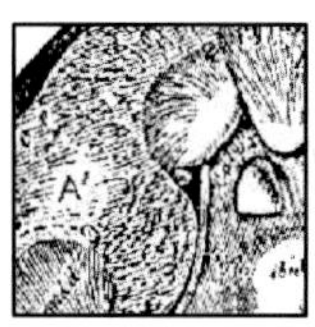

B)

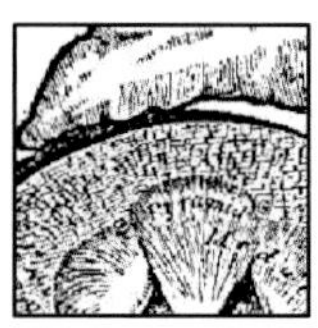

C)

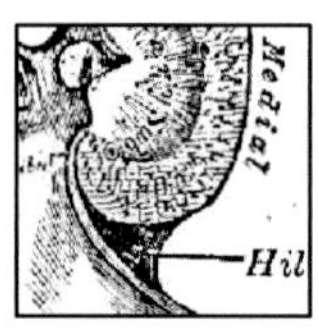

D)

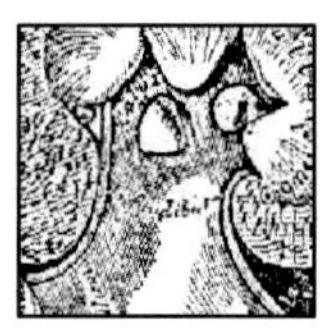

E)

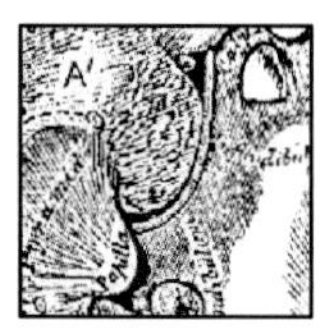

9

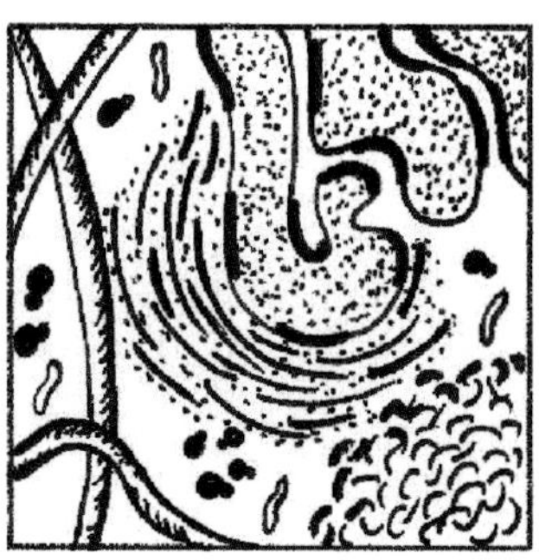

A)

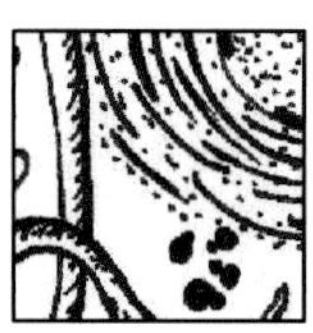

B)

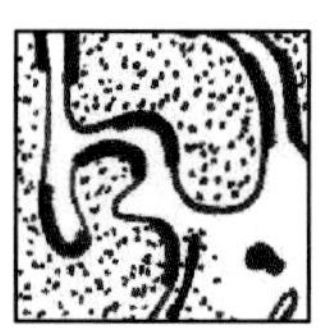

C)

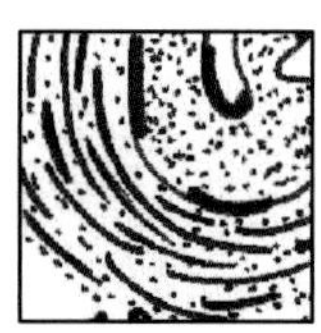

D)

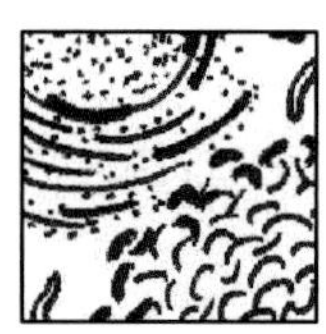

E)

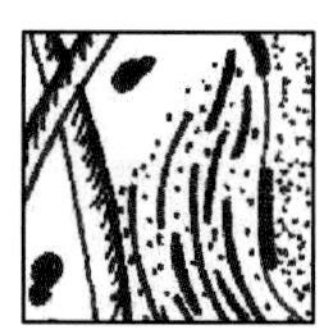

10 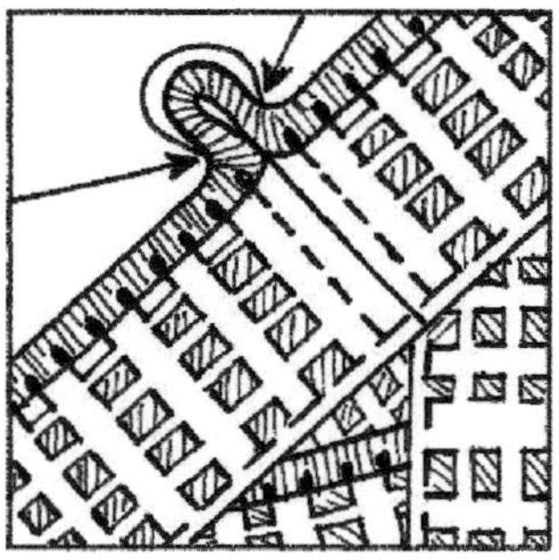

A) B) C) D) E)

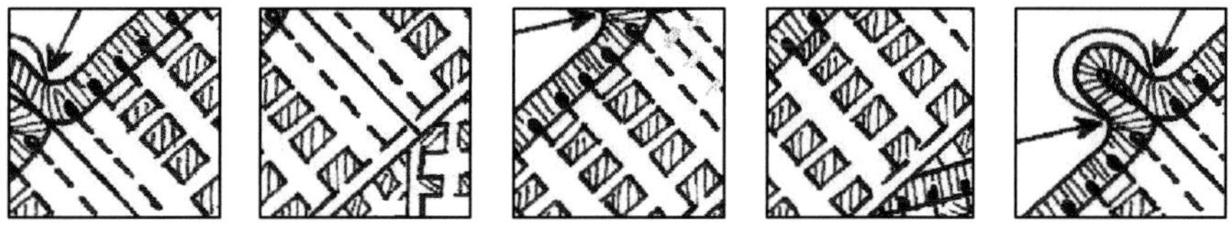

11 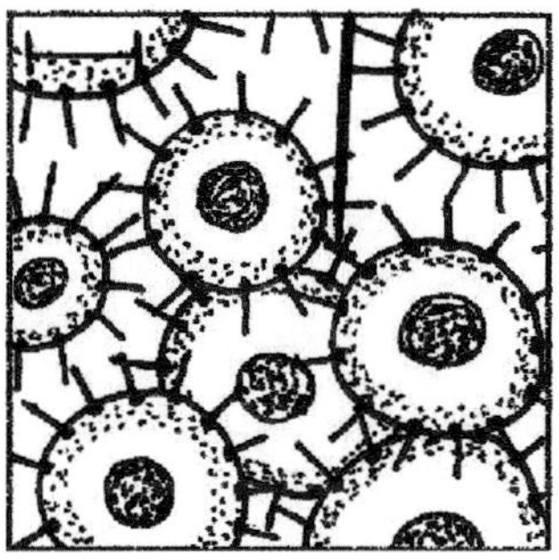

A) B) C) D) E)

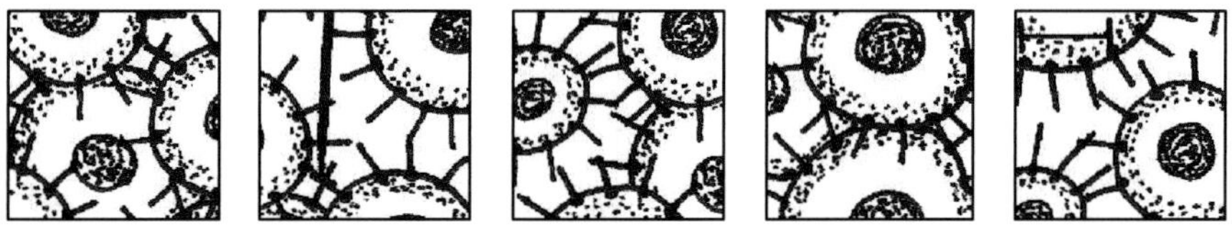

12 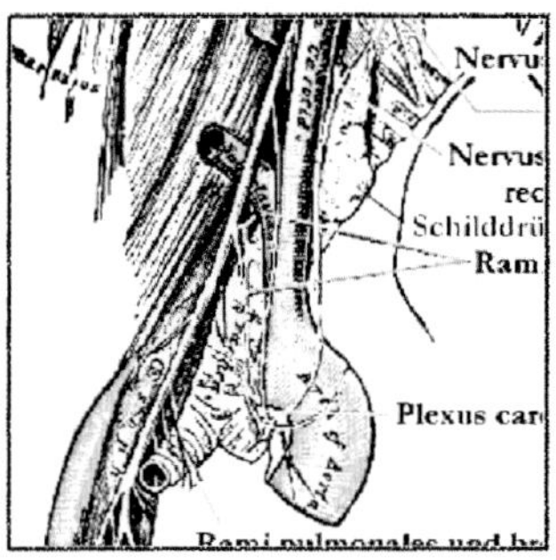

A) B) C) D) E)

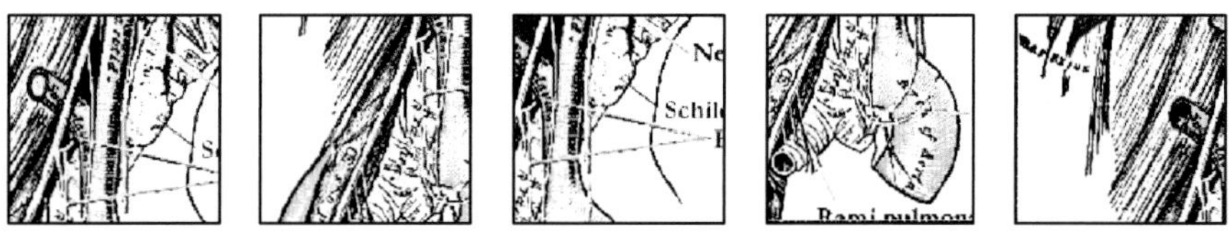

13 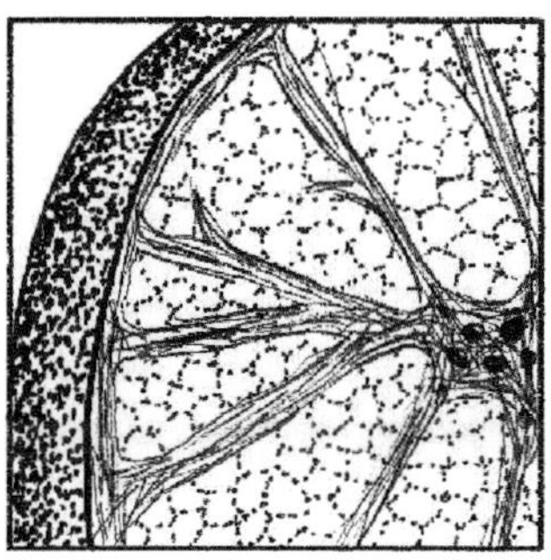

A) B) C) D) E)

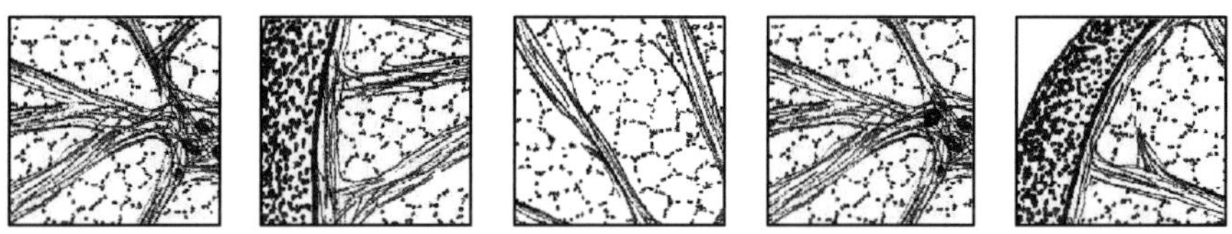

14 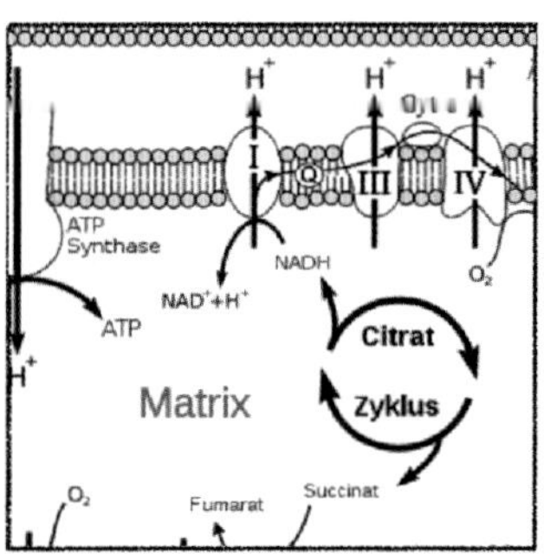

A) B) C) D) E)

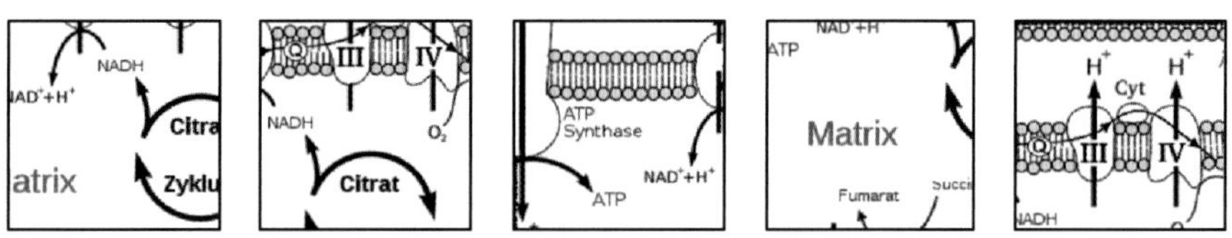

15

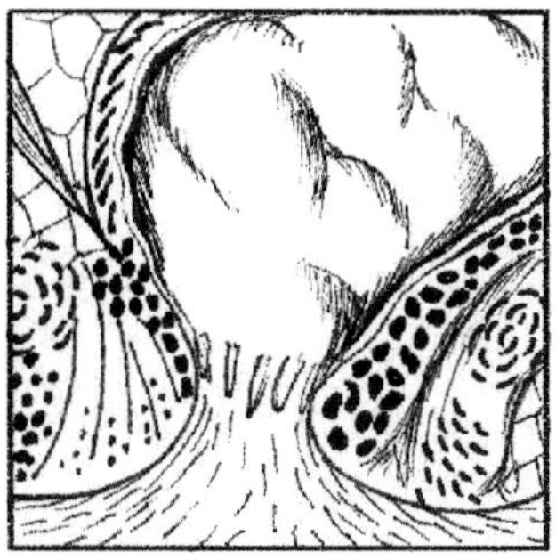

A) B) C) D) E)

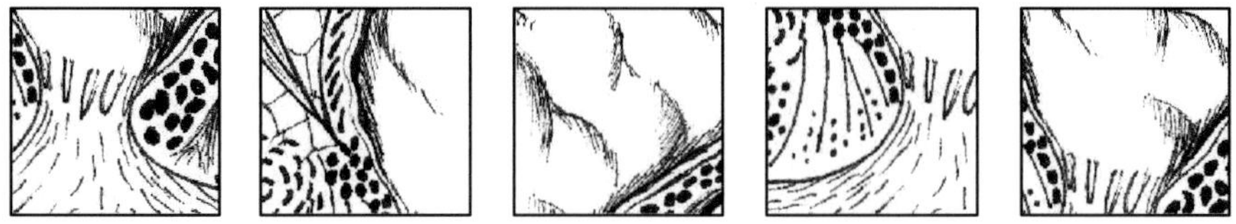

16

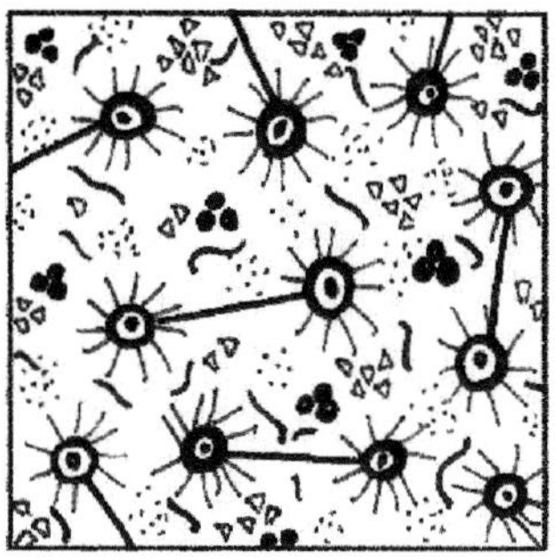

A) B) C) D) E)

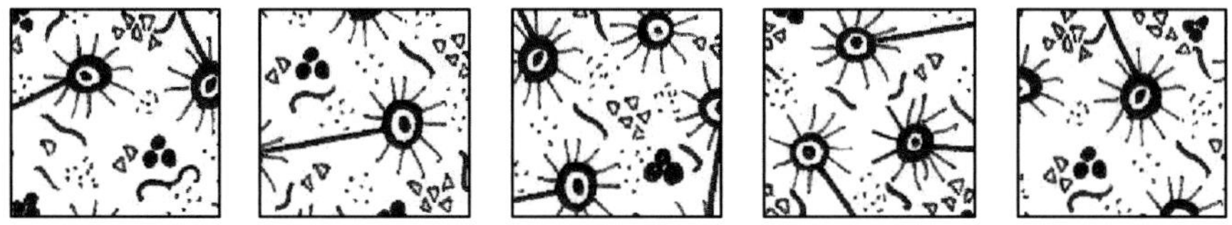

17

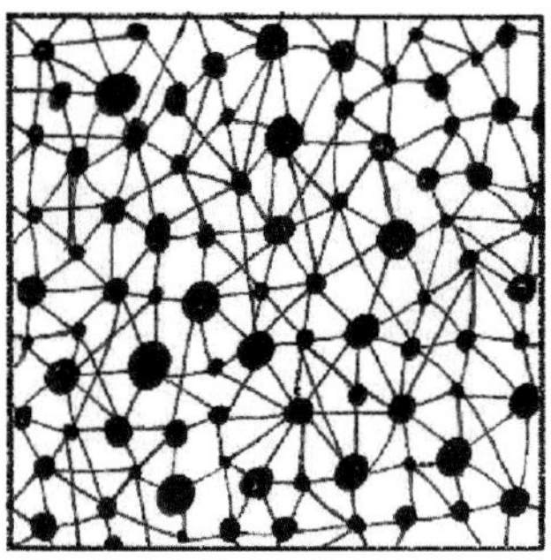

A) B) C) D) E)

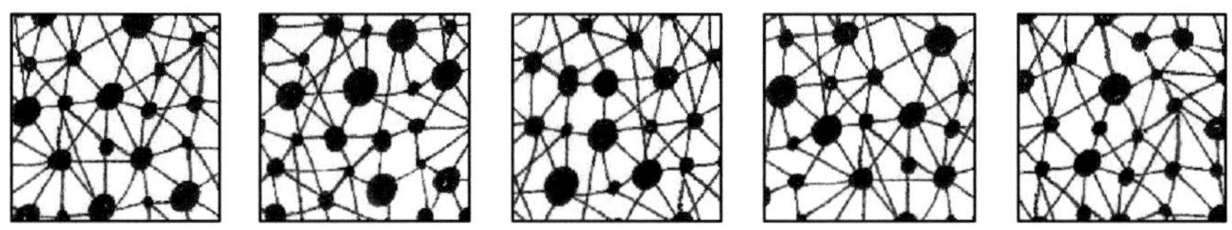

18

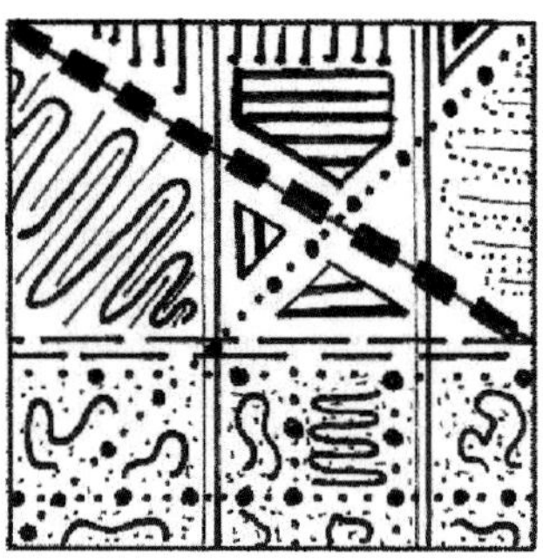

A) B) C) D) E)

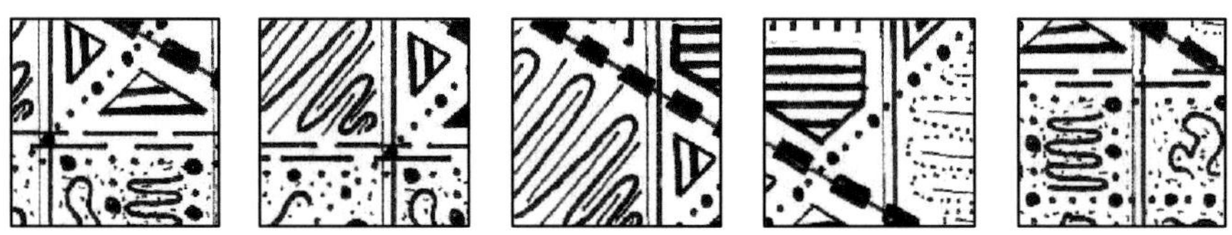

19

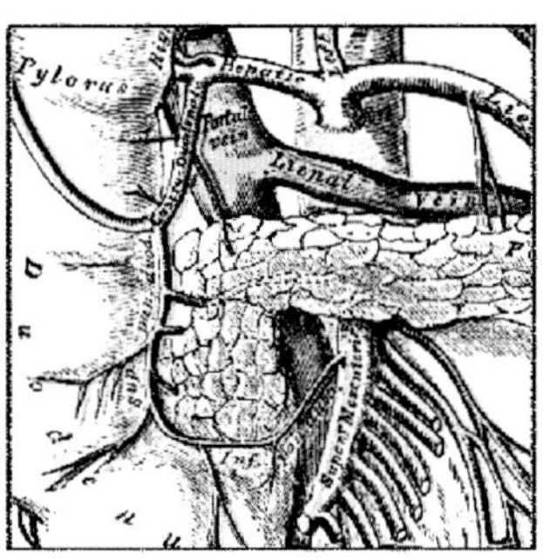

A) B) C) D) E)

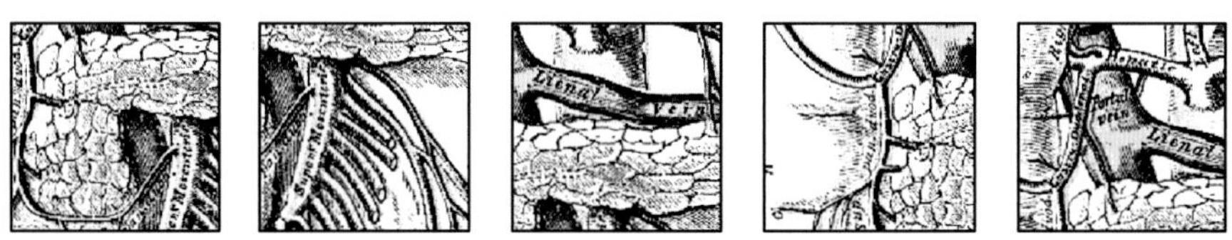

20

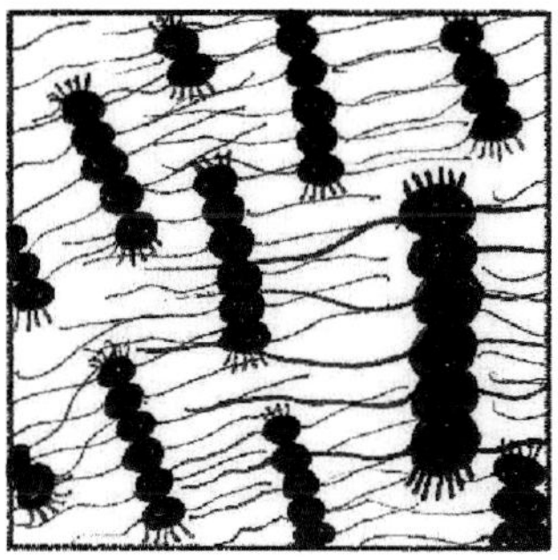

A) 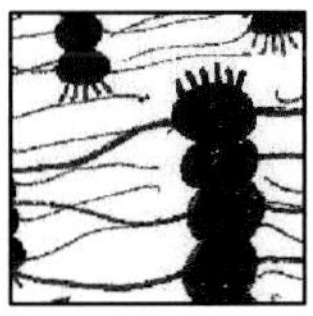

B) 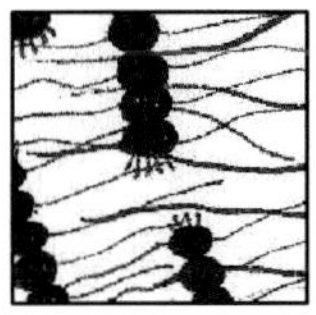

C) 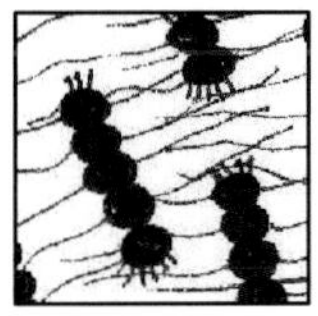

D) 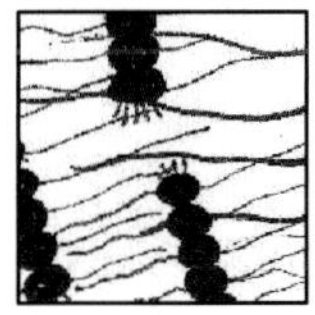

E) 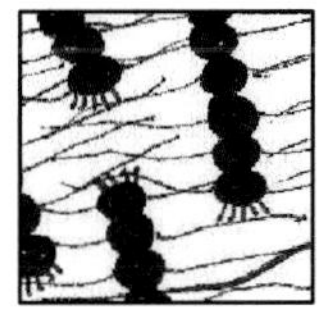

21

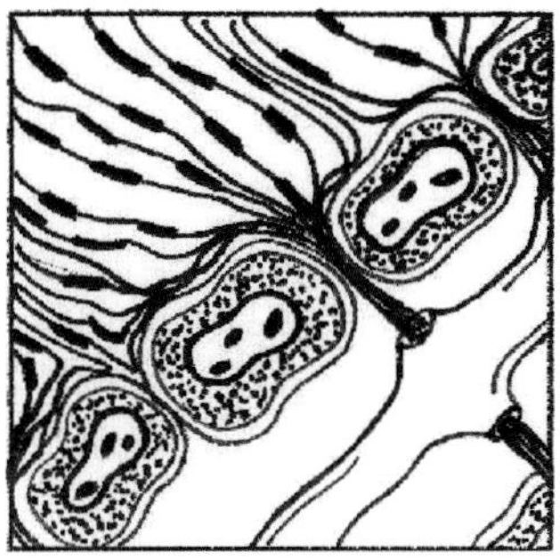

A) 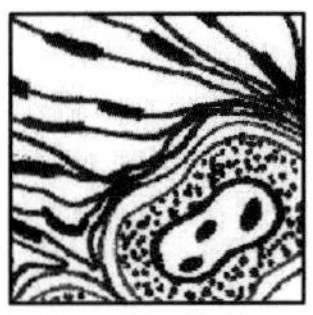

B) 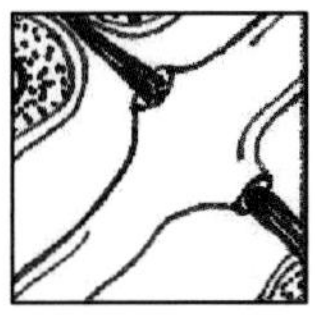

C) 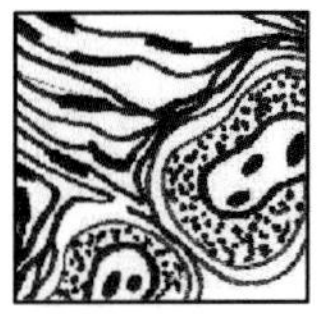

D) 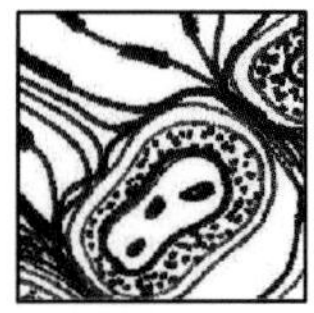

E) 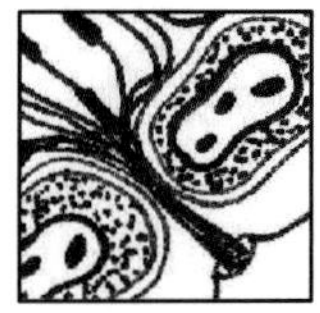

22

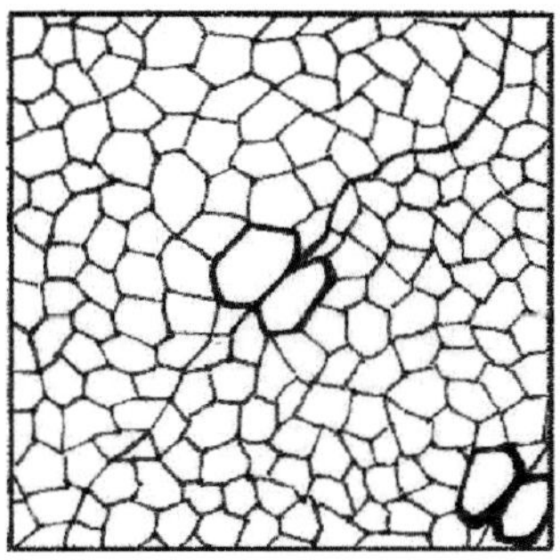

A) 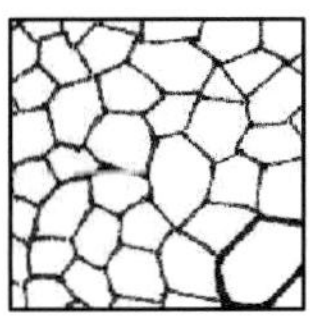

B) 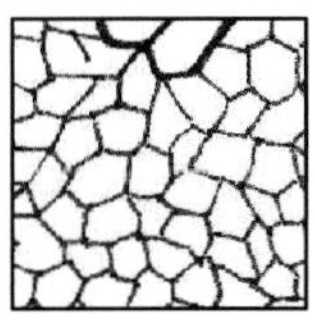

C) 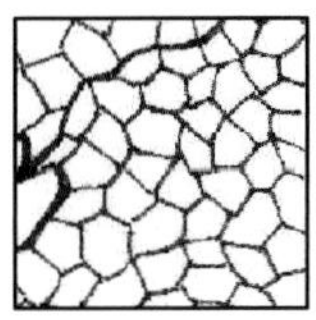

D) 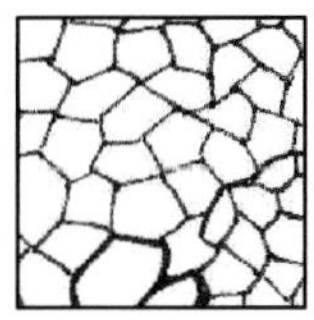

E) 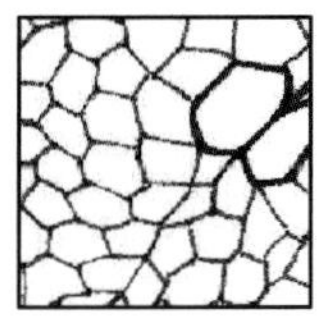

23

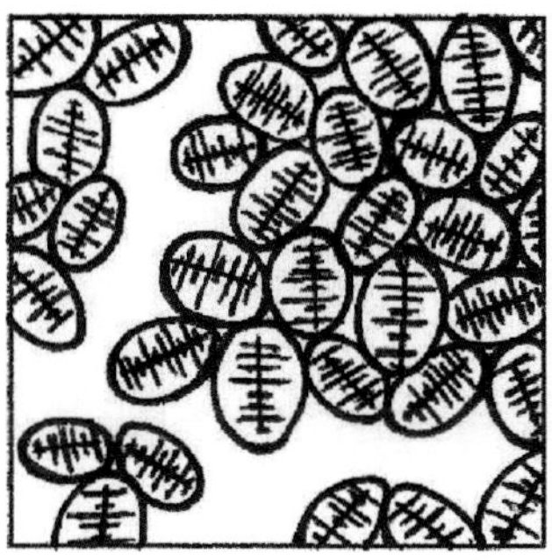

A) 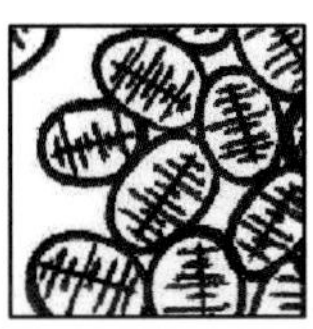

B) 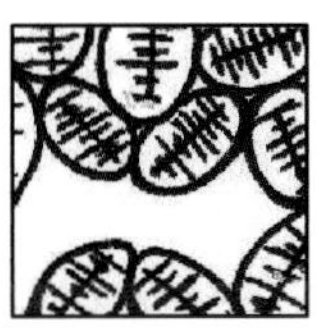

C) 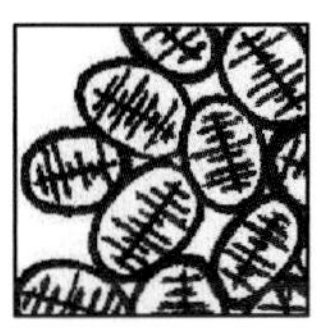

D) 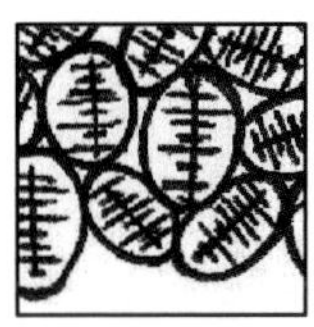

E) 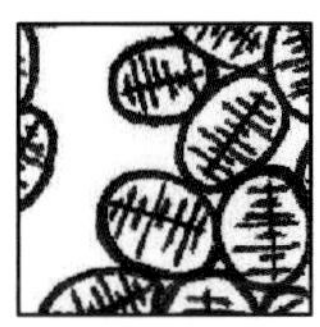

24

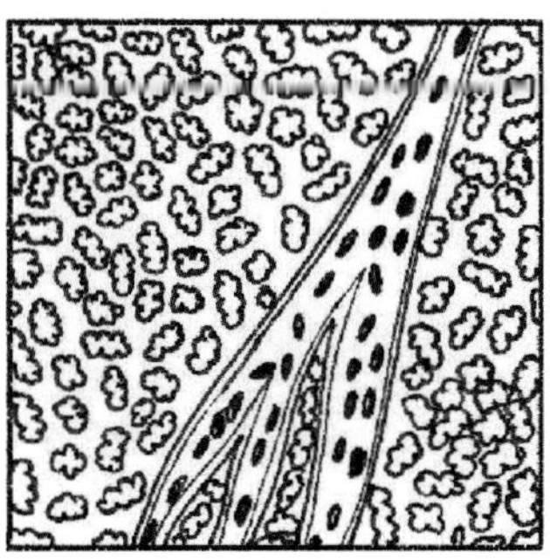

A) 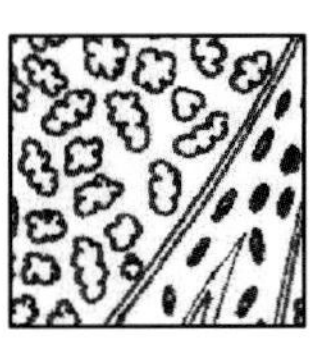

B) 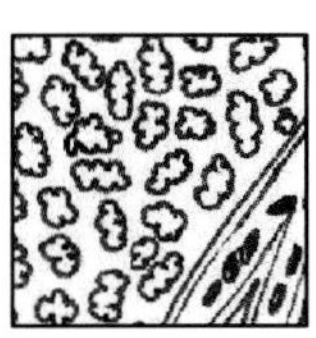

C) 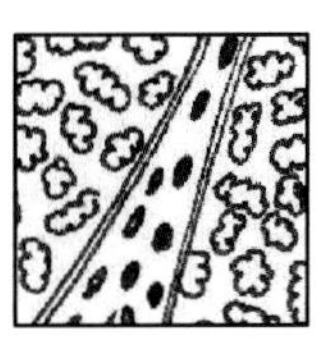

D) 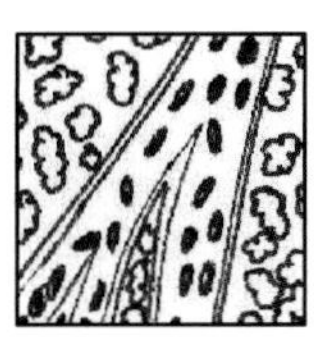

E) 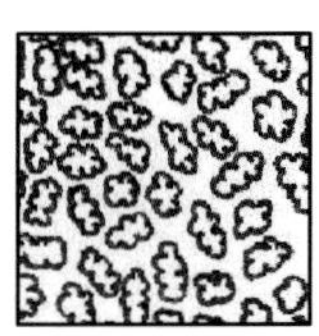

Übungsset 7

Pro Aufgabe werden je ein Musterbild sowie fünf dazugehörige Ausschnitte präsentiert. Finden Sie heraus, welcher Musterausschnitt zu dem Muster vollkommen deckungsgleich, d. h. ohne jegliche Abänderung ist. Der korrekte Musterausschnitt ist weder gedreht, noch in seiner Größe oder Detailstruktur verändert. (TMS: 30 Min. für 24 Aufgaben, EMS: 18 Min. für 20 Aufgaben)

1

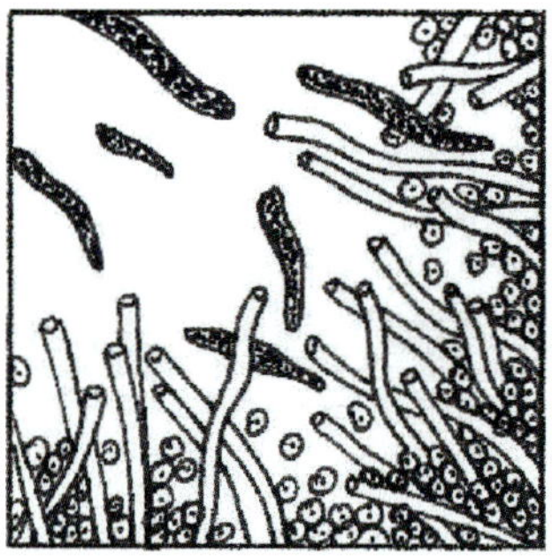

A) B) C) D) E)

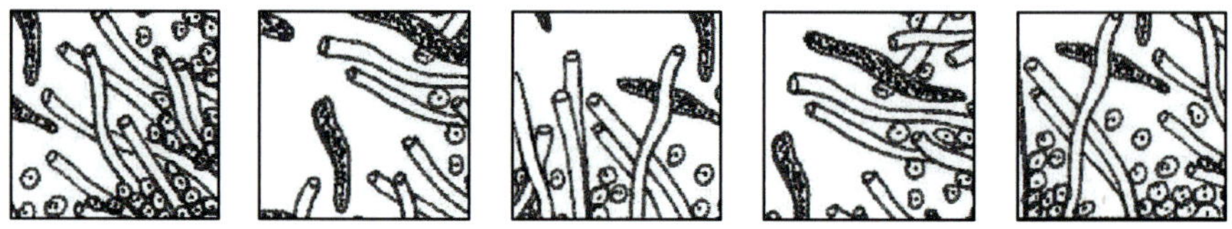

2

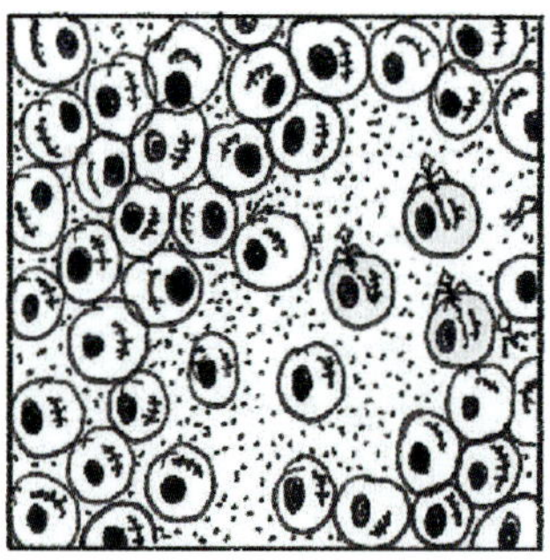

A) B) C) D) E)

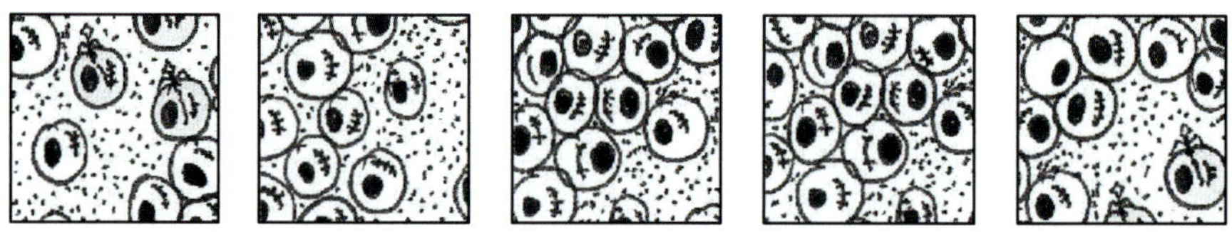

3

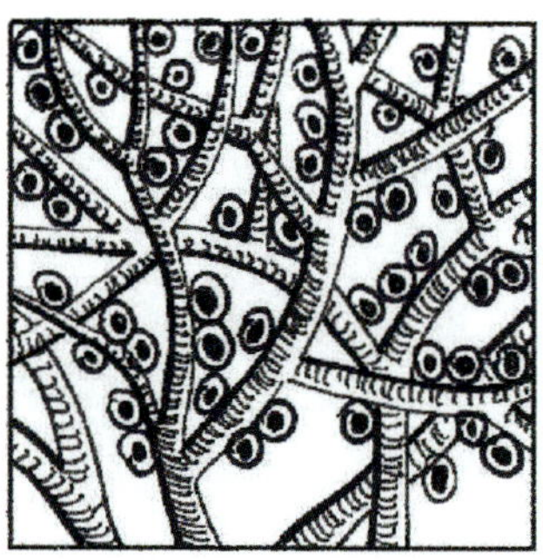

A) B) C) D) E)

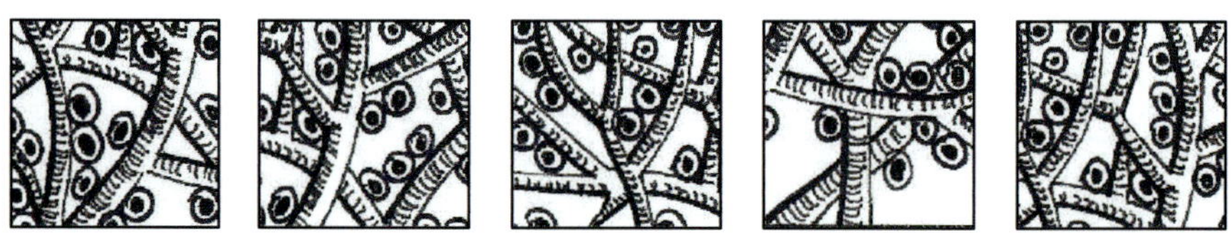

4

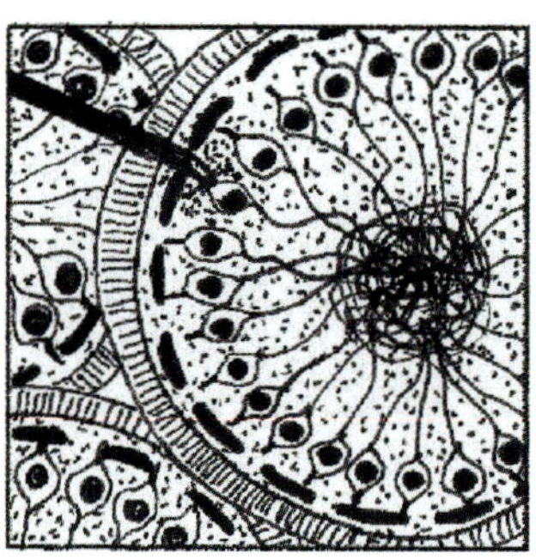

A) B) C) D) E)

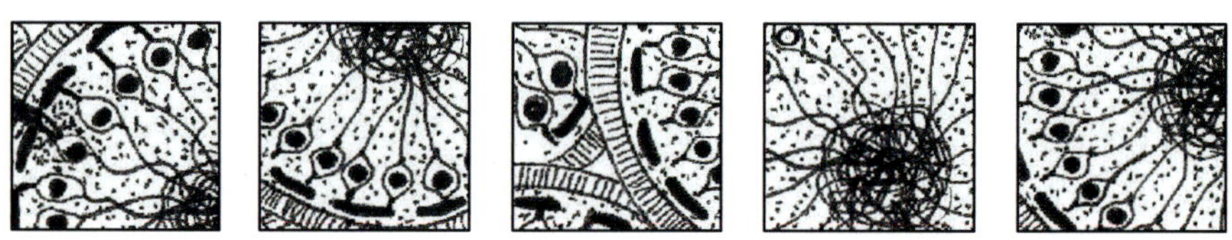

5 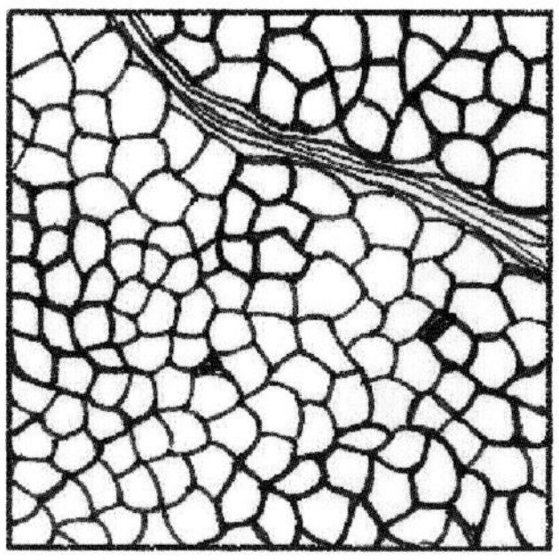

A) B) C) D) E)

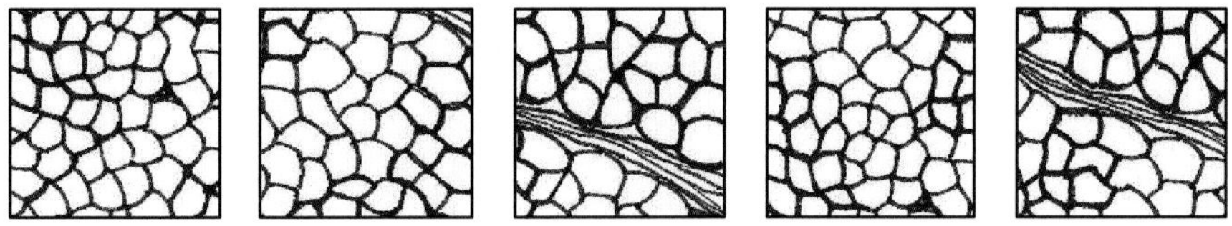

6 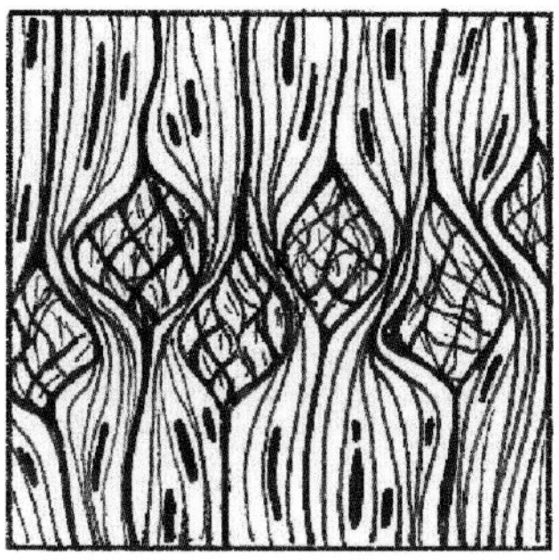

A) B) C) D) E)

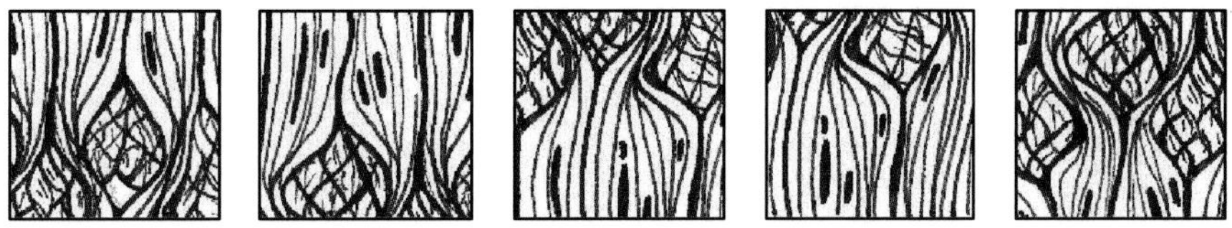

7 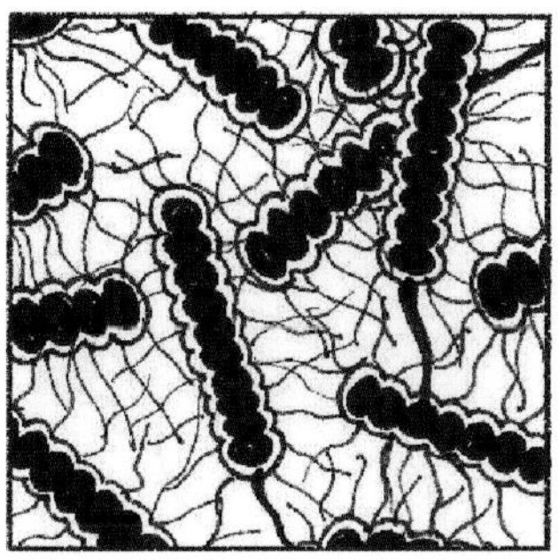

A) B) C) D) E)

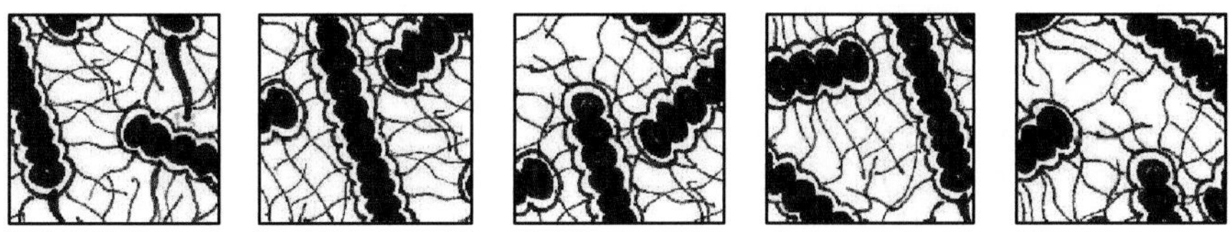

8 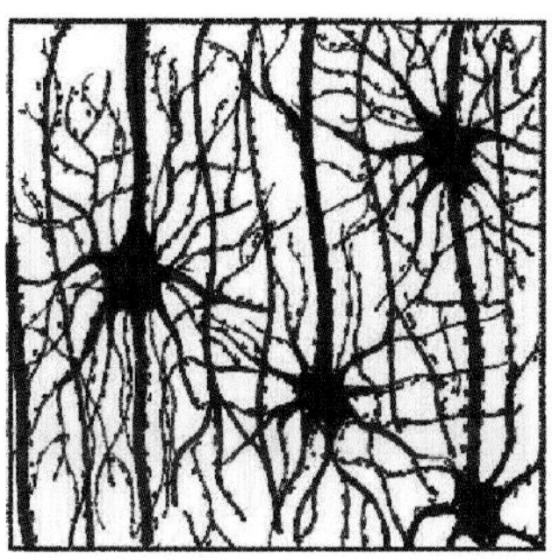

A) B) C) D) E)

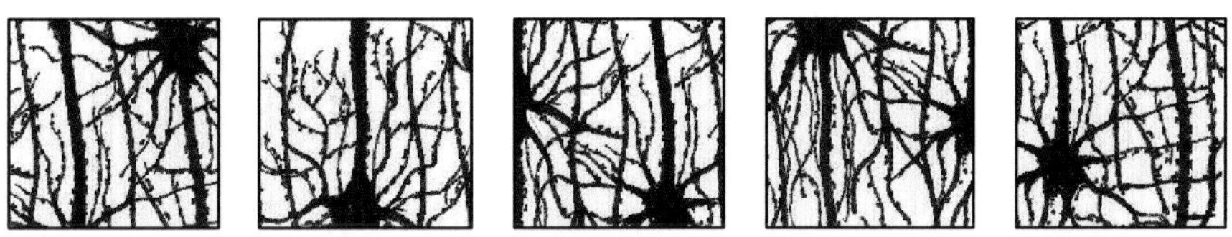

9 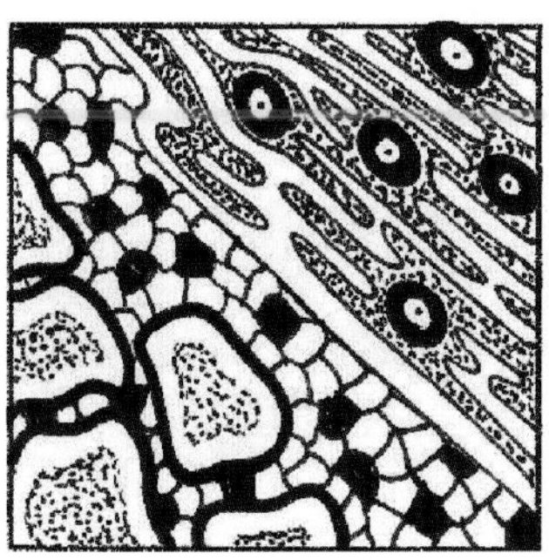

A) B) C) D) E)

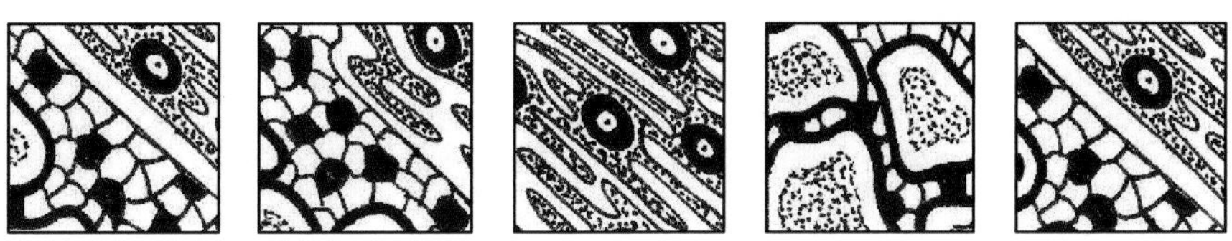

10

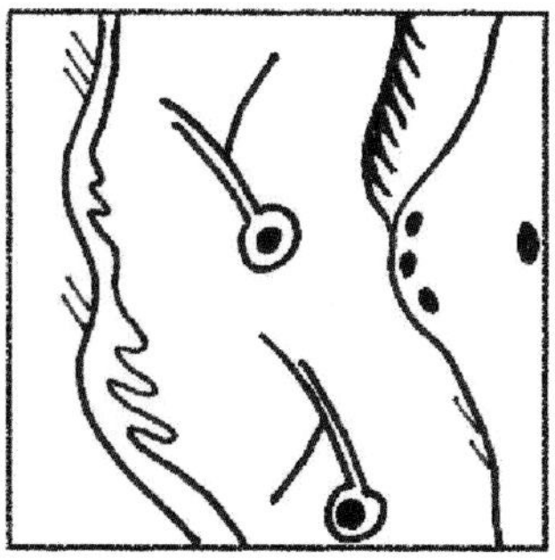

A) B) C) D) E)

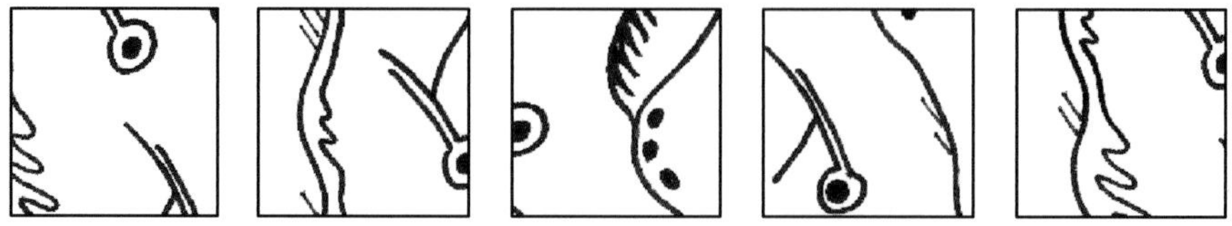

11

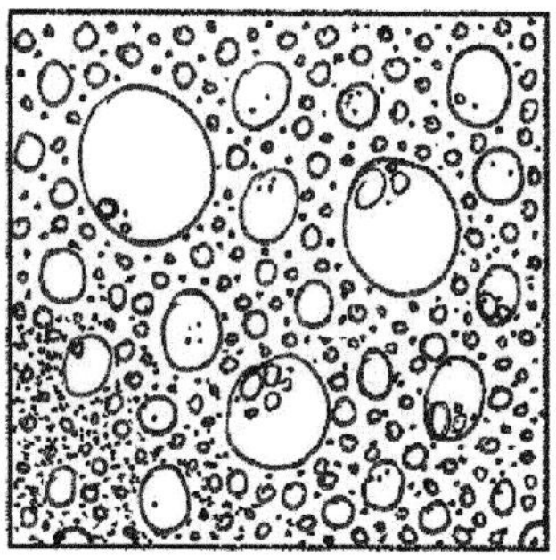

A) B) C) D) E)

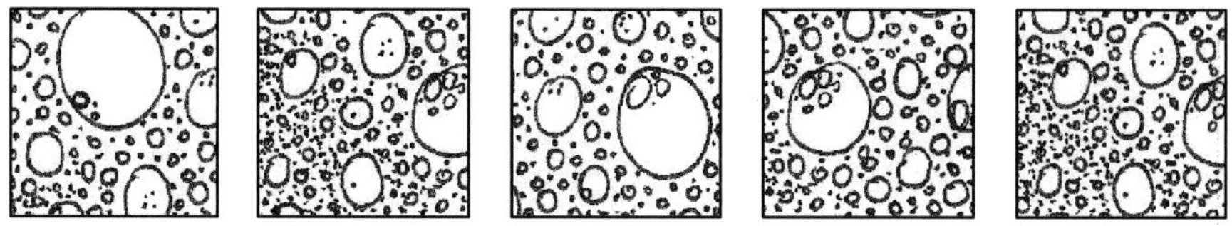

12

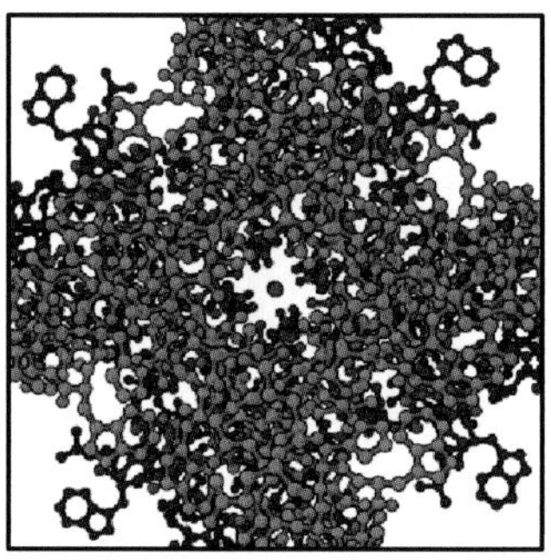

A) B) C) D) E)

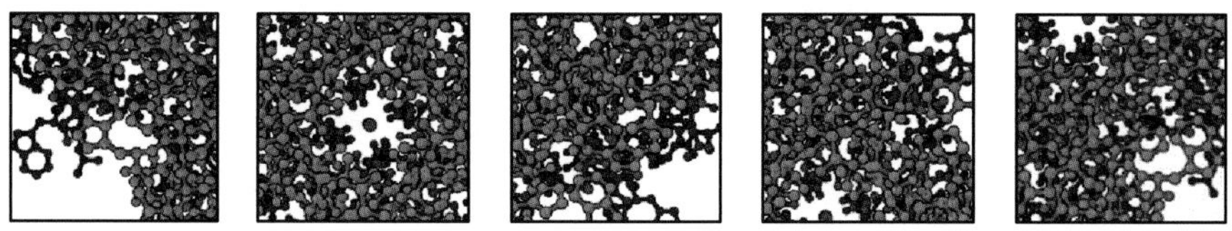

13

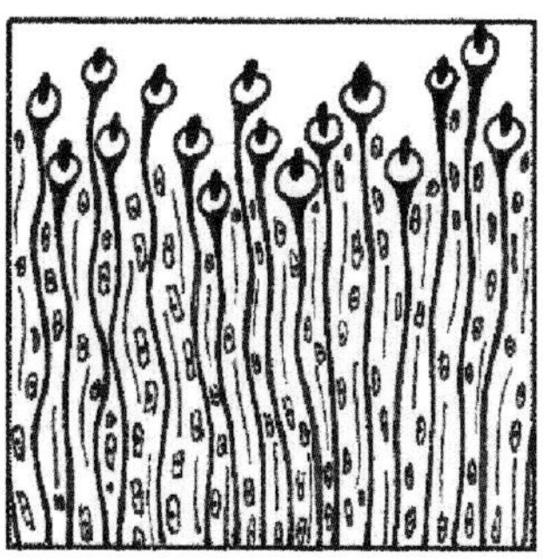

A) B) C) D) E)

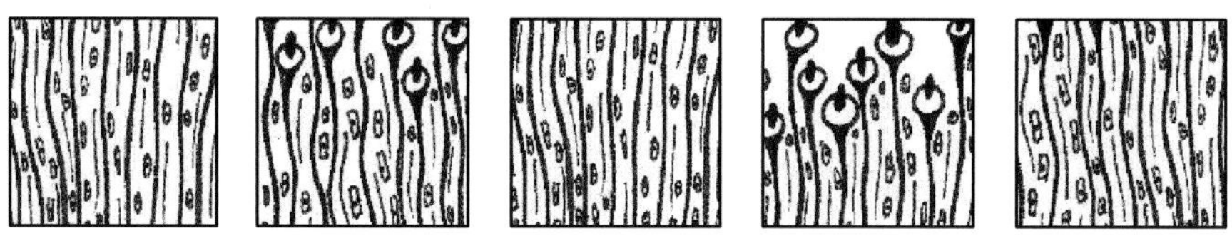

14

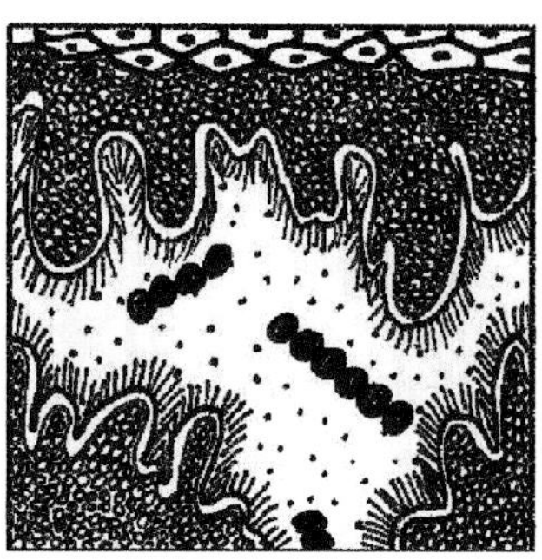

A) B) C) D) E)

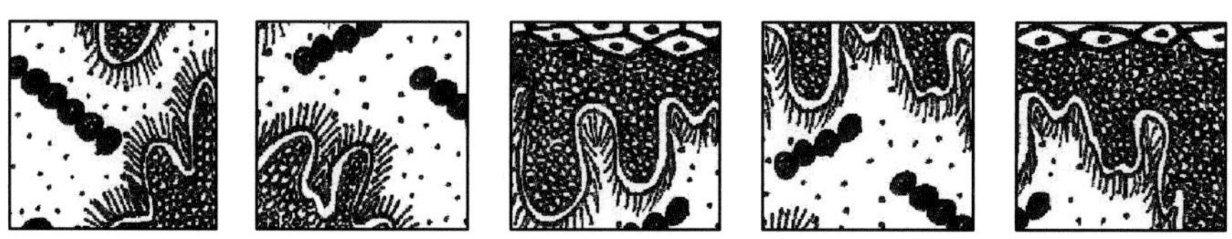

15 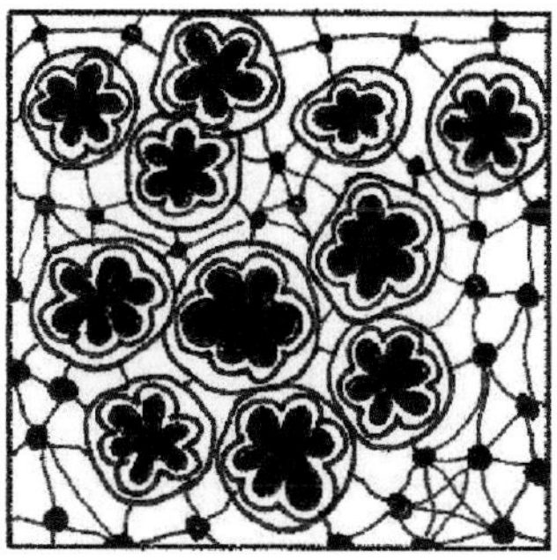

A) 

B) 

C) 

D) 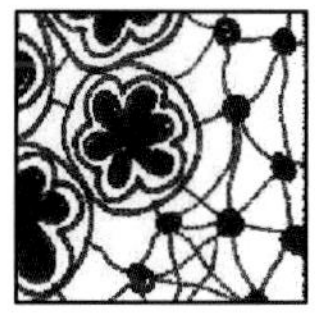

E) 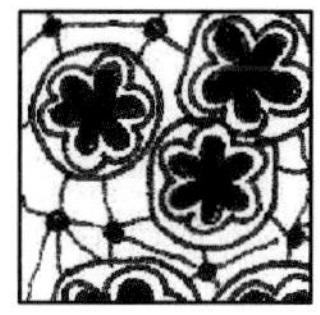

16 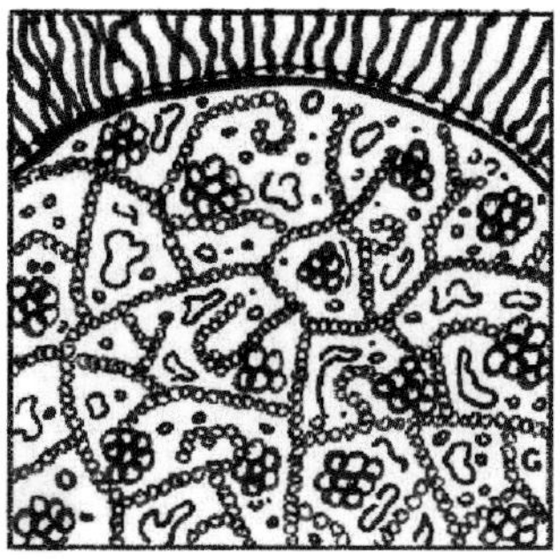

A) 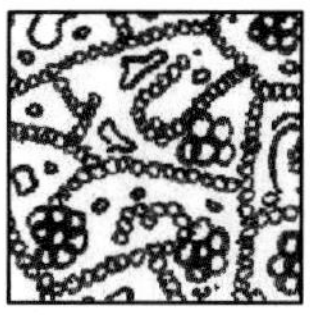

B) 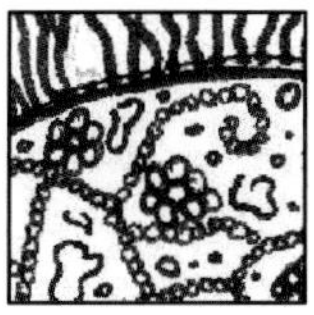

C) 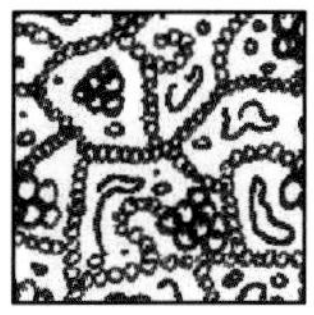

D) 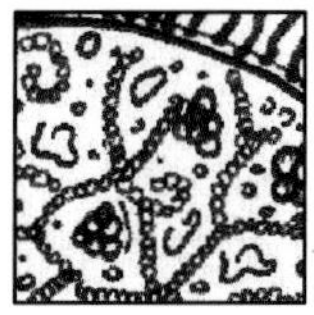

E) 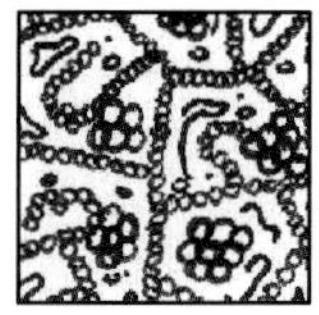

17 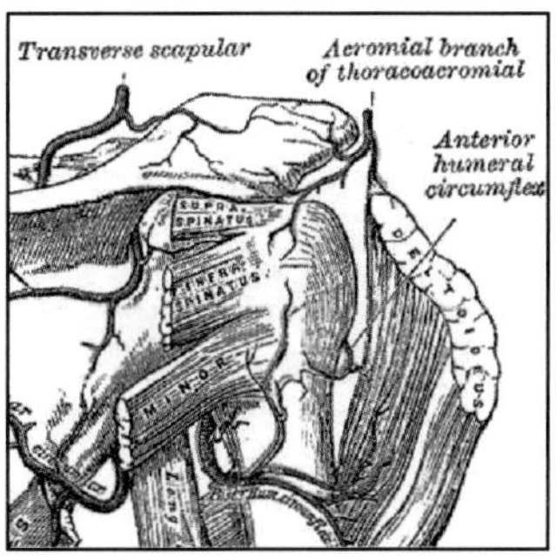

A) 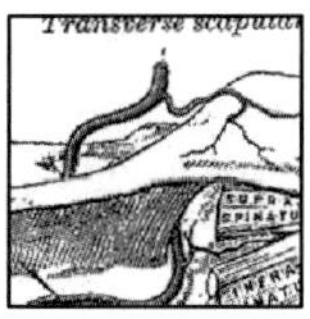

B) 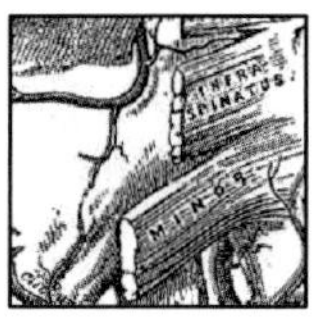

C) 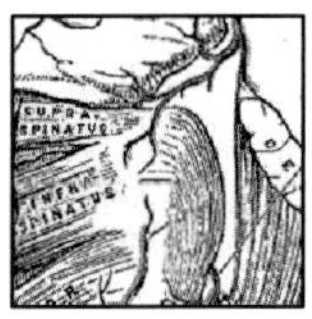

D) 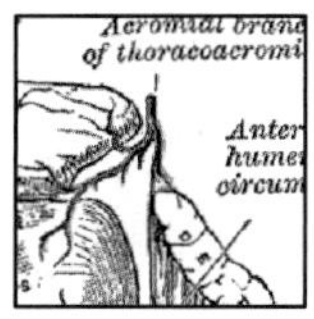

E) 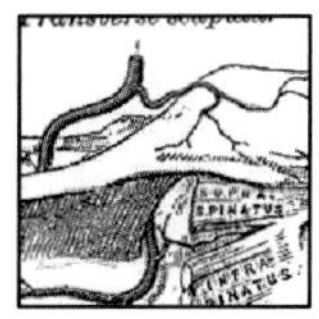

18 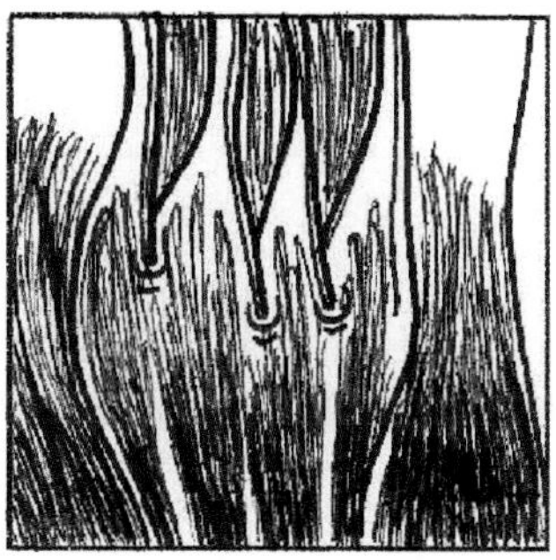

A) 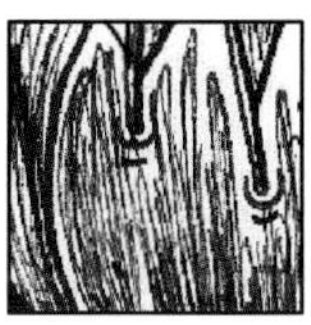

B) 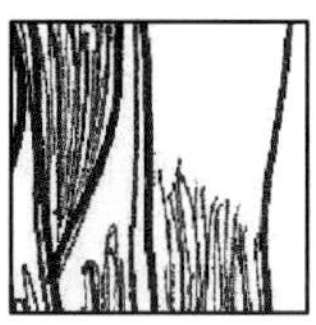

C) 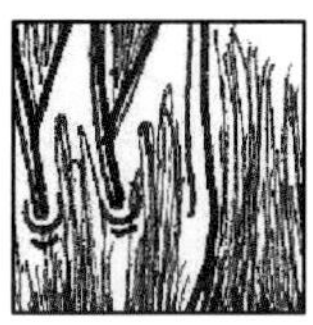

D) 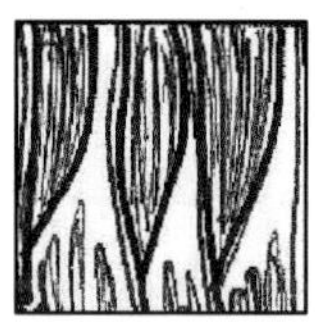

E) 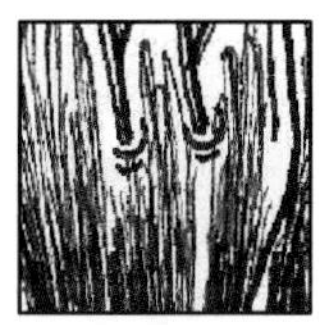

19 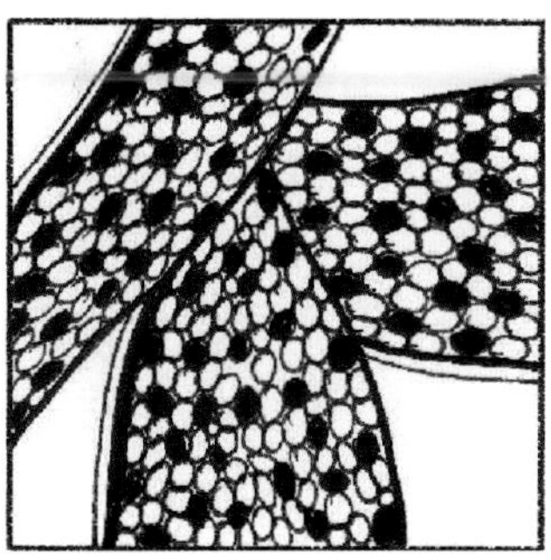

A) 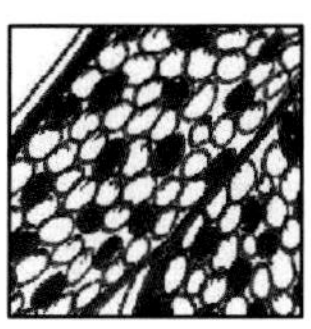

B) 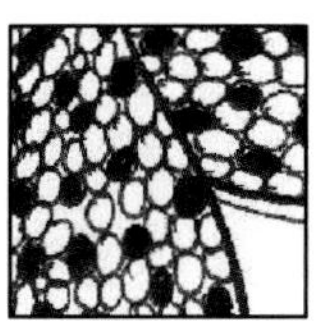

C) 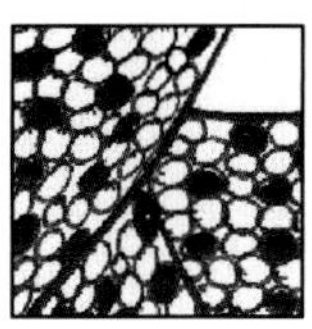

D) 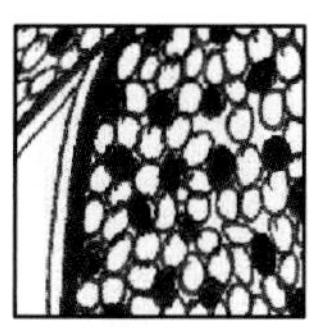

E) 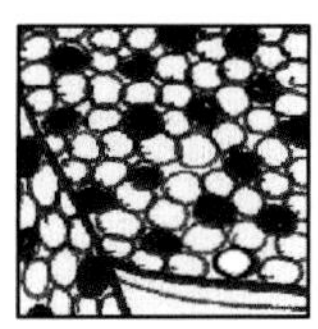

20

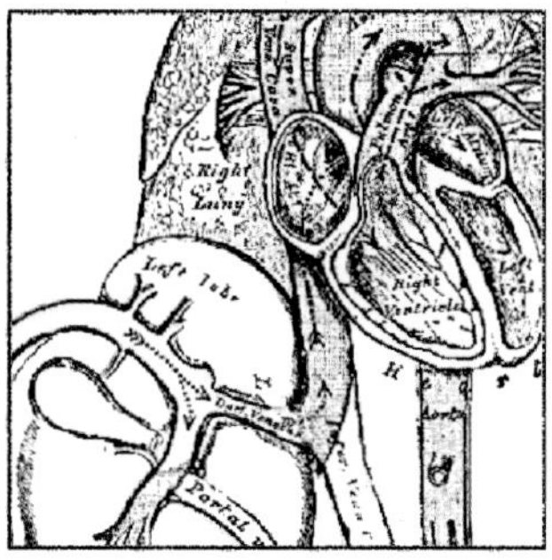

A)

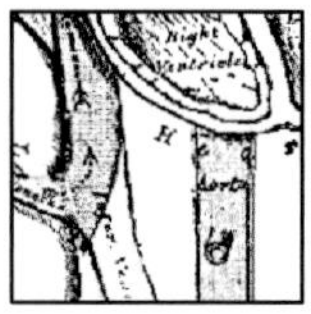

B)

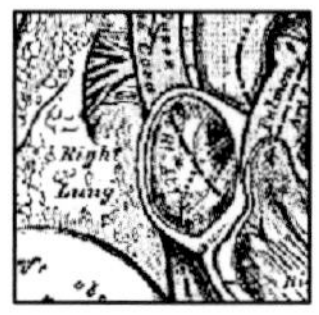

C)

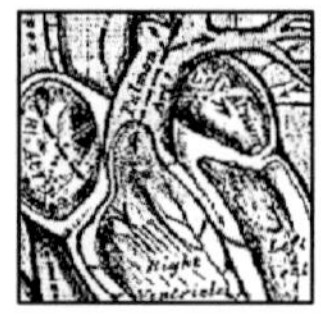

D)

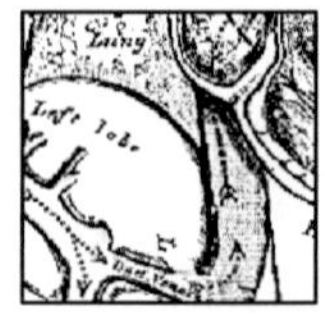

E)

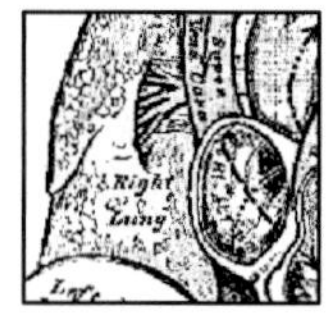

21

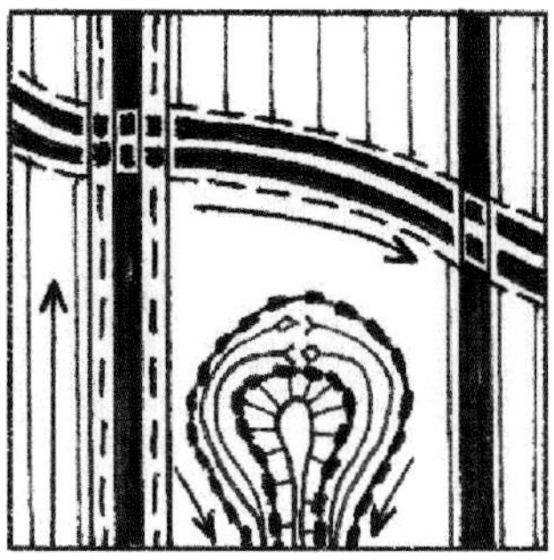

A)

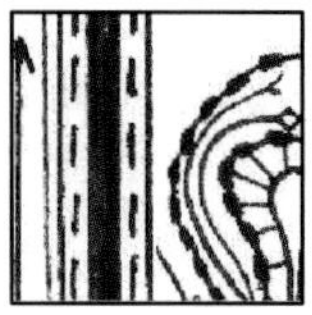

B)

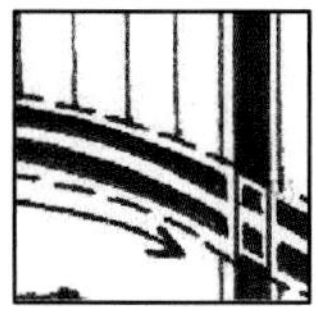

C)

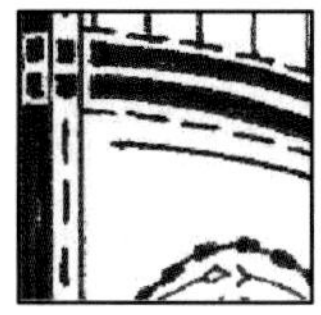

D)

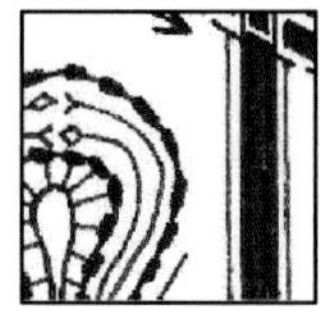

E)

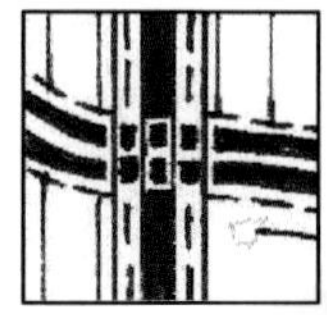

22

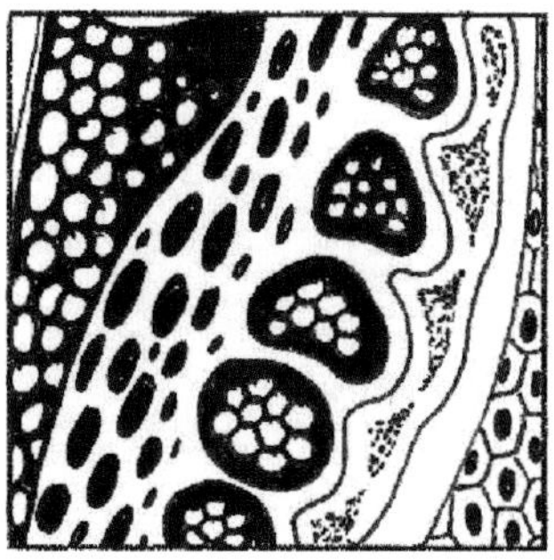

A)

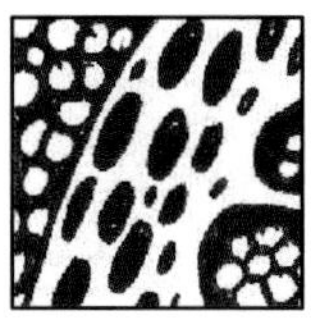

B)

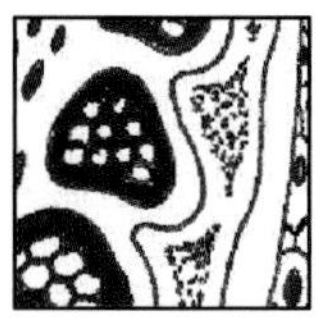

C)

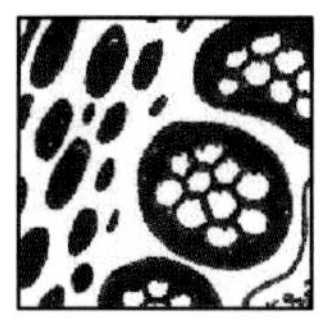

D)

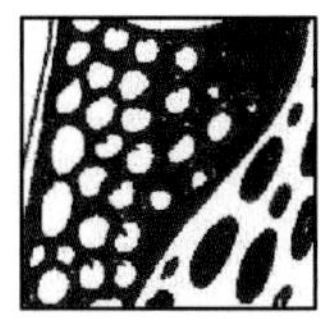

E)

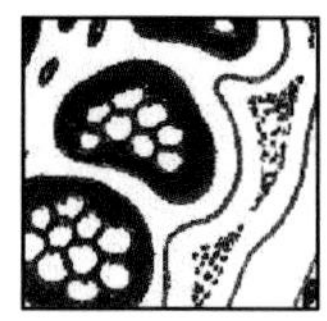

23

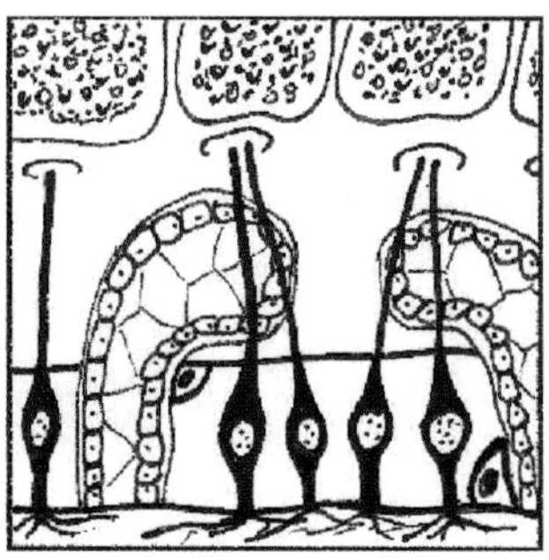

A)

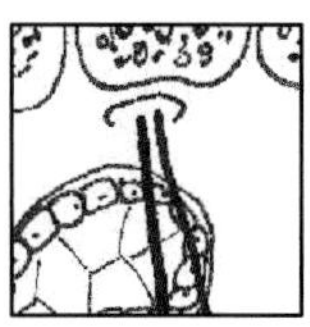

B)

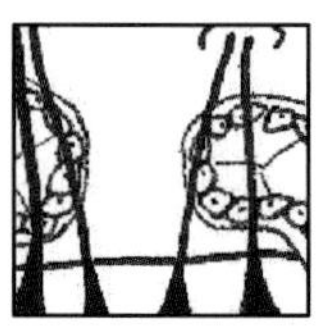

C)

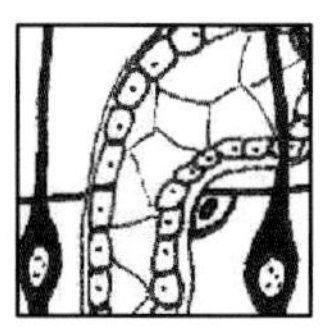

D)

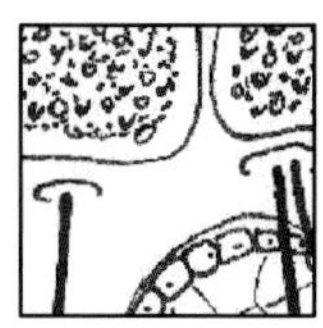

E)

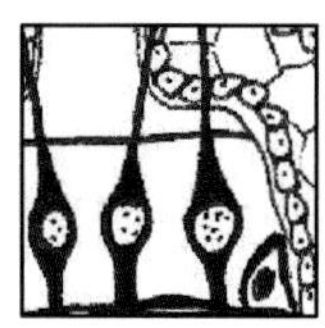

24

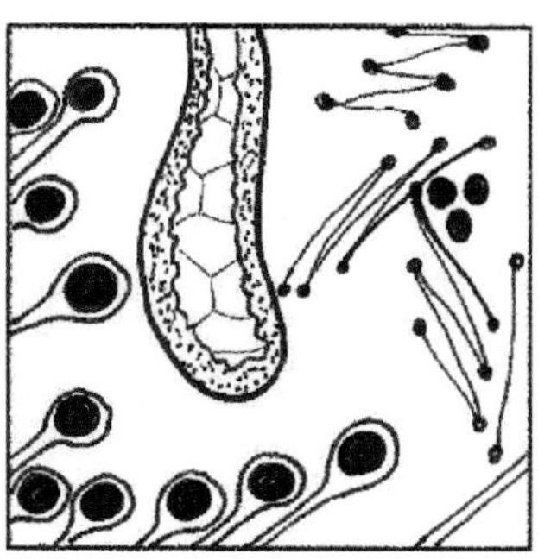

A)

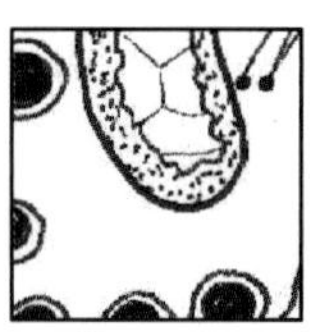

B)

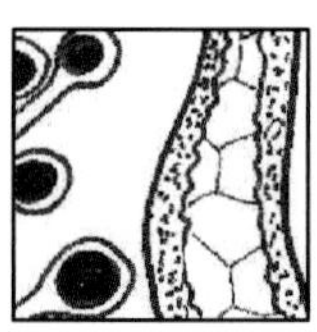

C)

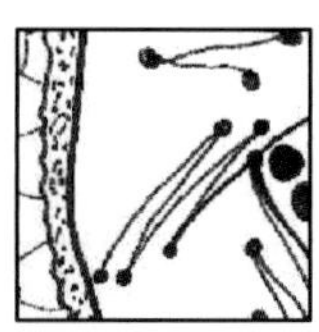

D)

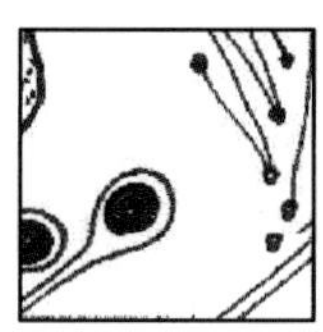

E)

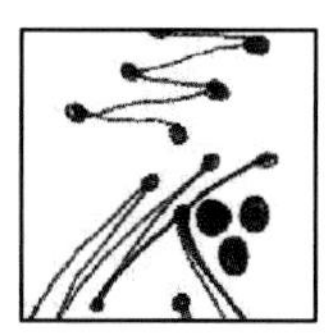

Übungsset 8

Pro Aufgabe werden je ein Musterbild sowie fünf dazugehörige Ausschnitte präsentiert. Finden Sie heraus, welcher Musterausschnitt zu dem Muster vollkommen deckungsgleich, d. h. ohne jegliche Abänderung ist. Der korrekte Musterausschnitt ist weder gedreht, noch in seiner Größe oder Detailstruktur verändert. (TMS: 30 Min. für 24 Aufgaben, EMS: 18 Min. für 20 Aufgaben)

1

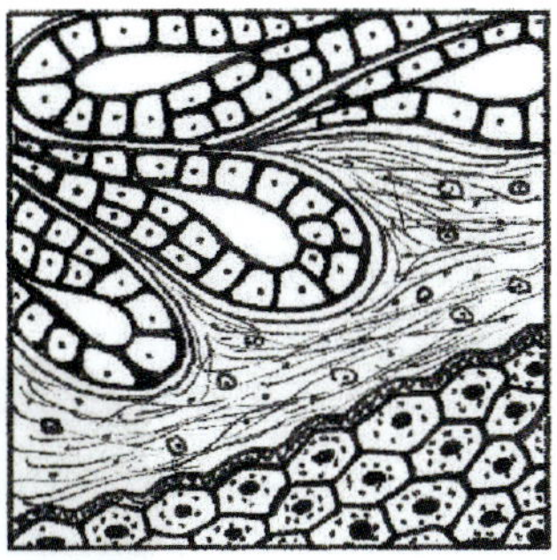

A)

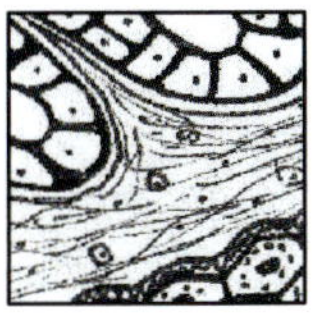

B)

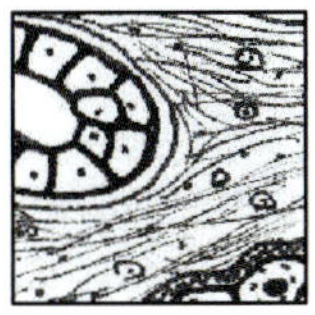

C)

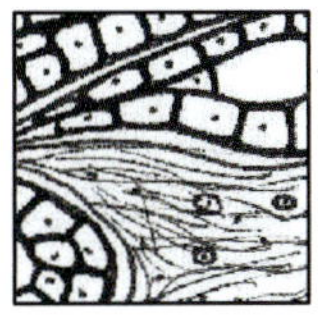

D)

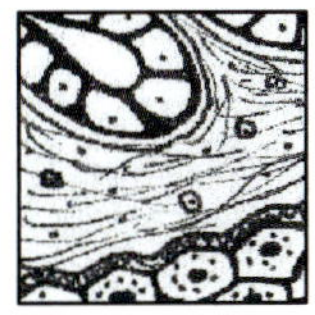

E)

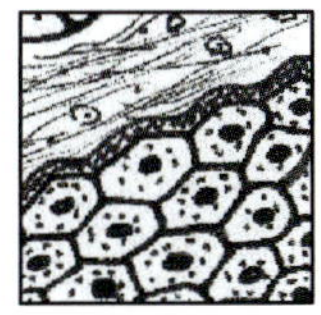

2

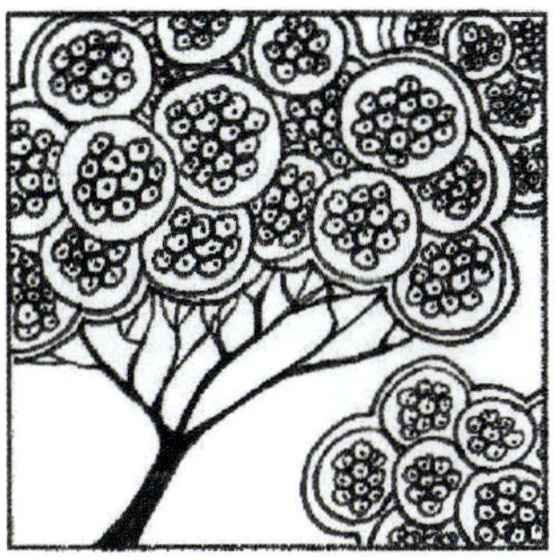

A)

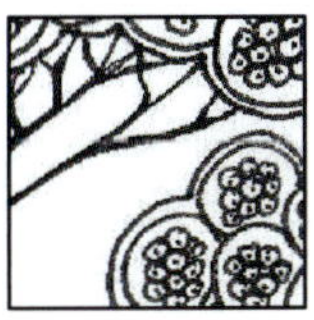

B)

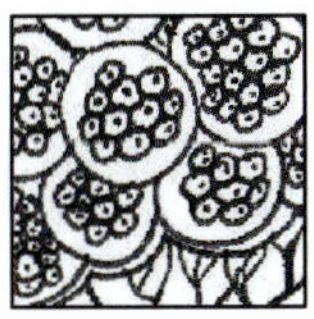

C)

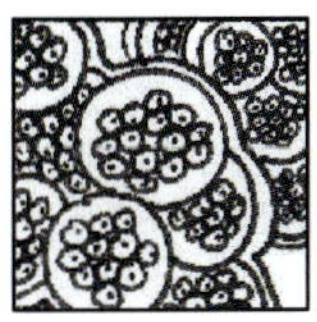

D)

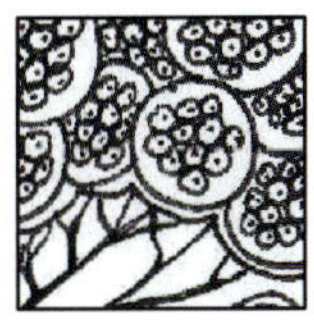

E)

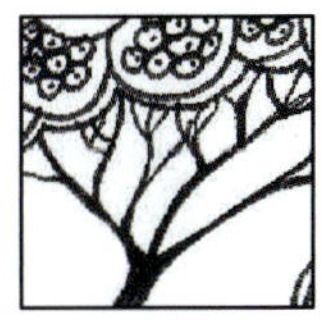

3

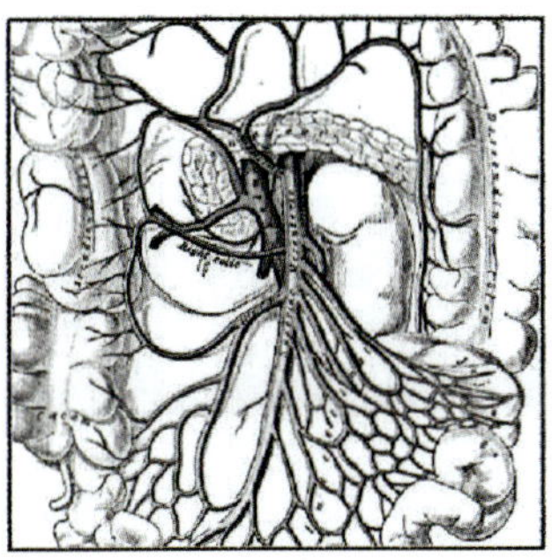

A)

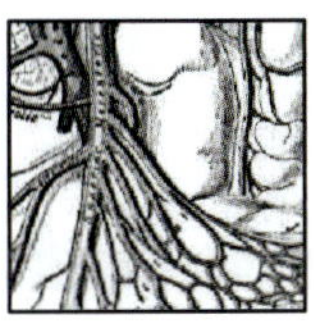

B)

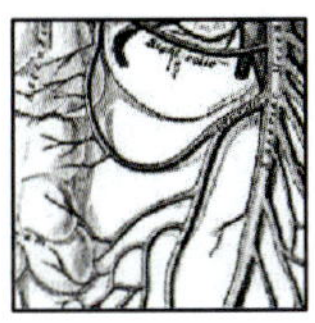

C)

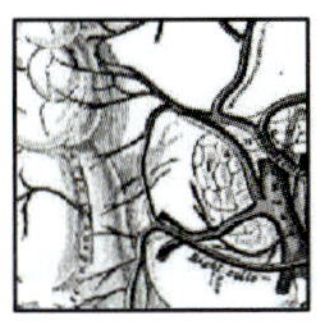

D)

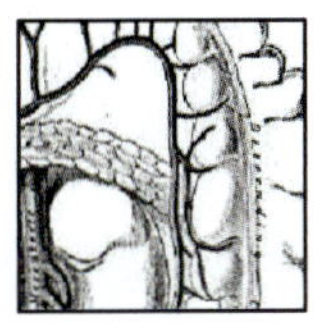

E)

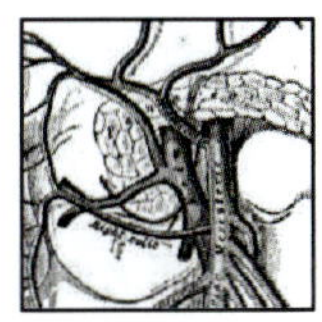

4

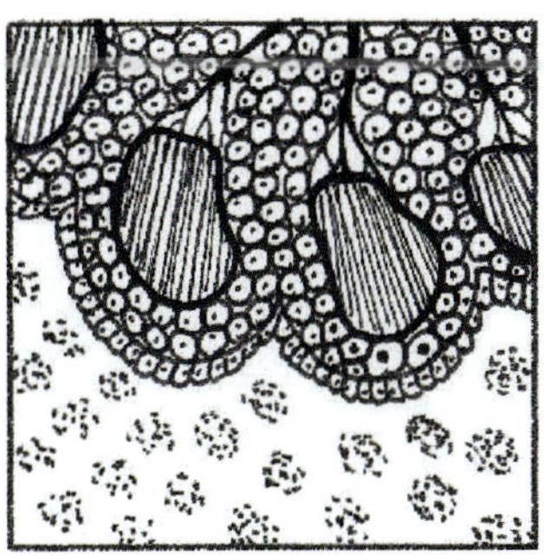

A)

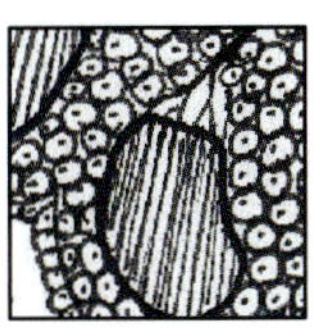

B)

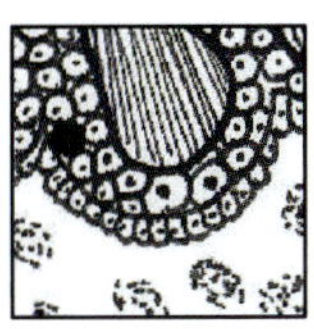

C)

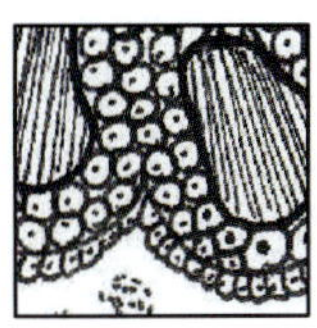

D)

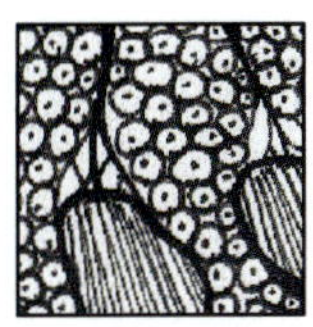

E)

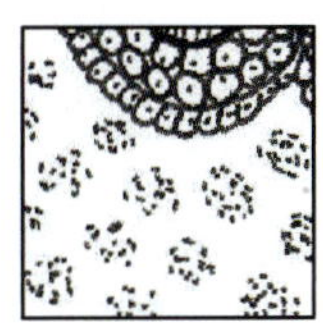

5 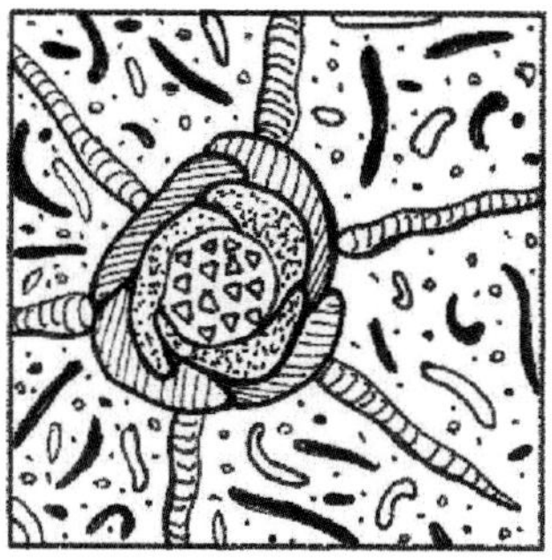

A) B) C) D) E)

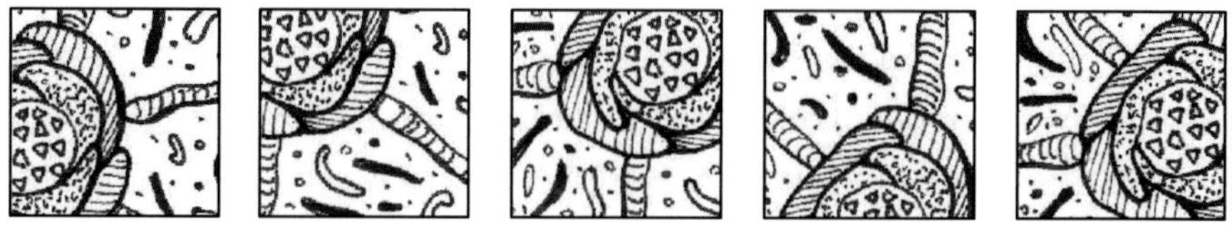

6 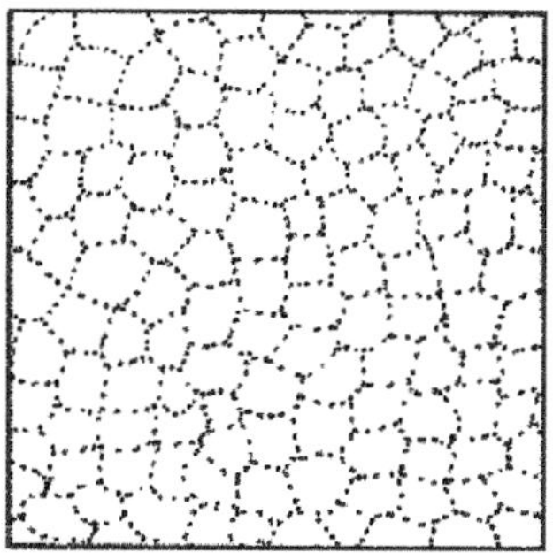

A) B) C) D) E)

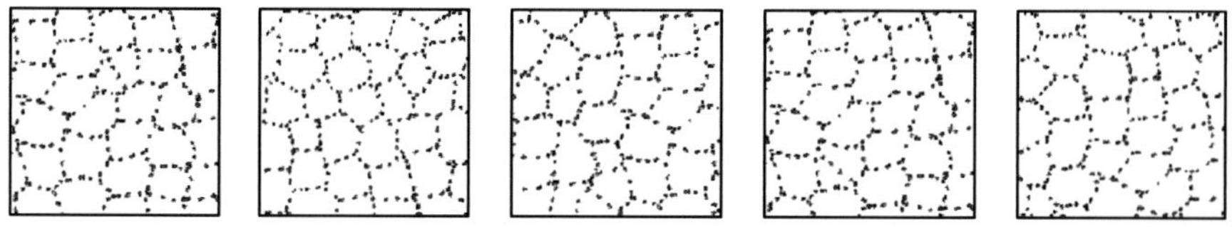

7 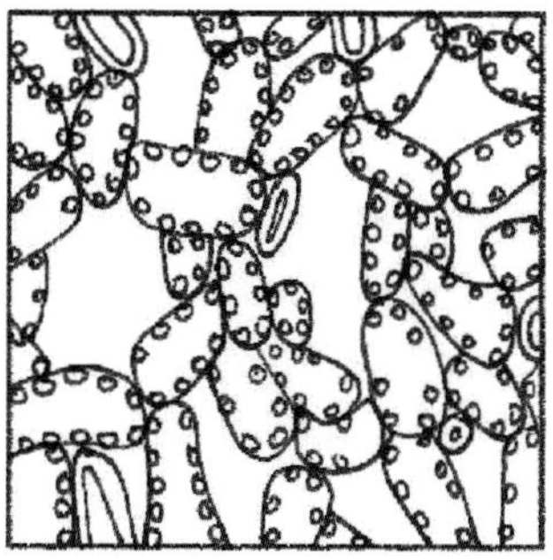

A) B) C) D) E)

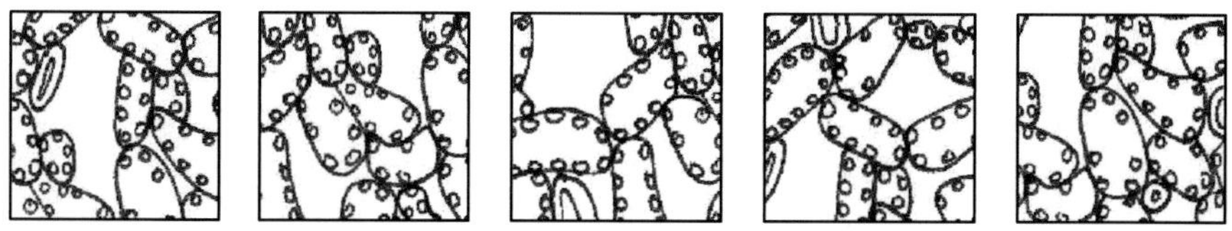

8 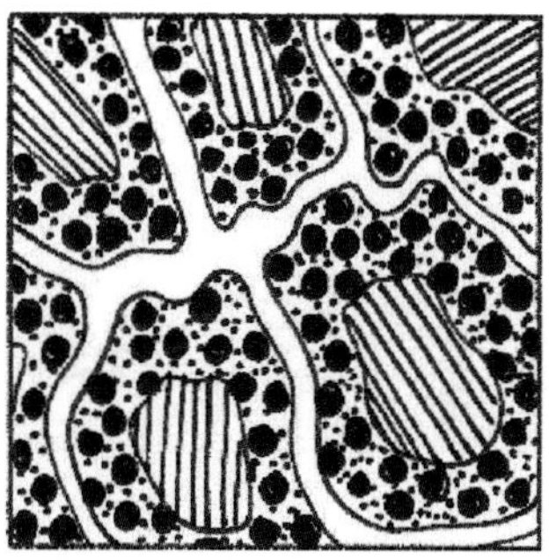

A) B) C) D) E)

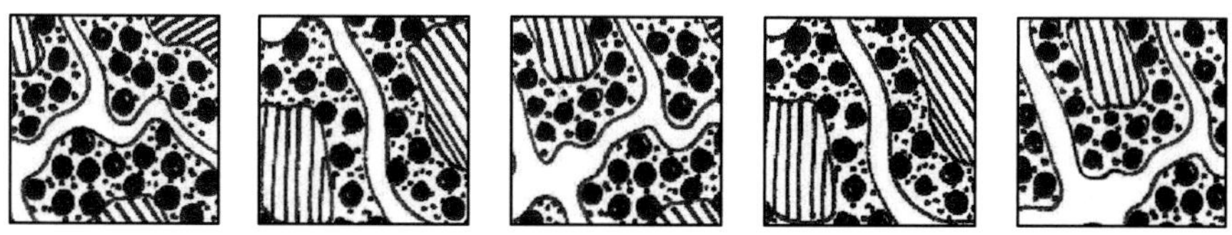

9 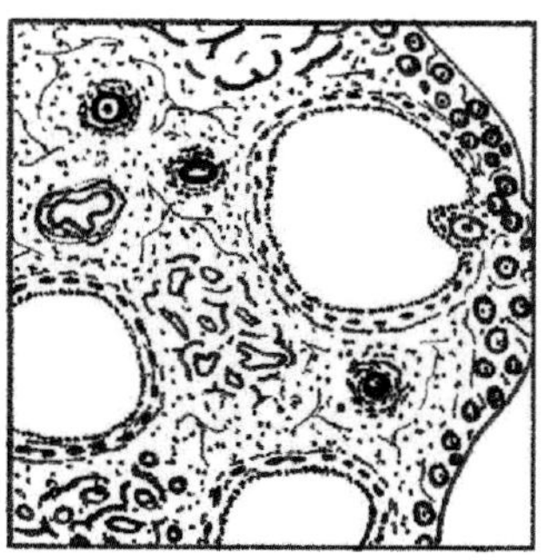

A) B) C) D) E)

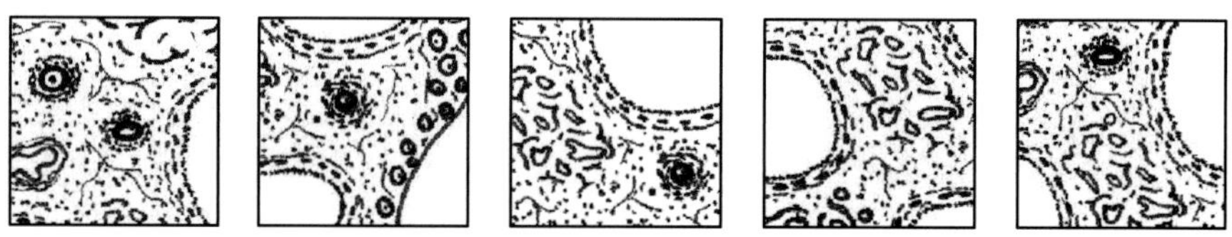

10

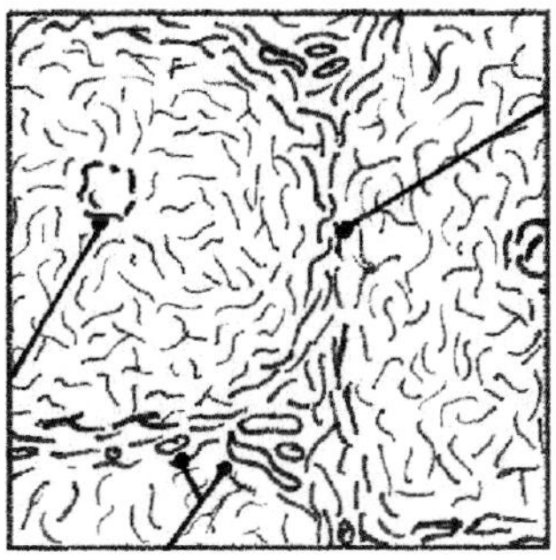

A) B) C) D) E)

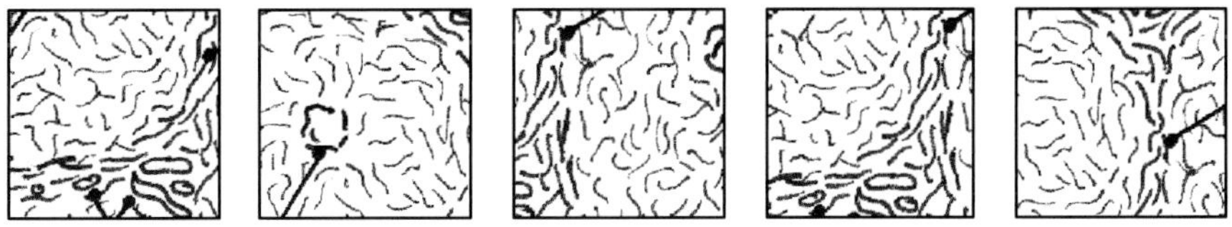

11

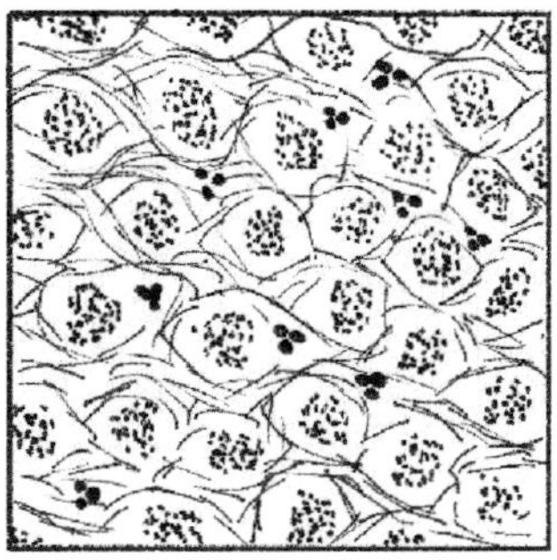

A) B) C) D) E)

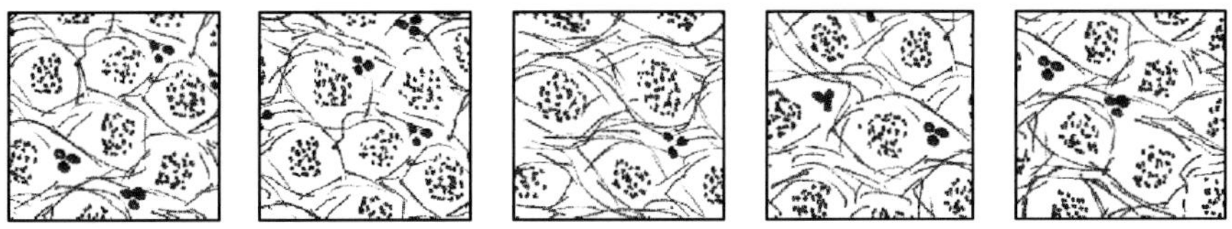

12

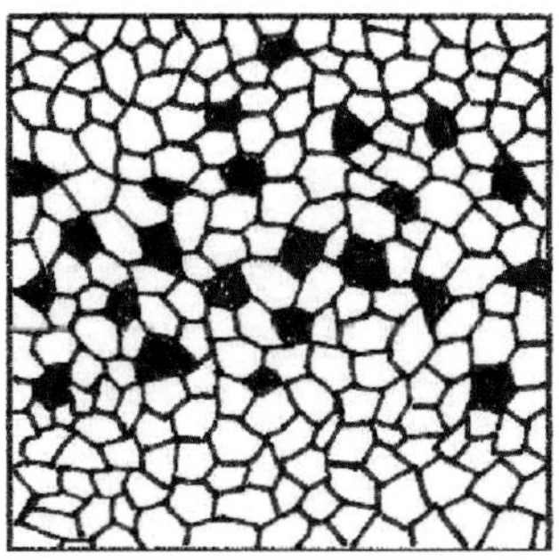

A) B) C) D) E)

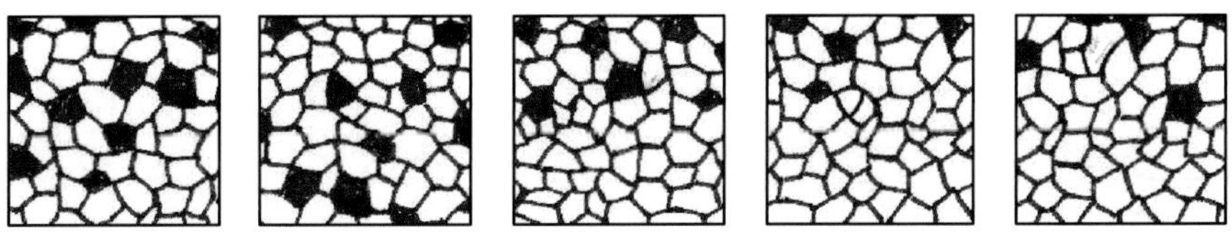

13

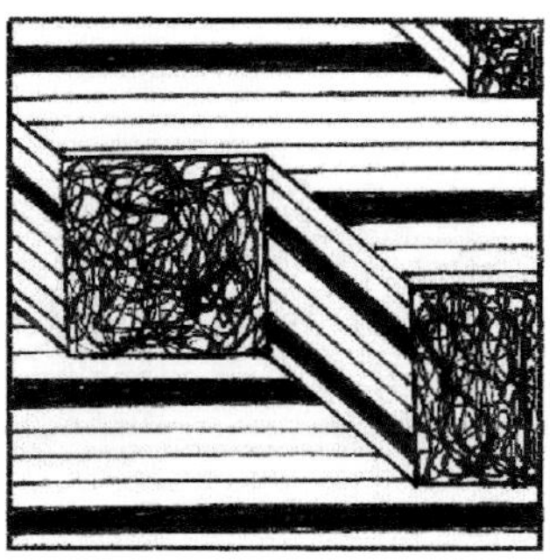

A) B) C) D) E)

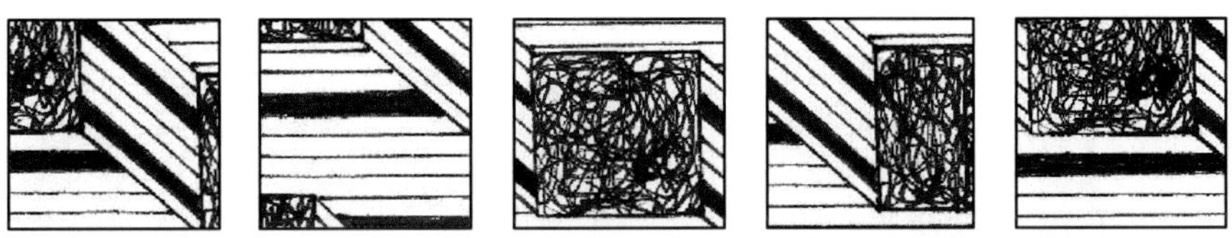

14

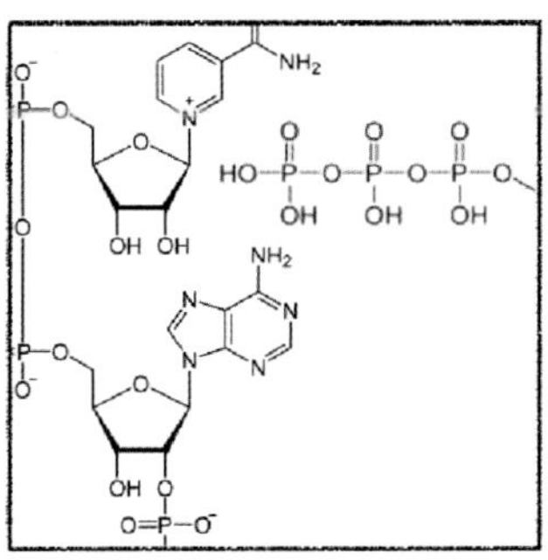

A) B) C) D) E)

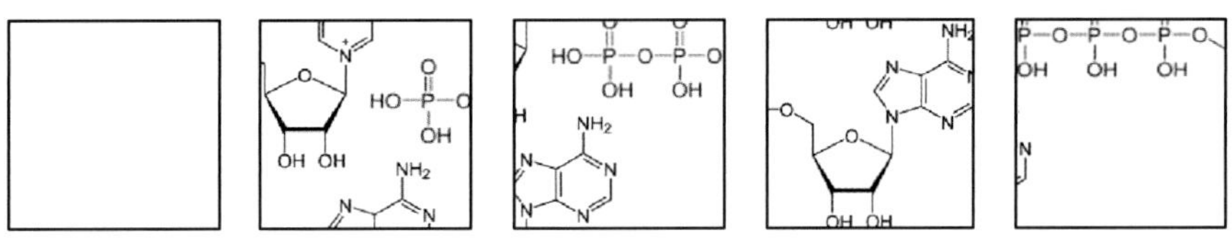

15

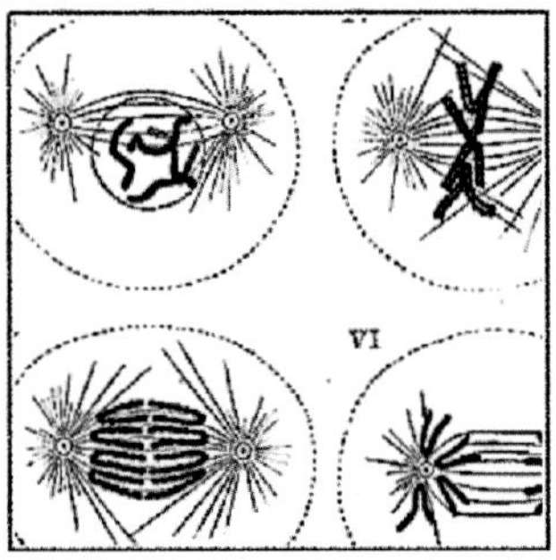

A) B) C) D) E)

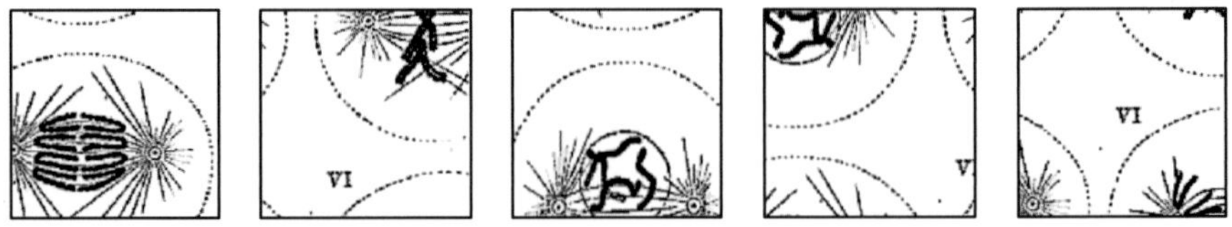

16

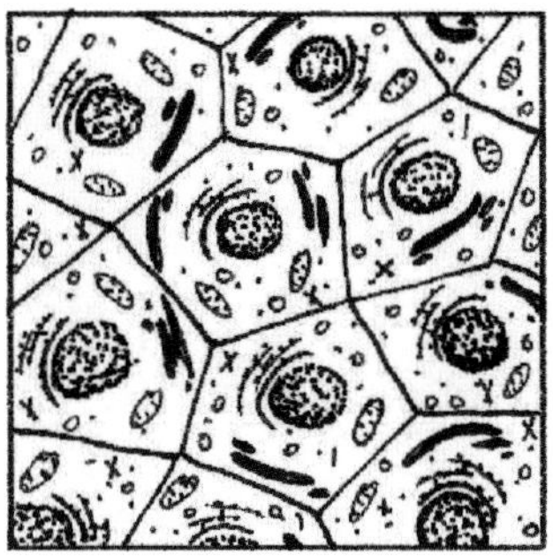

A) B) C) D) E)

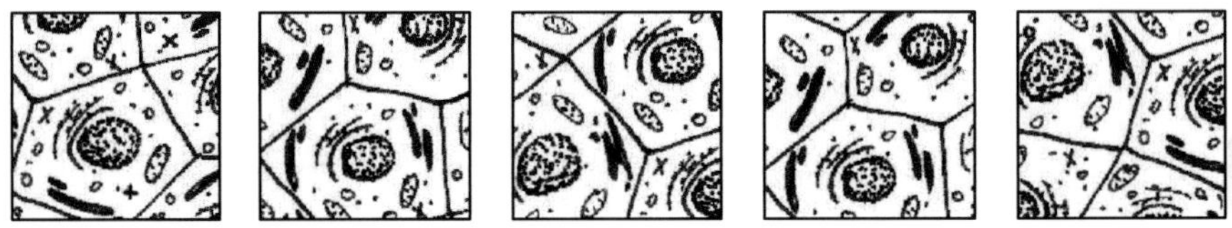

17

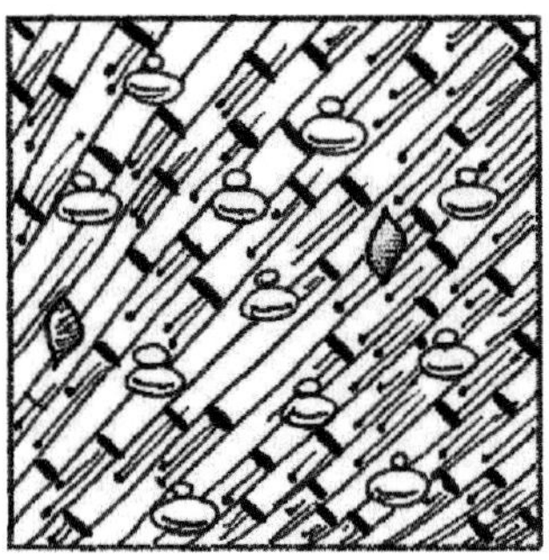

A) B) C) D) E)

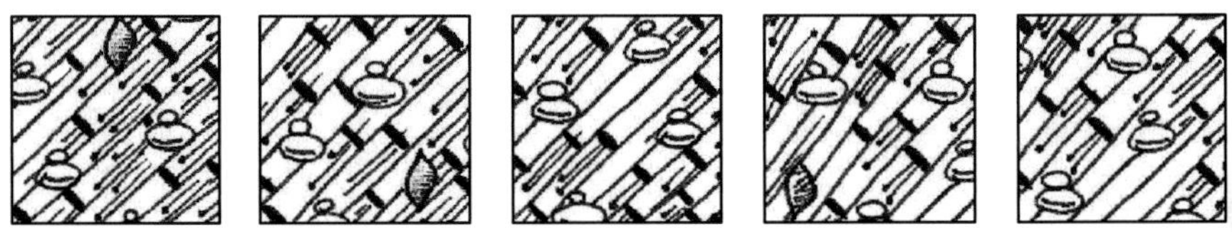

18

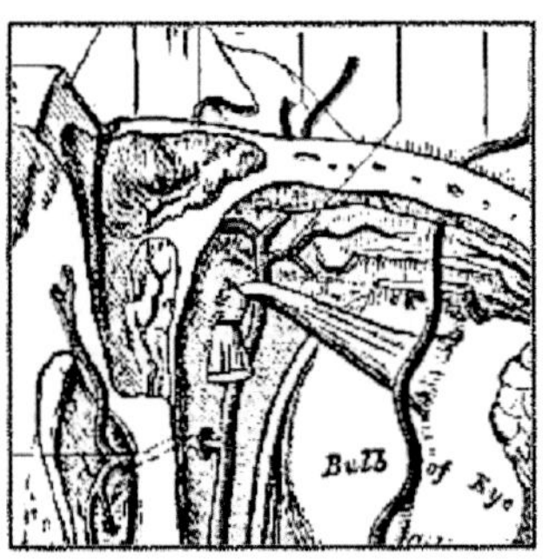

A) B) C) D) E)

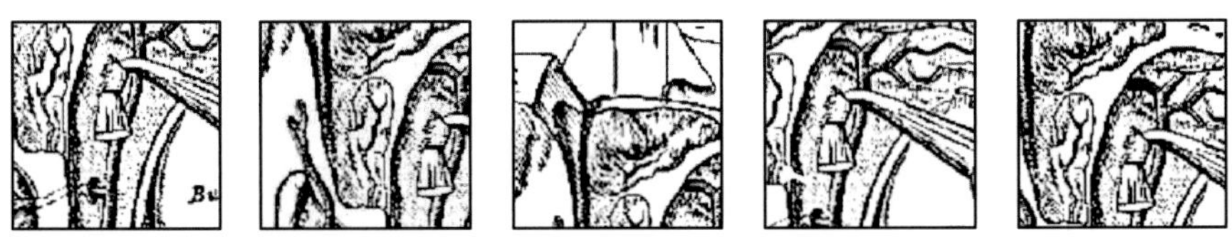

19

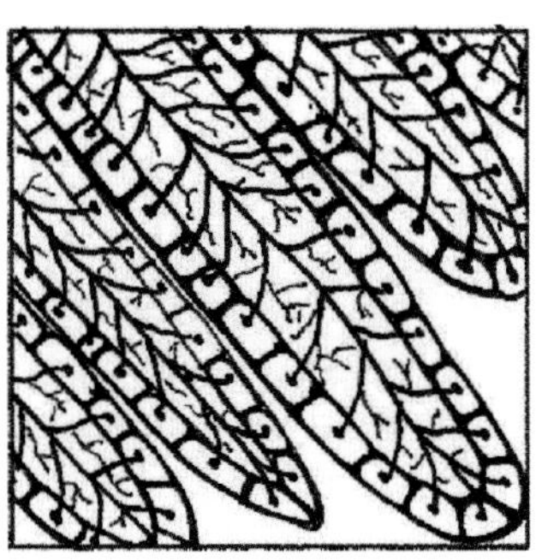

A) B) C) D) E)

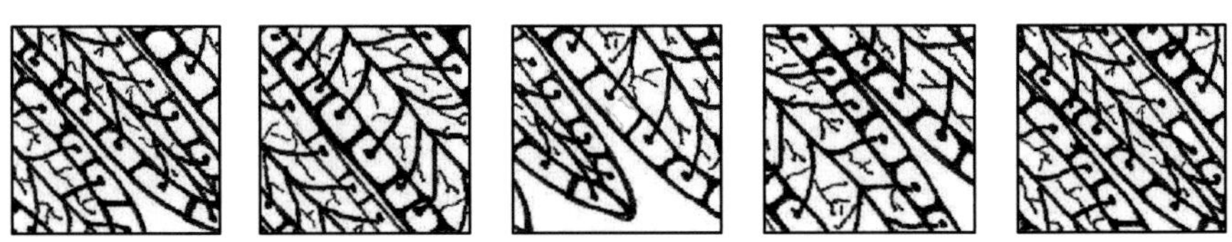

20 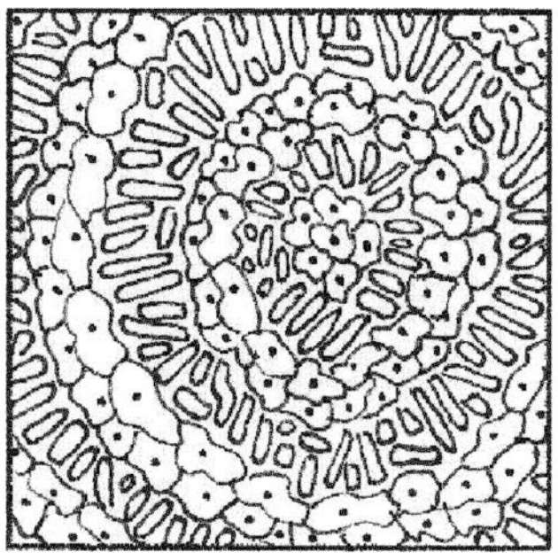

A) 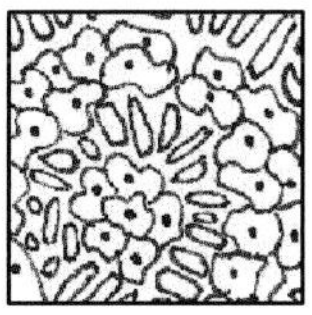

B) 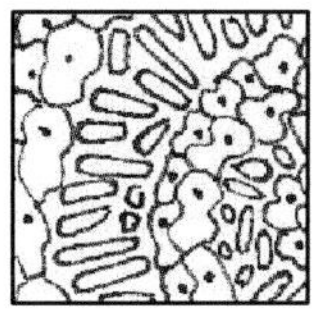

C) 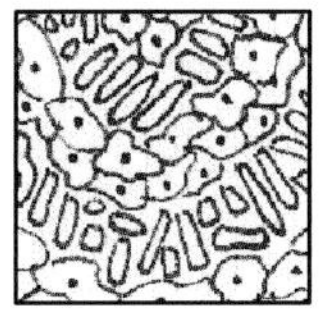

D) 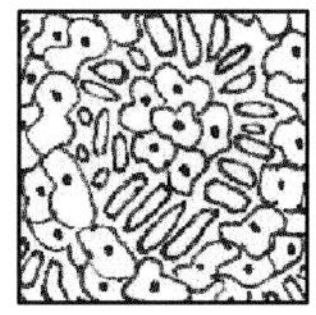

E) 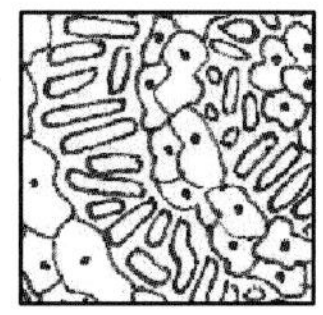

21 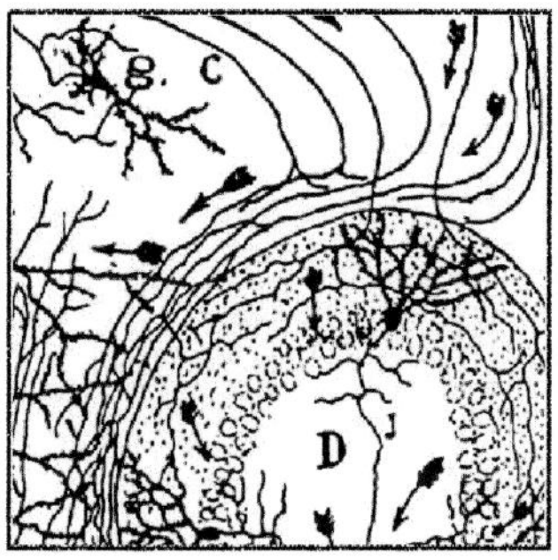

A) 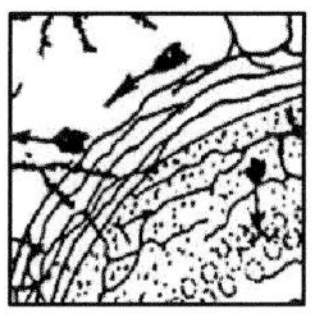

B) 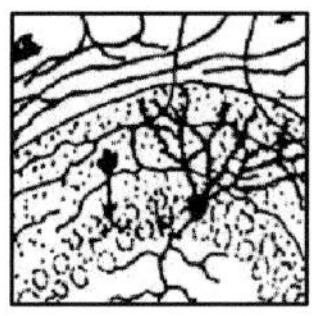

C) 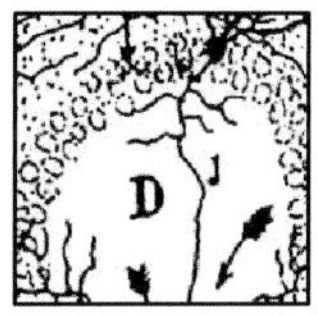

D) 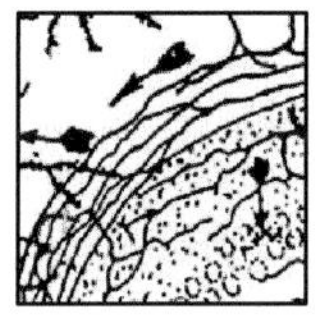

E) 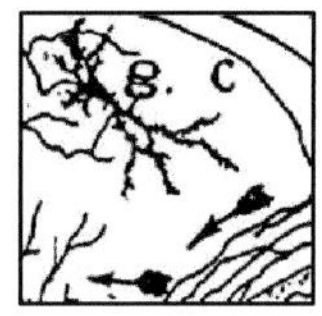

22 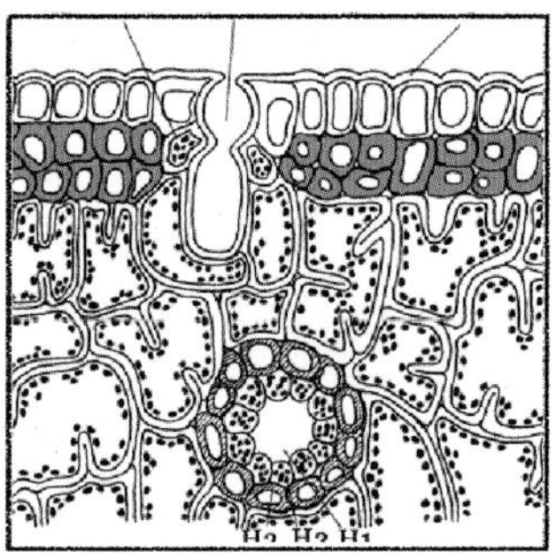

A) 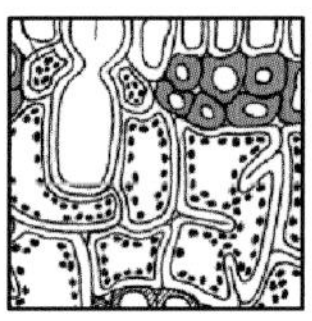

B) 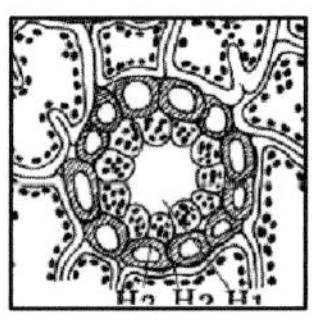

C) 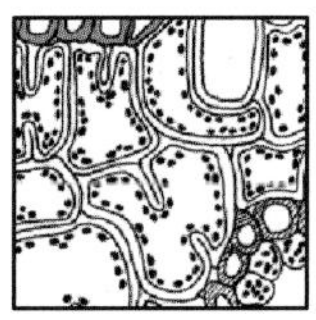

D) 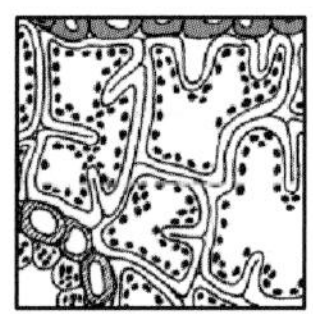

E) 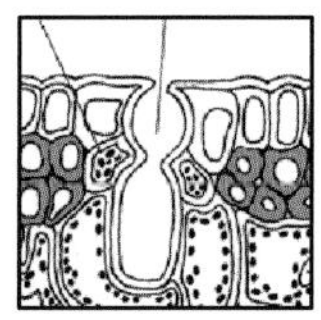

23 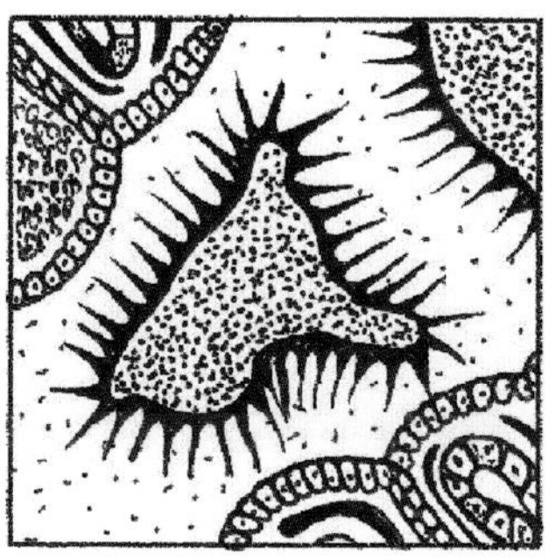

A) 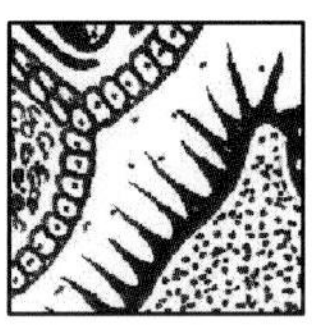

B) 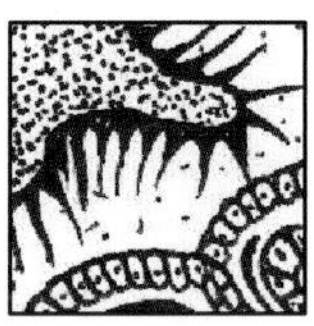

C) 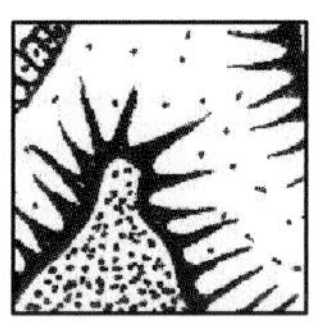

D) 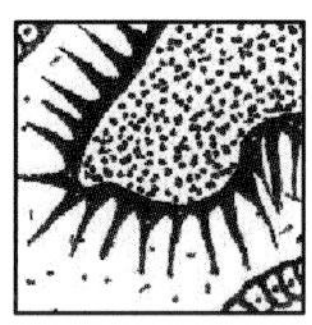

E) 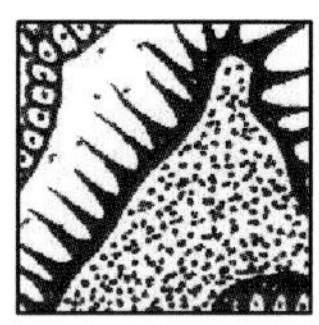

24 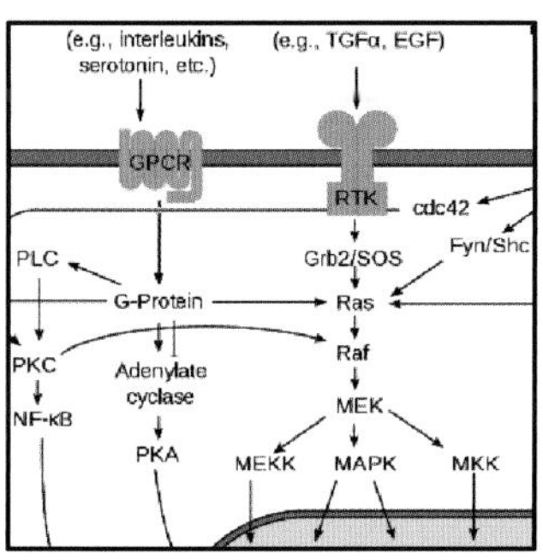

A) 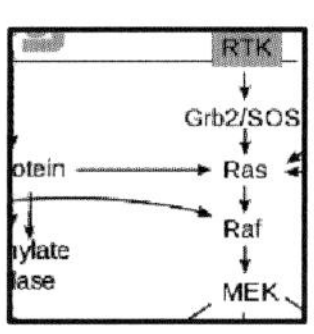

B) 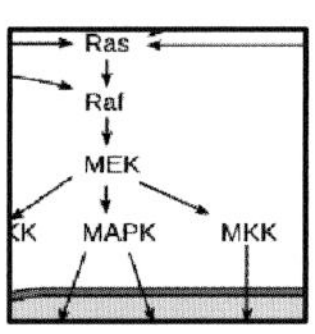

C) 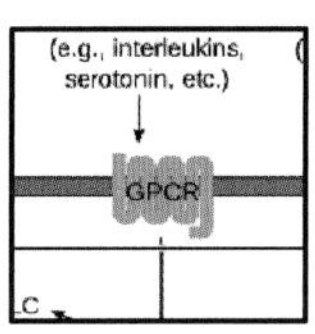

D) 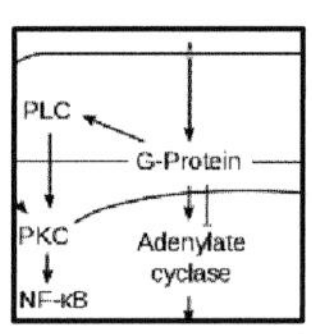

E) 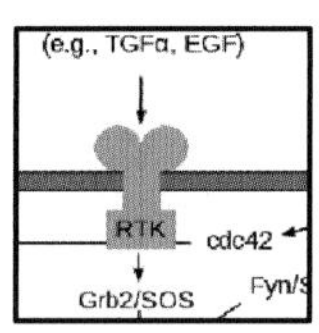

Übungsset 9

Pro Aufgabe werden je ein Musterbild sowie fünf dazugehörige Ausschnitte präsentiert. Finden Sie heraus, welcher Musterausschnitt zu dem Muster vollkommen deckungsgleich, d. h. ohne jegliche Abänderung ist. Der korrekte Musterausschnitt ist weder gedreht, noch in seiner Größe oder Detailstruktur verändert. (TMS: 30 Min. für 24 Aufgaben, EMS: 18 Min. für 20 Aufgaben)

1

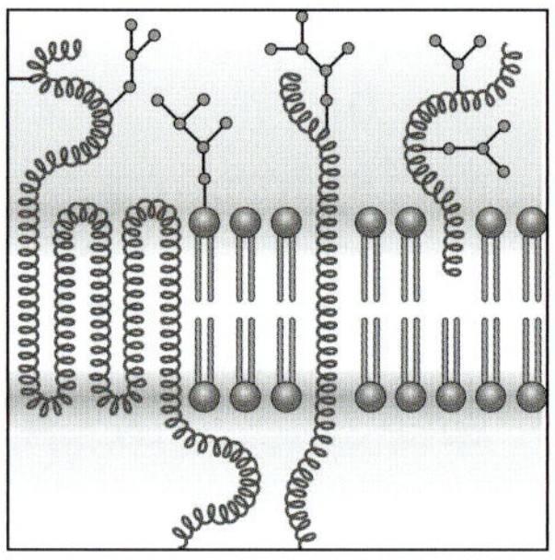

A)

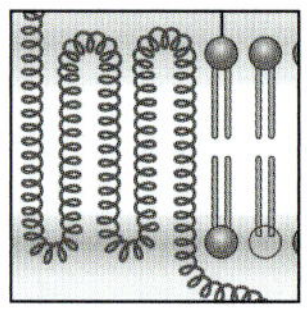

B)

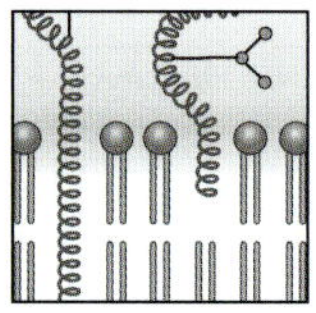

C)

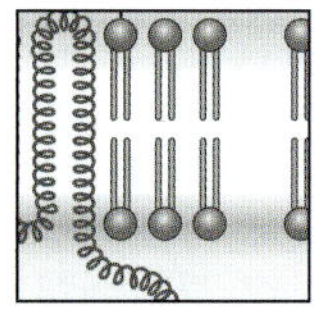

D)

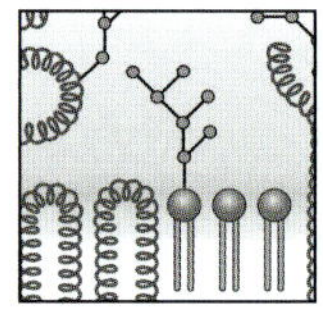

E)

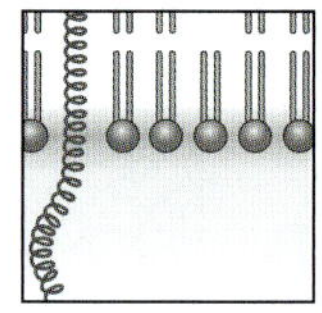

2

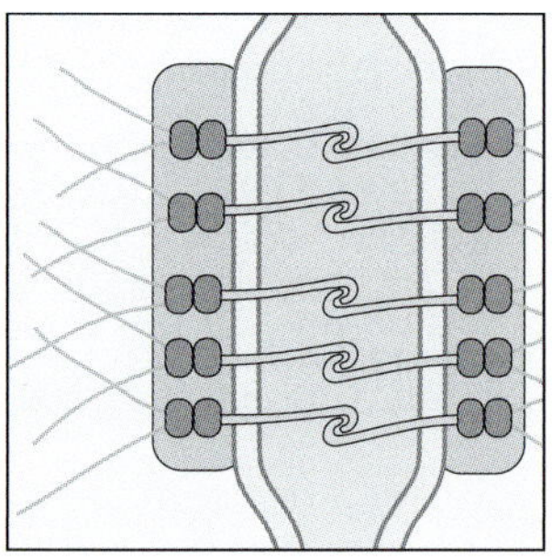

A)

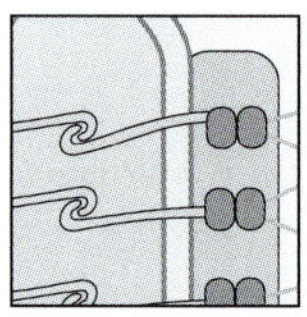

B)

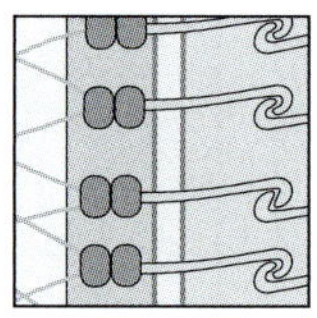

C)

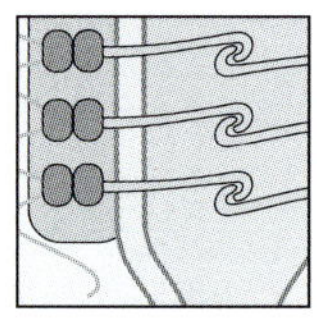

D)

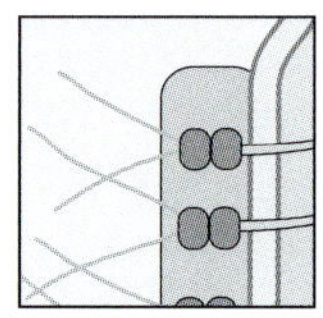

E)

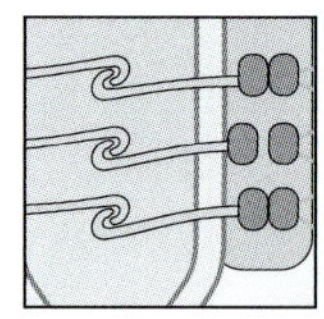

3

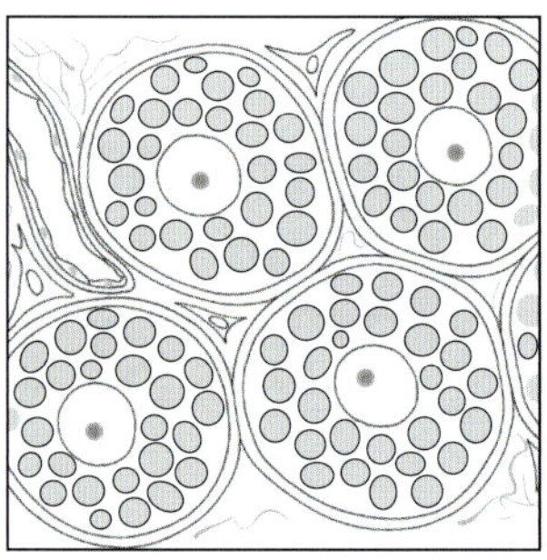

A)

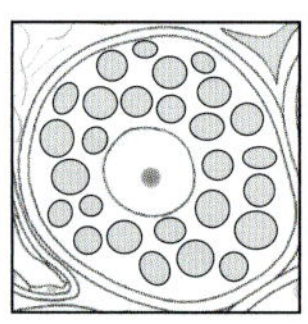

B)

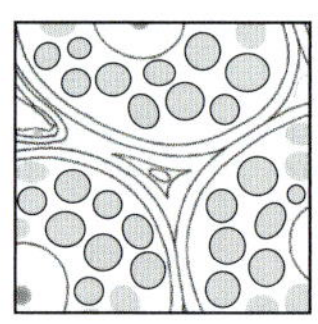

C)

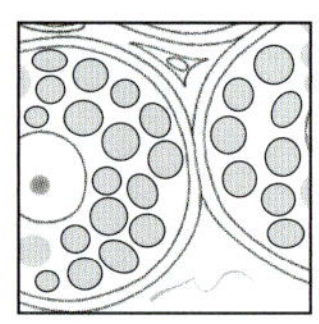

D)

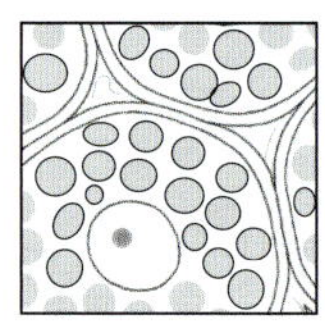

E)

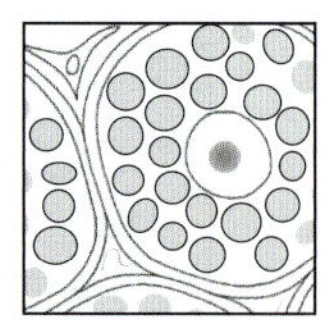

4

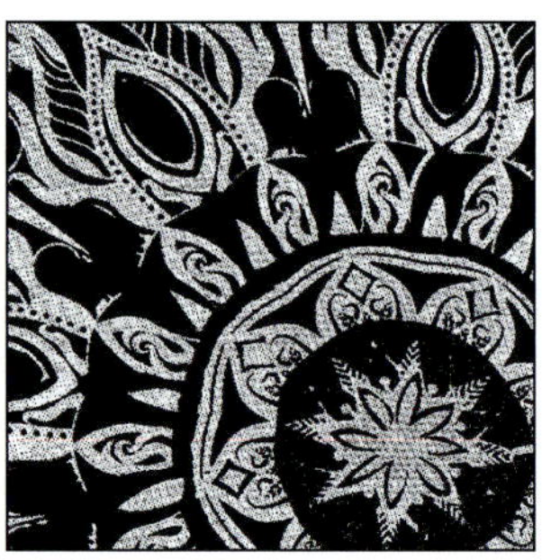

A)

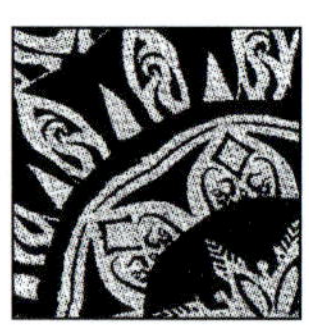

B)

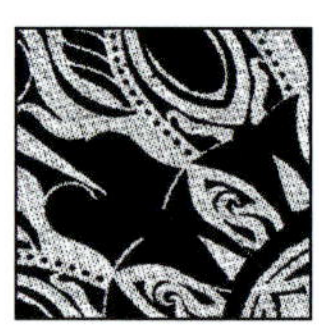

C)

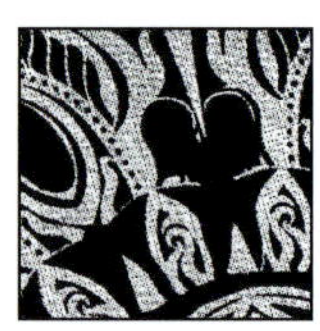

D)

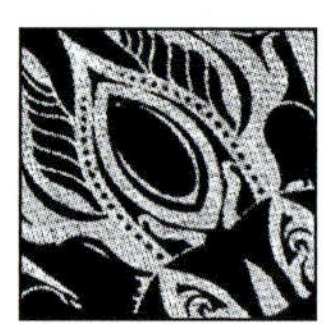

E)

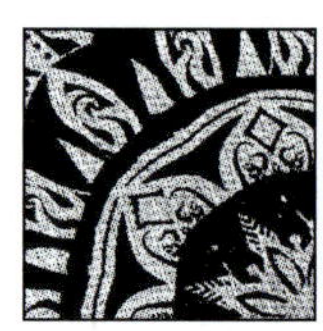

5 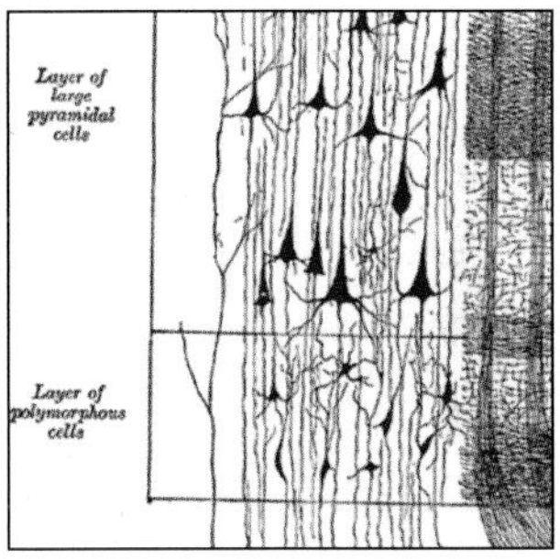

A) 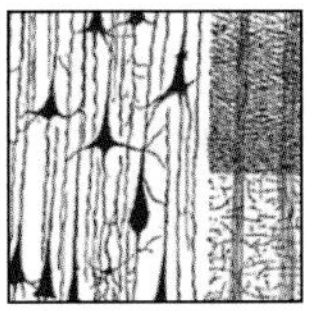

B) 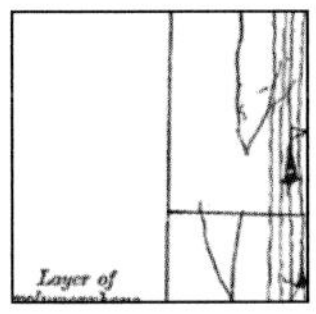

C) 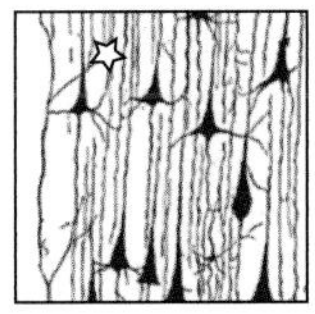

D) 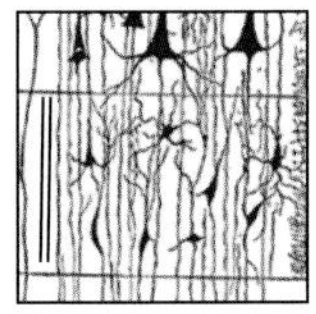

E) 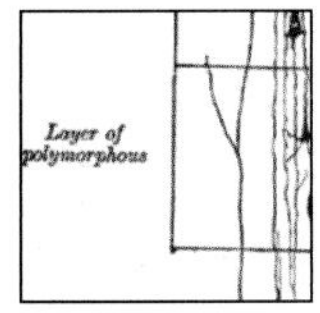

6 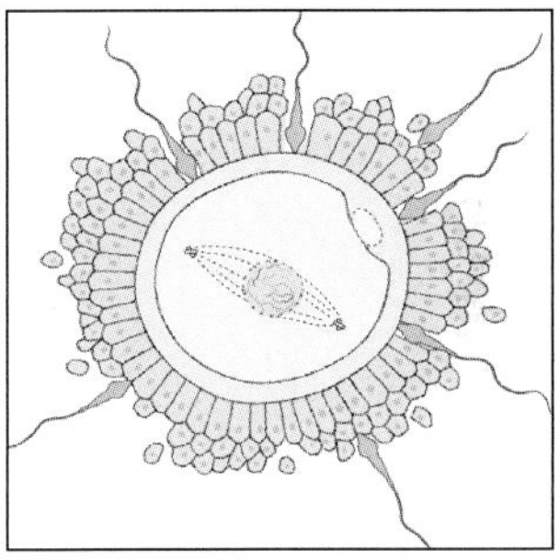

A) 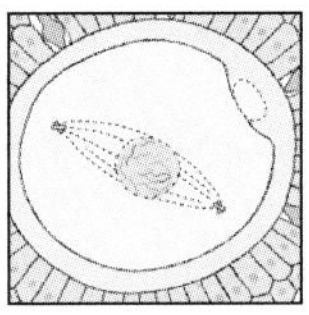

B) 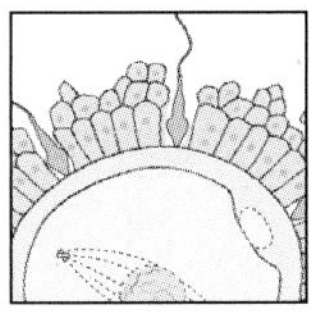

C) 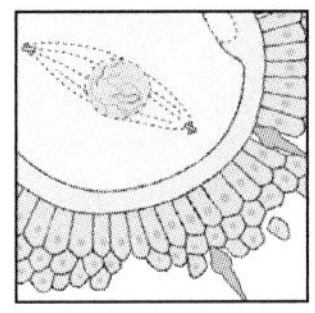

D) 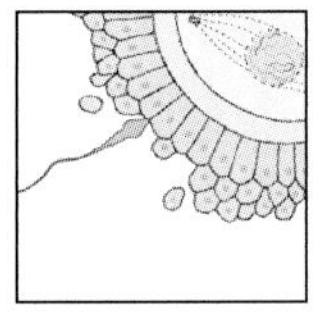

E) 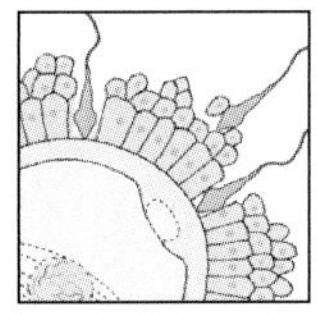

7 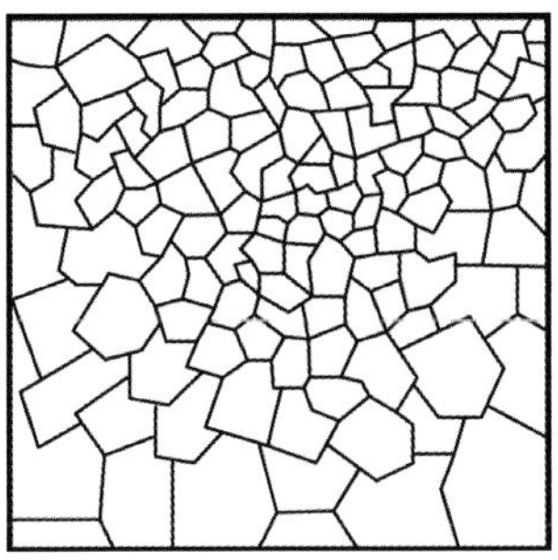

A) 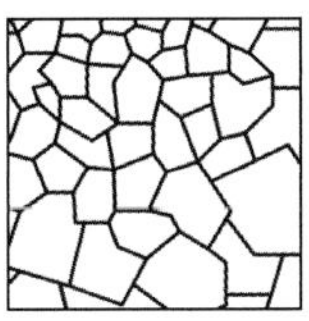

B) 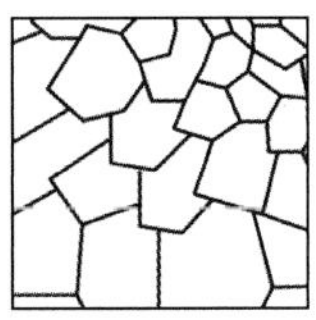

C) 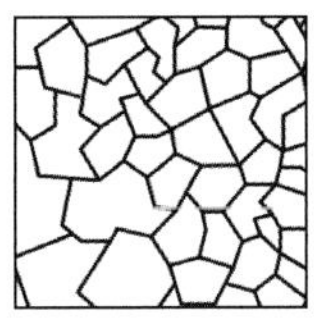

D) 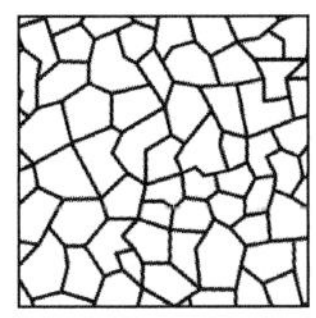

E) 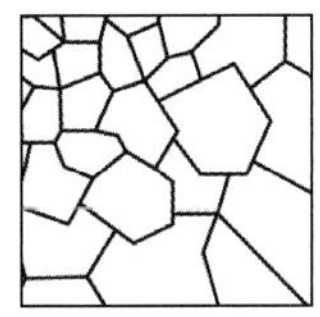

8 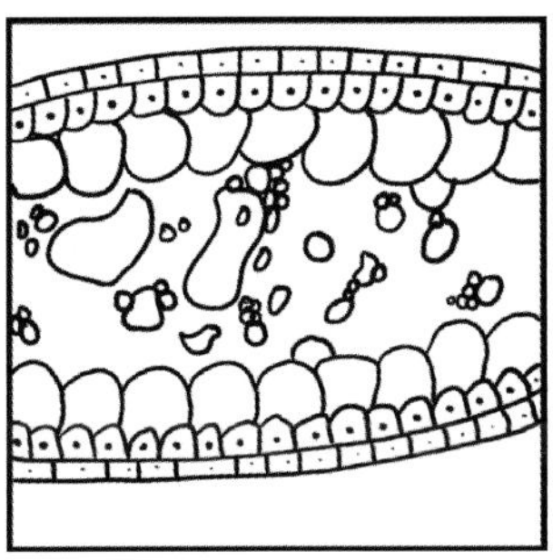

A) 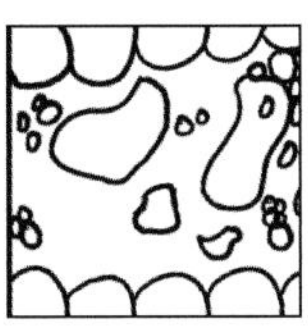

B) 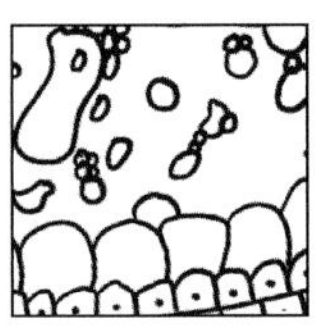

C) 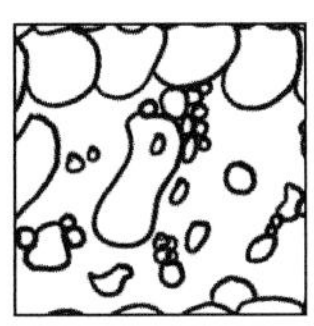

D) 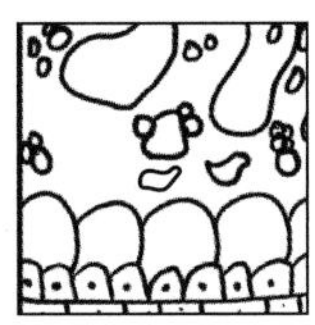

E) 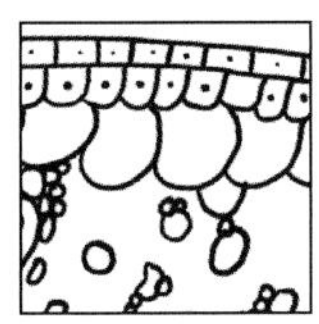

9 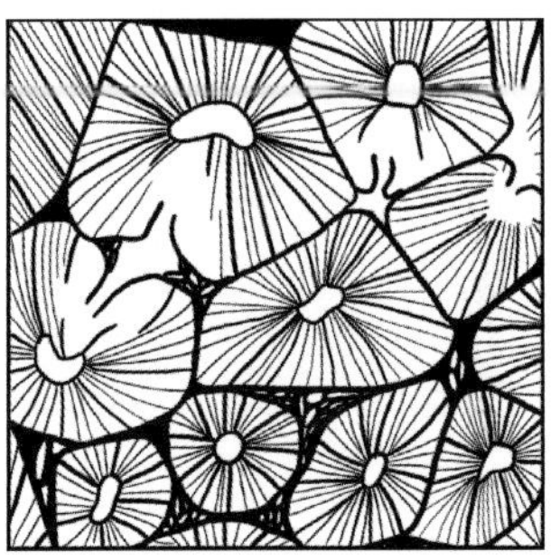

A) 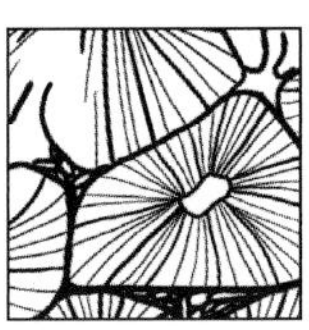

B) 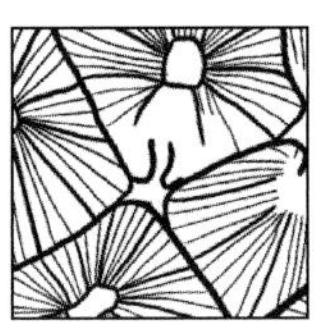

C) 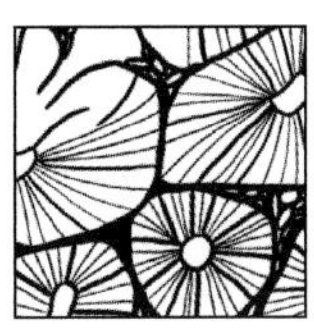

D) 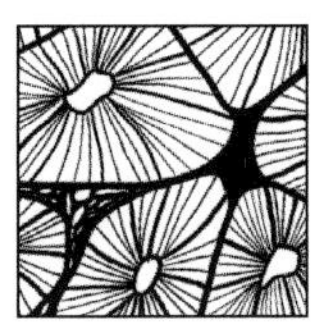

E) 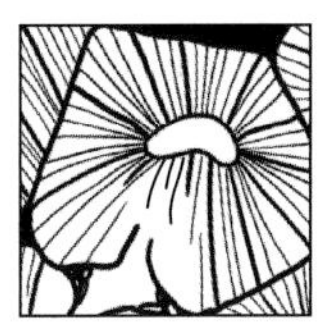

10

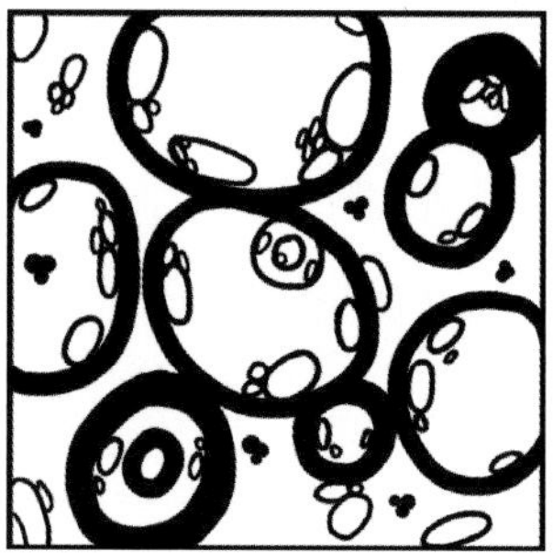

A)

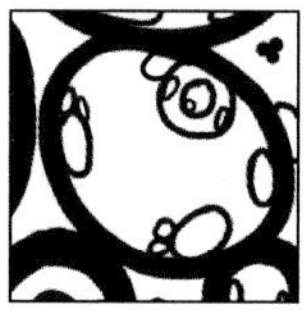

B)

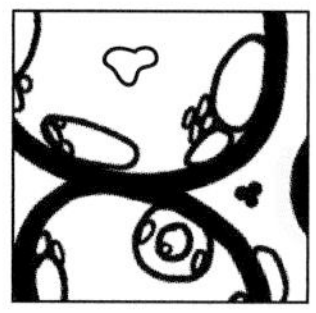

C)

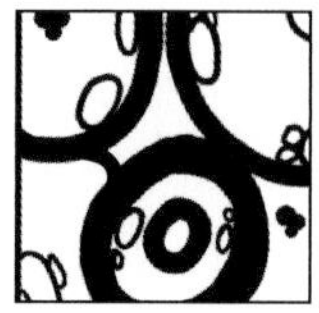

D)

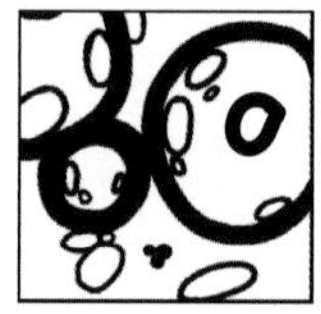

E)

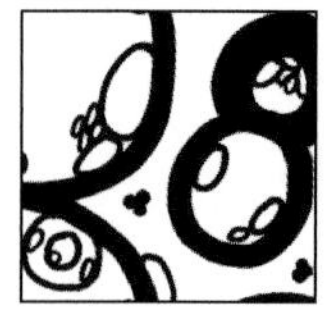

11

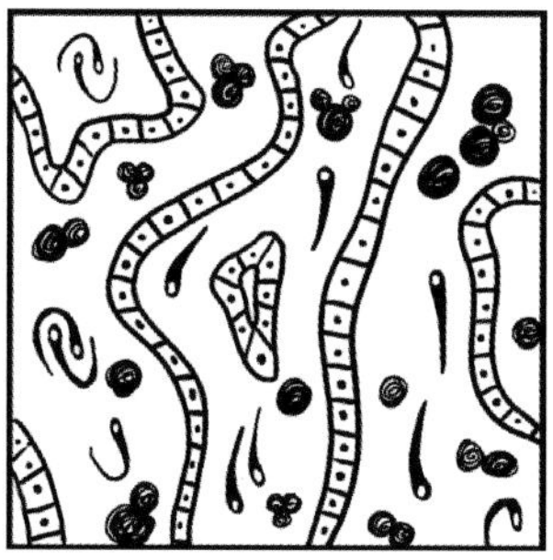

A)

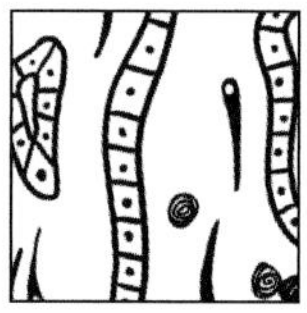

B)

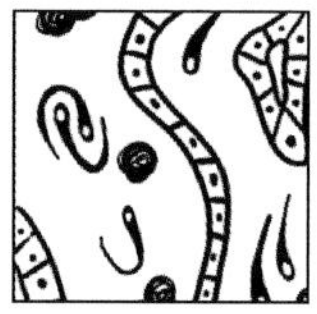

C)

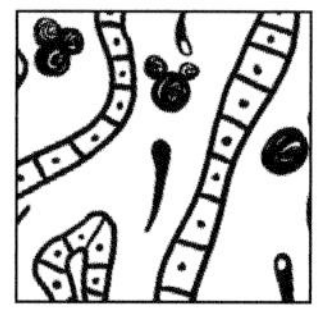

D)

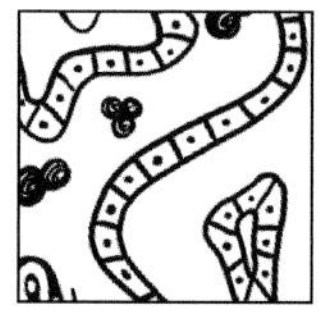

E)

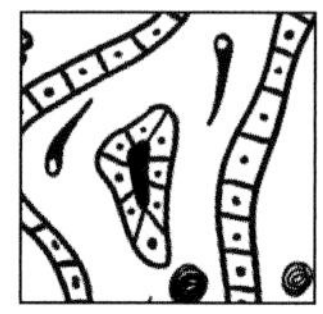

12

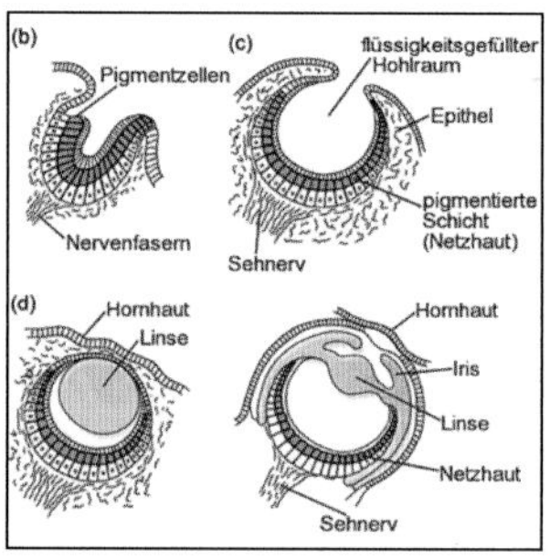

A)

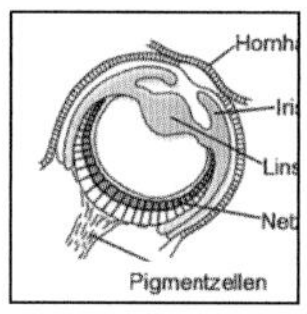

B)

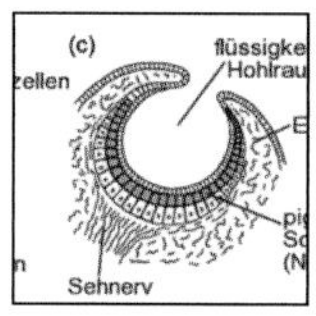

C)

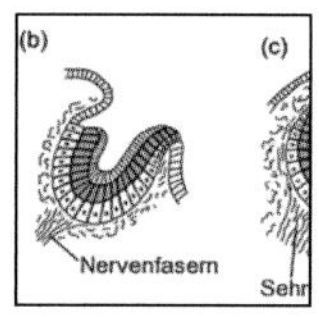

D)

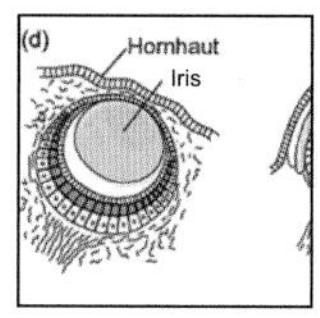

E)

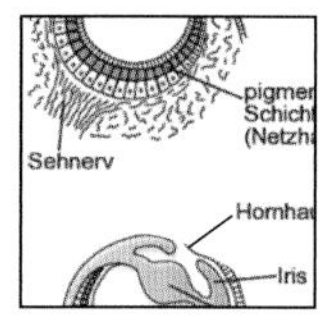

13

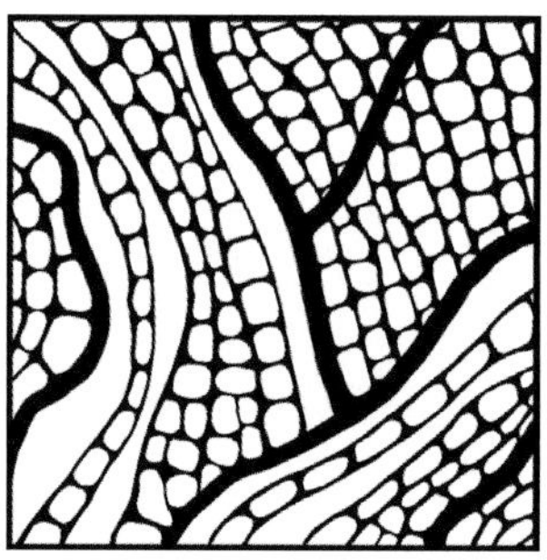

A)

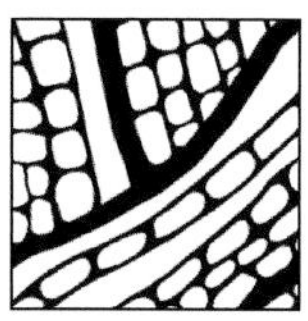

B)

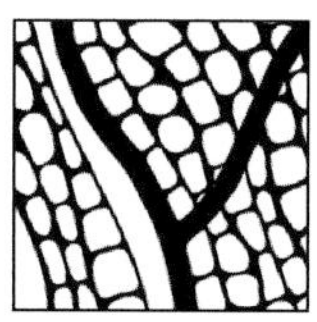

C)

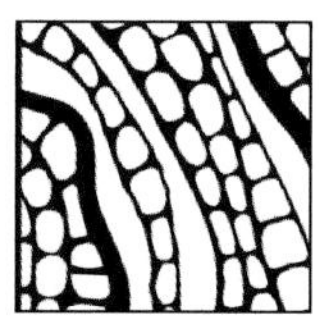

D)

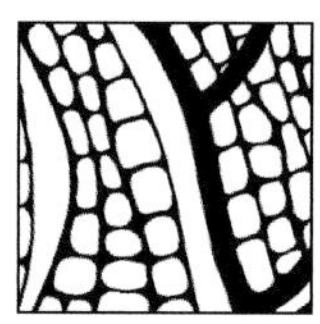

E)

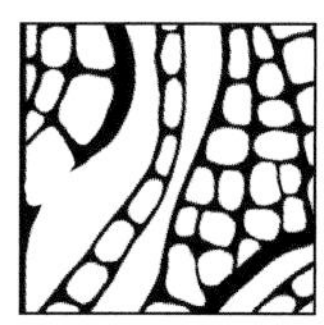

14

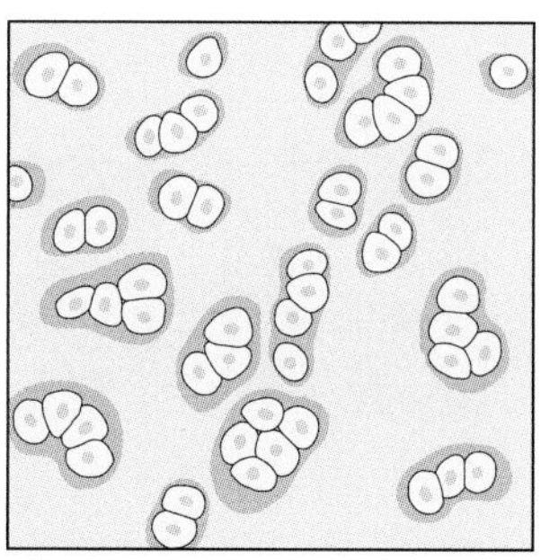

A)

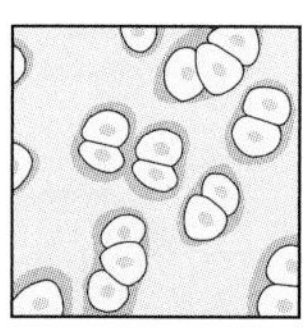

B)

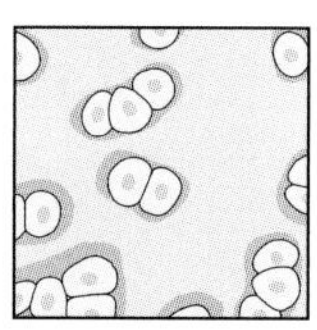

C)

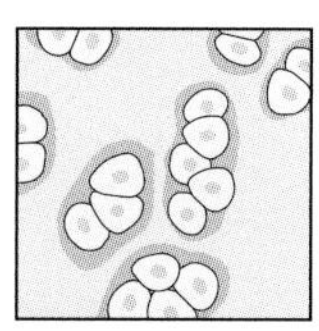

D)

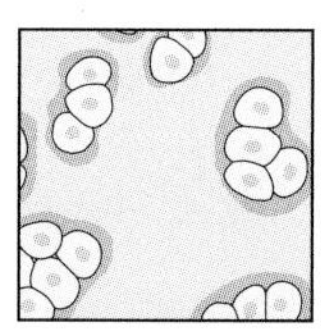

E)

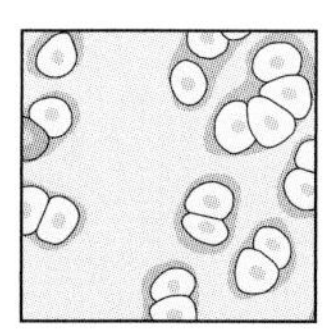

15 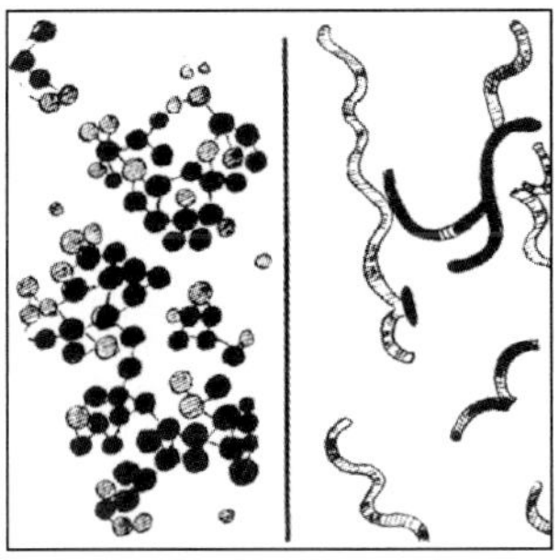

A) 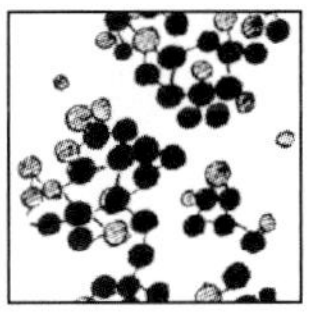 B) 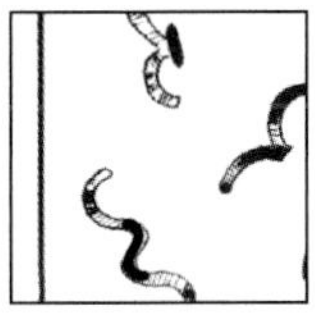 C) 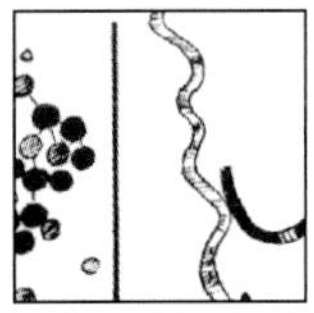 D) 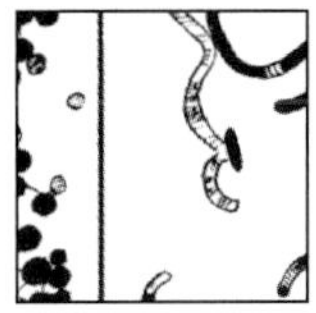 E) 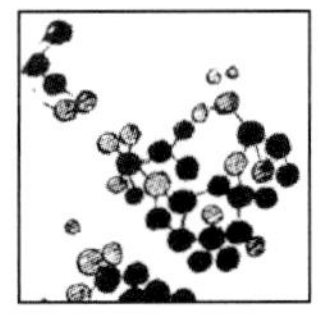

16 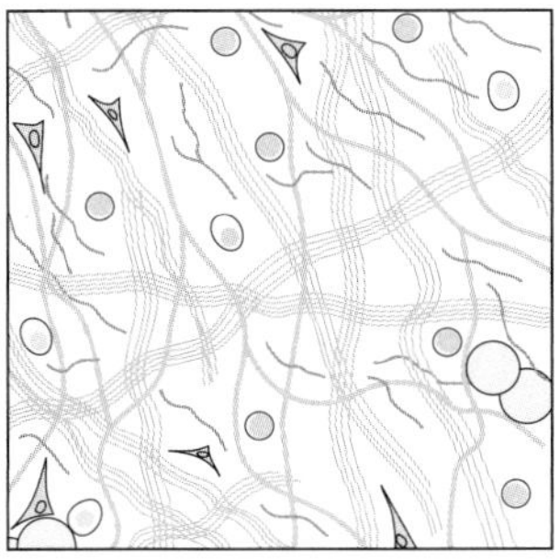

A) 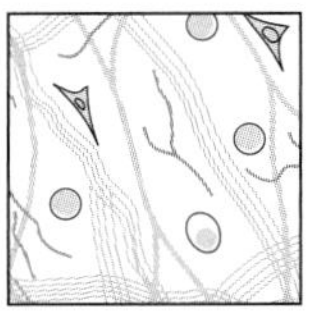 B) 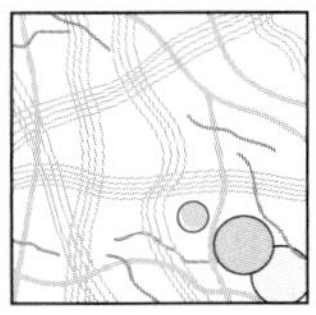 C) 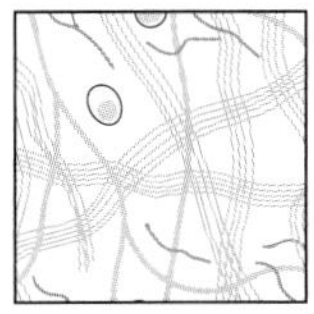 D) 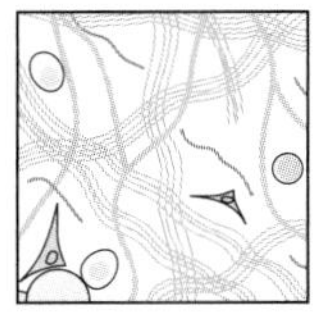 E) 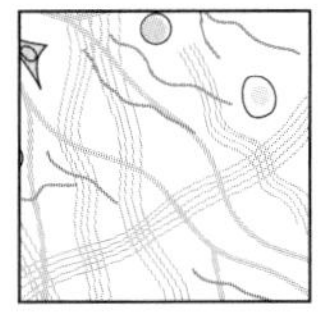

17 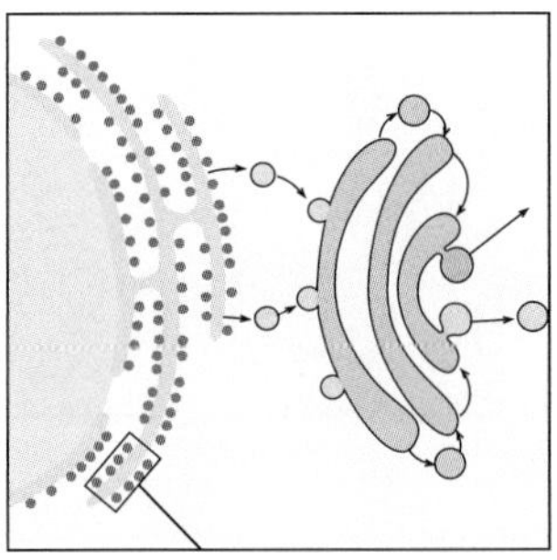

A) 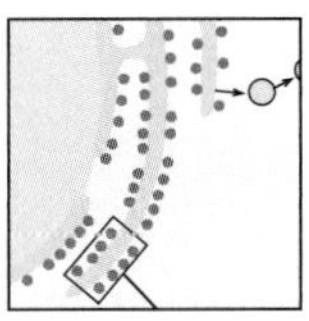 B) 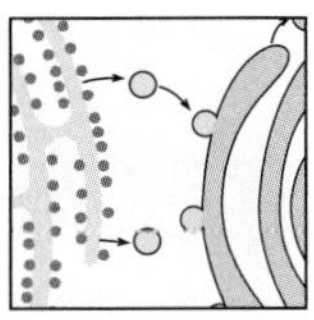 C) 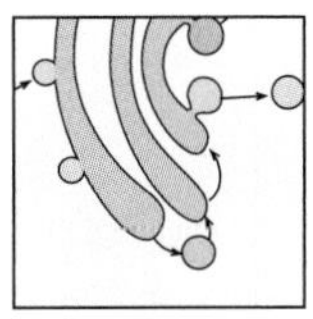 D) 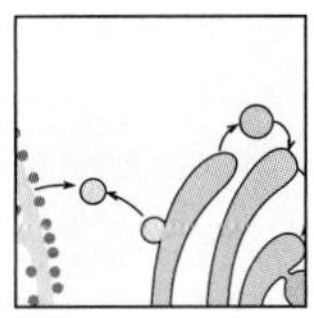 E) 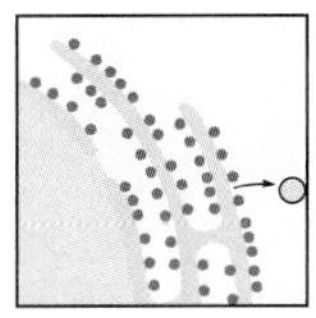

18 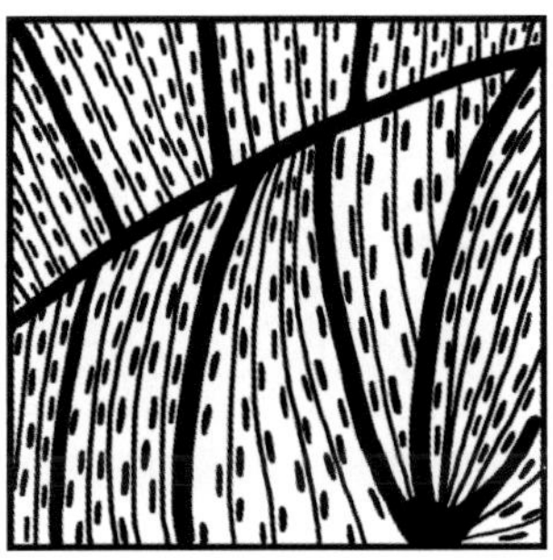

A) 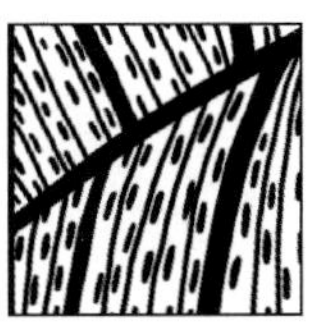 B) 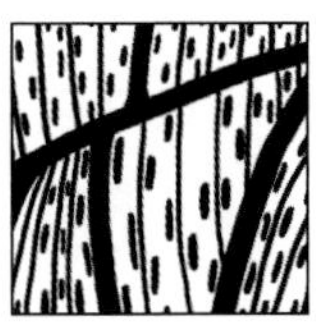 C) 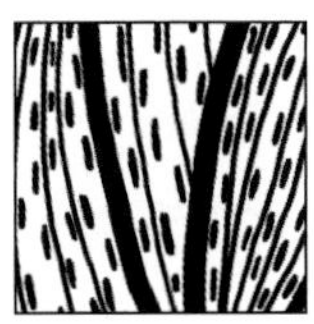 D) 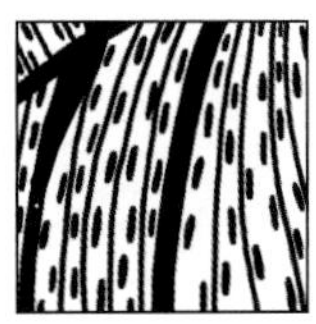 E) 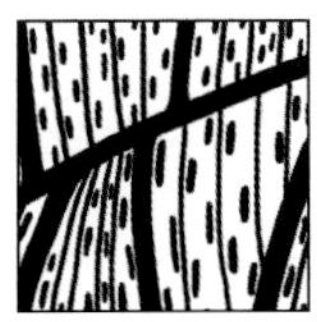

19 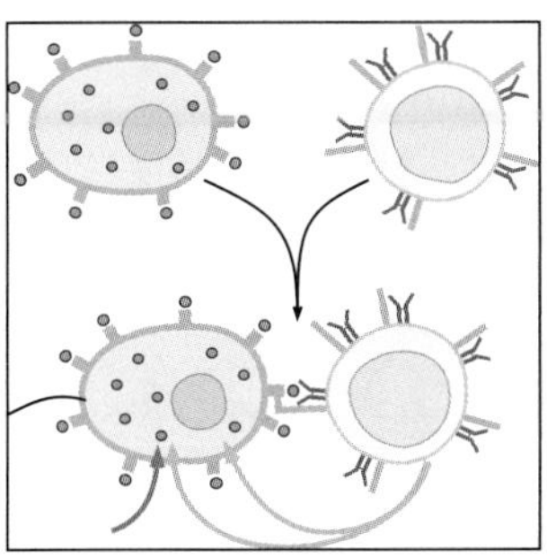

A) 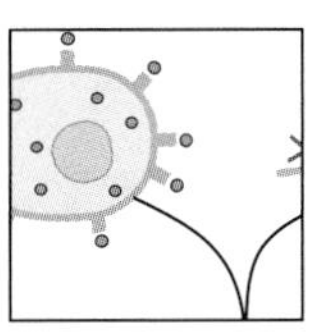 B) 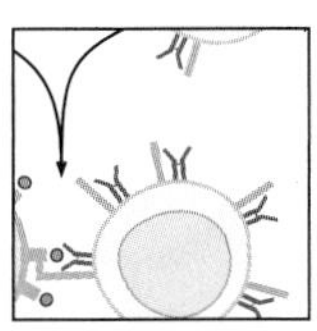 C) 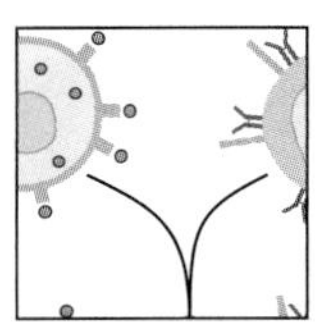 D) 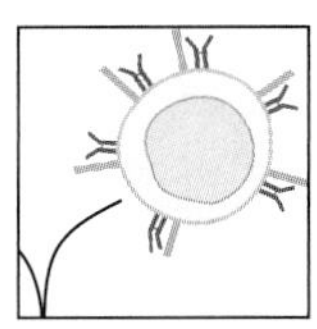 E) 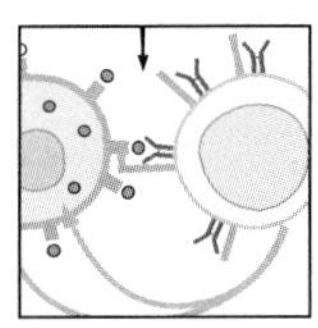

20

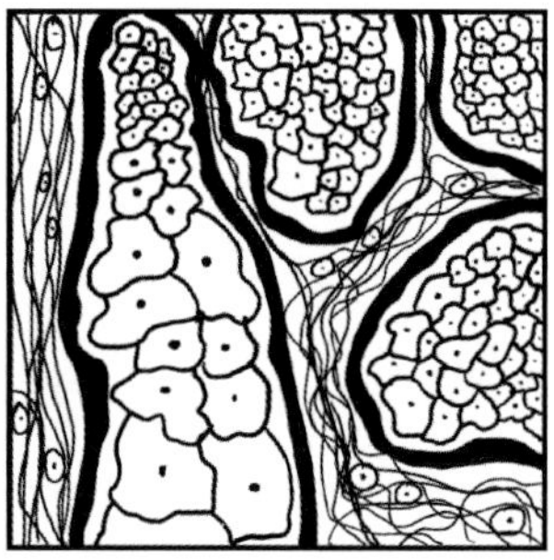

A) B) C) D) E)

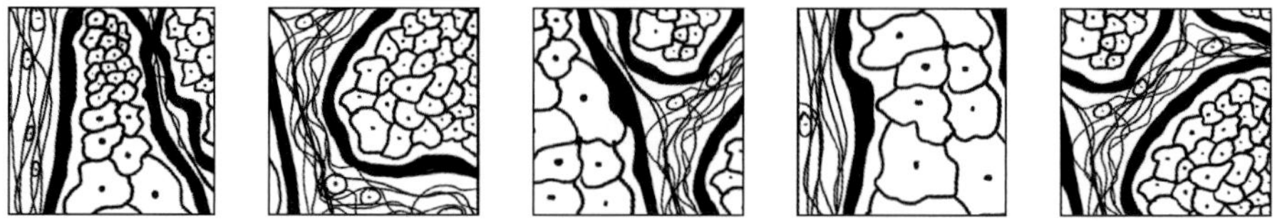

21

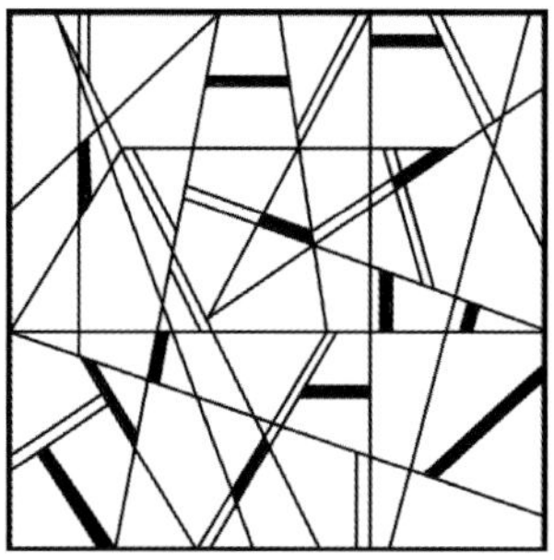

A) B) C) D) E)

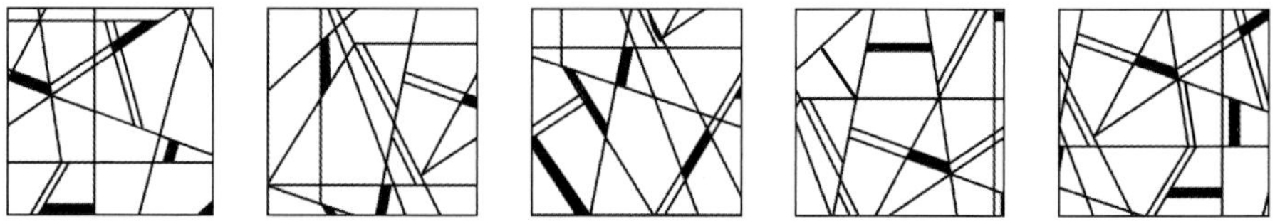

22

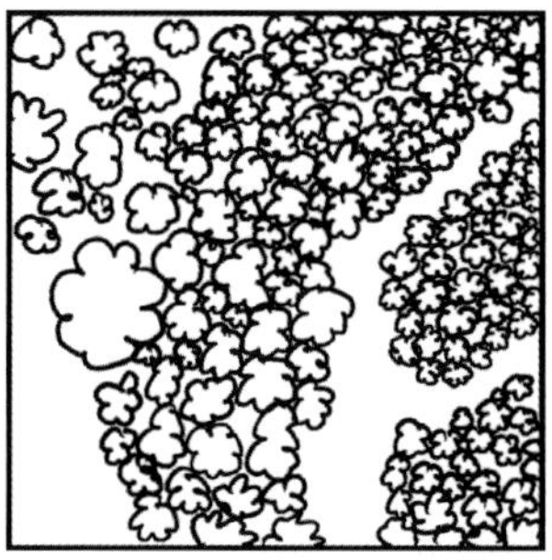

A) B) C) D) E)

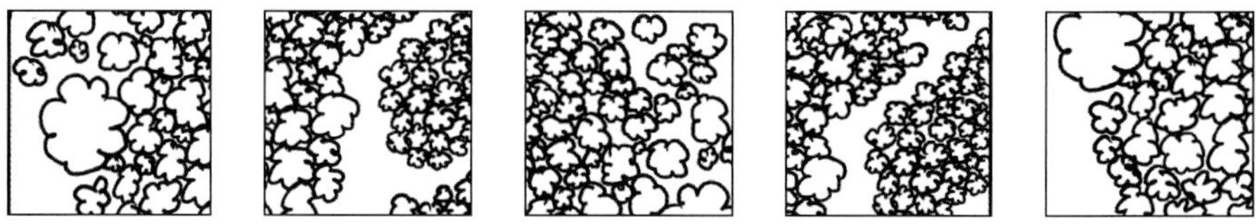

23

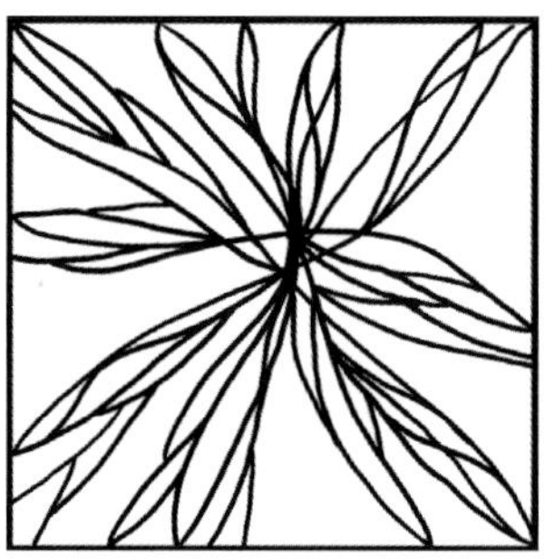

A) B) C) D) E)

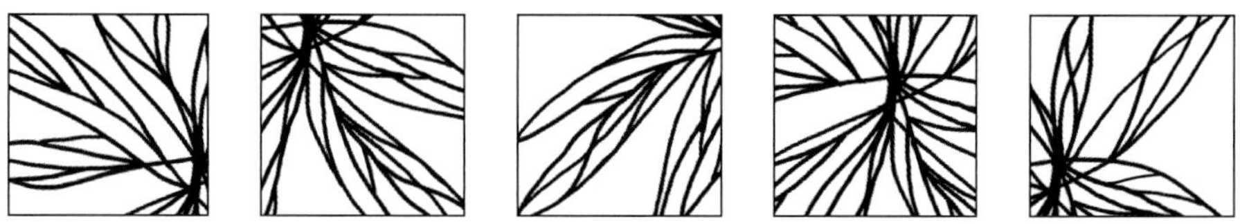

24

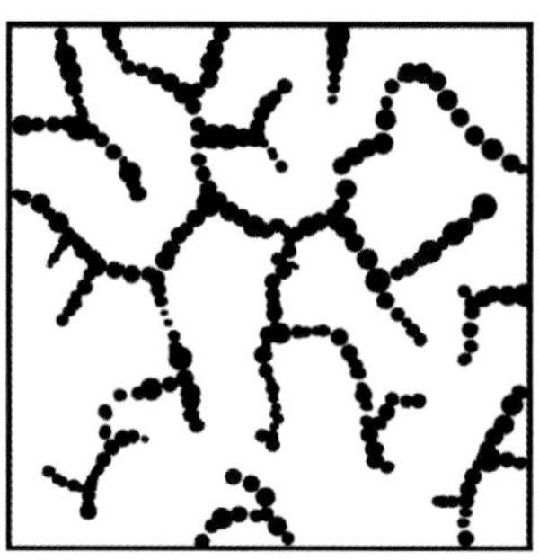

A) B) C) D) E)

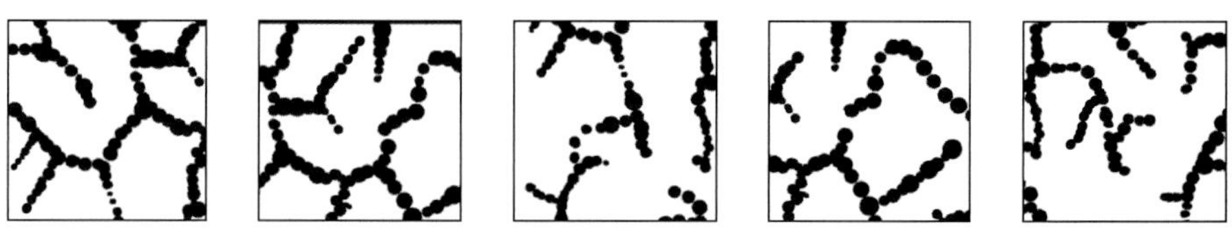

KAPITEL

2 Lösungen

Übungsset 1

Übung	Lösung	Übung	Lösung	Übung	Lösung
1	B	9	B	17	B
2	A	10	E	18	A
3	D	11	A	19	E
4	C	12	B	20	C
5	D	13	D	21	B
6	A	14	C	22	D
7	E	15	D	23	C
8	C	16	D	24	E

Übungsset 2

Übung	Lösung	Übung	Lösung	Übung	Lösung
1	C	9	C	17	E
2	B	10	D	18	B
3	D	11	C	19	C
4	A	12	B	20	D
5	A	13	E	21	A
6	B	14	A	22	E
7	E	15	B	23	A
8	E	16	D	24	D

Übungsset 3

Übung	Lösung	Übung	Lösung	Übung	Lösung
1	B	9	B	17	B
2	B	10	C	18	D
3	B	11	E	19	C
4	C	12	A	20	E
5	E	13	D	21	E
6	A	14	C	22	D
7	D	15	D	23	A
8	D	16	E	24	B

Übungsset 4

Übung	Lösung	Übung	Lösung	Übung	Lösung
1	D	9	E	17	E
2	B	10	D	18	A
3	C	11	A	19	D
4	C	12	E	20	B
5	A	13	B	21	C
6	A	14	C	22	A
7	B	15	D	23	D
8	E	16	E	24	C

Übungsset 5

Übung	Lösung	Übung	Lösung	Übung	Lösung
1	A	9	B	17	A
2	B	10	D	18	D
3	E	11	E	19	D
4	D	12	D	20	C
5	A	13	B	21	E
6	C	14	C	22	A
7	C	15	A	23	B
8	B	16	D	24	C

Übungsset 6

Übung	Lösung	Übung	Lösung	Übung	Lösung
1	E	9	C	17	B
2	C	10	A	18	C
3	B	11	B	19	C
4	A	12	B	20	A
5	E	13	E	21	E
6	D	14	A	22	E
7	D	15	E	23	D
8	B	16	B	24	D

Übungsset 7

Übung	Lösung	Übung	Lösung	Übung	Lösung
1	B	9	A	17	C
2	C	10	A	18	C
3	A	11	A	19	B
4	E	12	B	20	D
5	E	13	D	21	C
6	D	14	E	22	E
7	C	15	A	23	A
8	D	16	D	24	A

Übungsset 8

Übung	Lösung	Übung	Lösung	Übung	Lösung
1	B	9	C	17	E
2	D	10	E	18	C
3	C	11	D	19	D
4	C	12	A	20	E
5	A	13	A	21	B
6	E	14	C	22	A
7	A	15	D	23	D
8	B	16	C	24	E

Übungsset 9

Übung	Lösung	Übung	Lösung	Übung	Lösung
1	E	**9**	B	**17**	C
2	D	**10**	E	**18**	C
3	B	**11**	B	**19**	B
4	E	**12**	B	**20**	E
5	A	**13**	A	**21**	B
6	A	**14**	B	**22**	B
7	C	**15**	D	**23**	B
8	B	**16**	C	**24**	C

KAPITEL

3 Lösungshinweise

Übungsset 1

Pro Aufgabe werden je ein Musterbild sowie fünf dazugehörige Ausschnitte präsentiert. Finden Sie heraus, welcher Musterausschnitt zu dem Muster vollkommen deckungsgleich, d. h. ohne jegliche Abänderung ist. Der korrekte Musterausschnitt ist weder gedreht, noch in seiner Größe oder Detailstruktur verändert. (TMS: 30 Min. für 24 Aufgaben, EMS: 18 Min. für 20 Aufgaben)

1

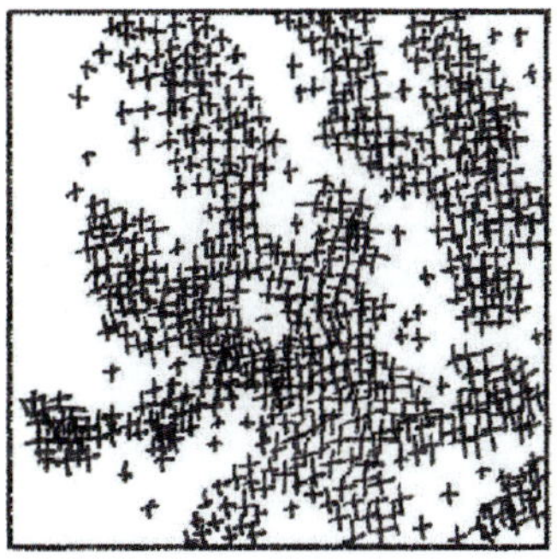

A) B) C) D) E)

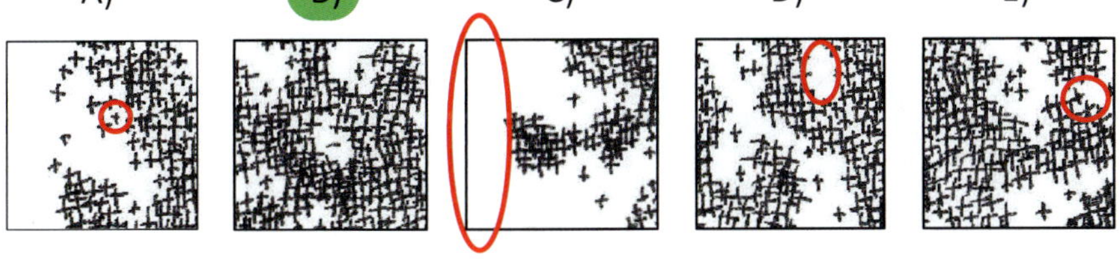

2

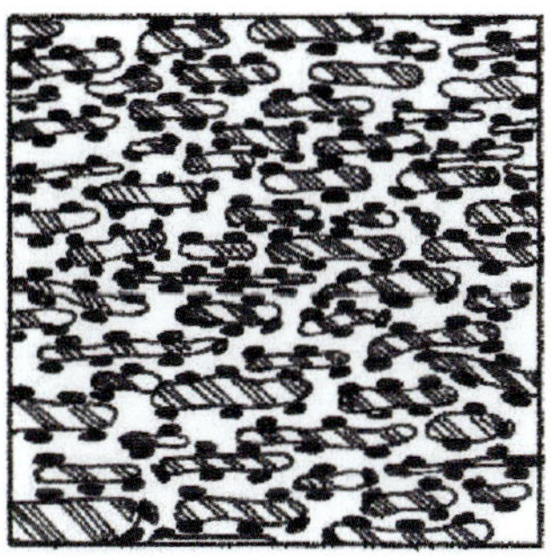

A) B) C) D) E)

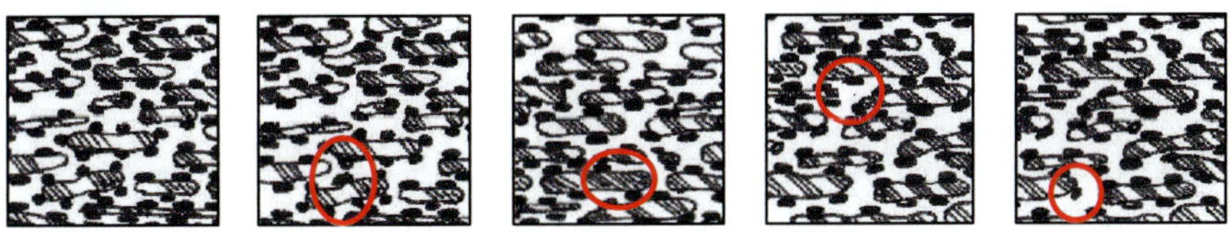

3

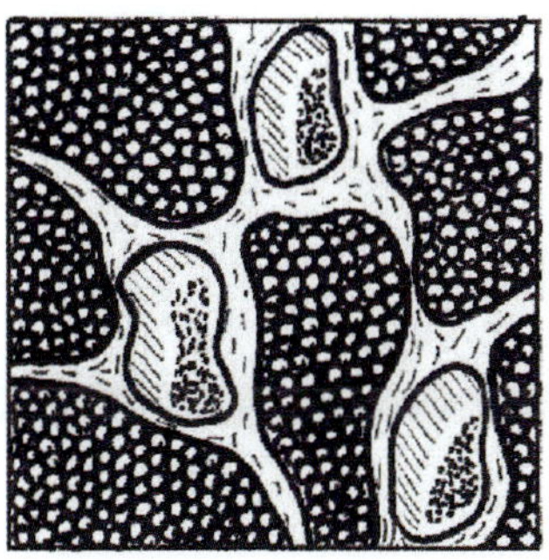

A) B) C) D) E)

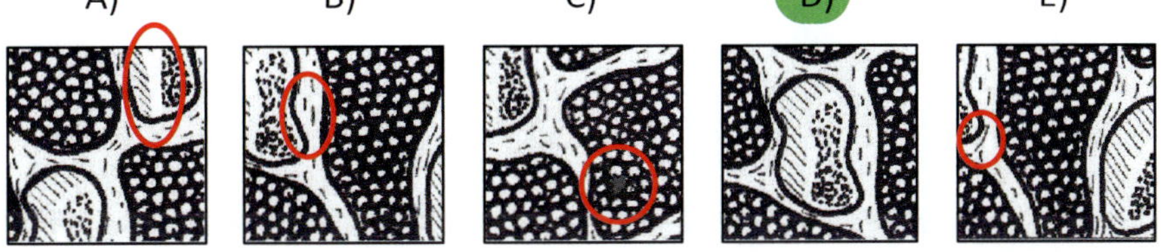

4

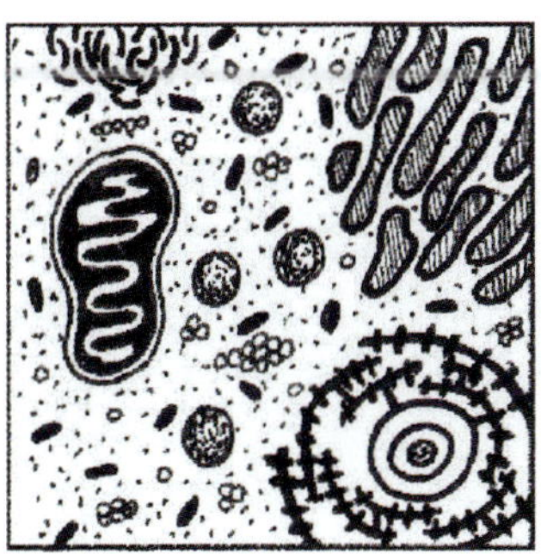

A) B) C) D) E)

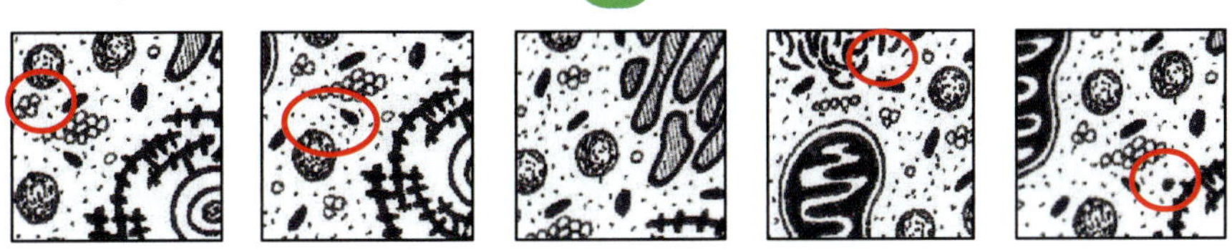

5

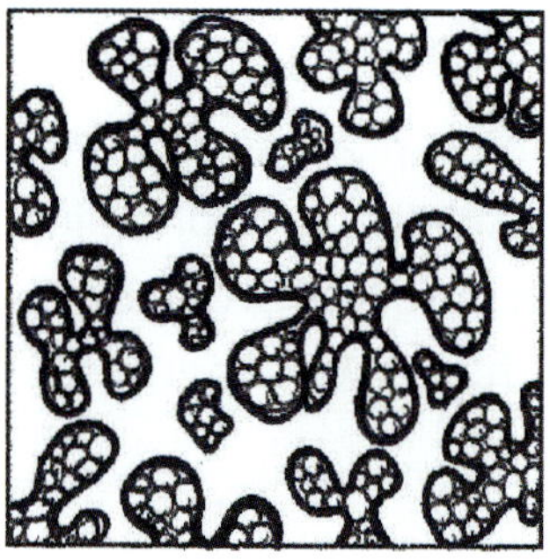

A) B) C) **D)** E)

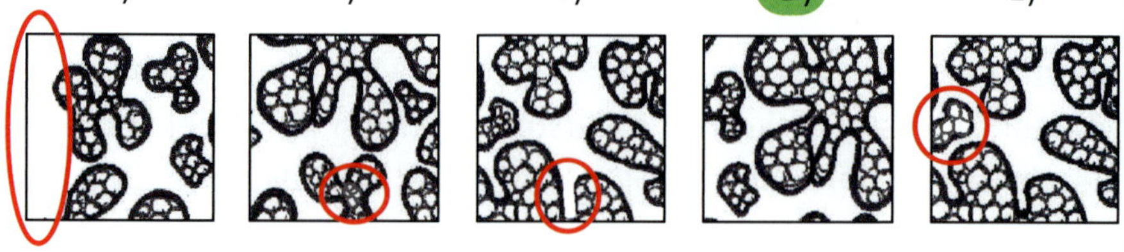

6

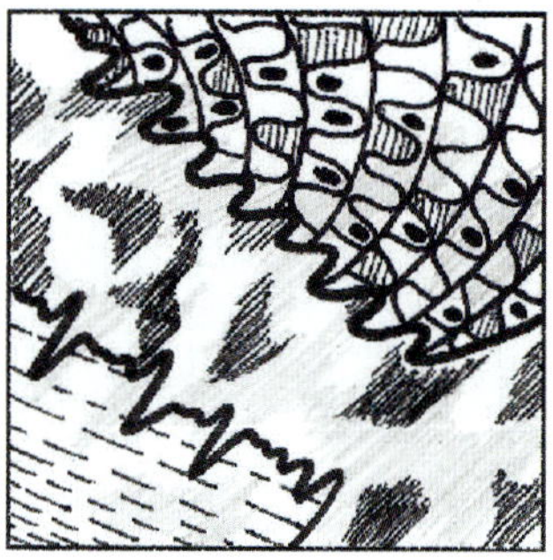

A) B) C) D) E)

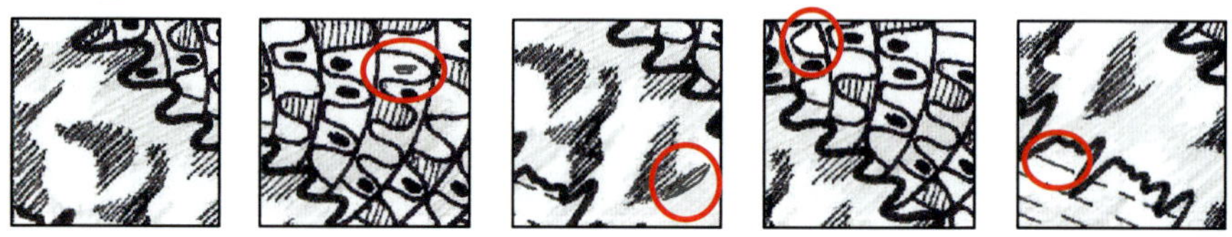

7

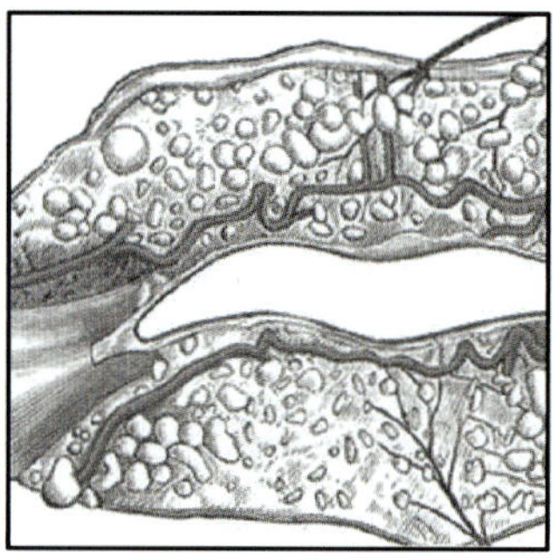

A) B) C) D) **E)**

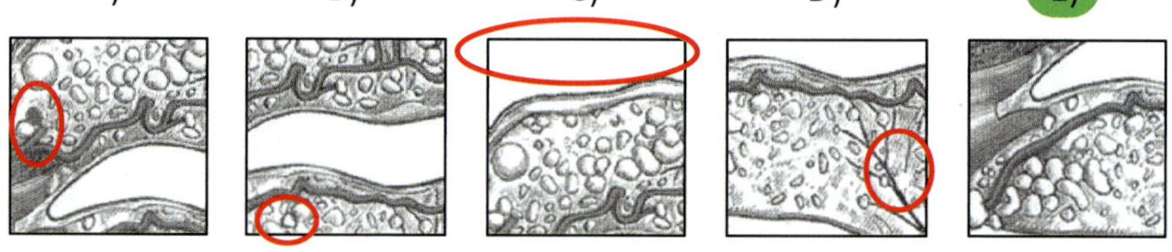

8

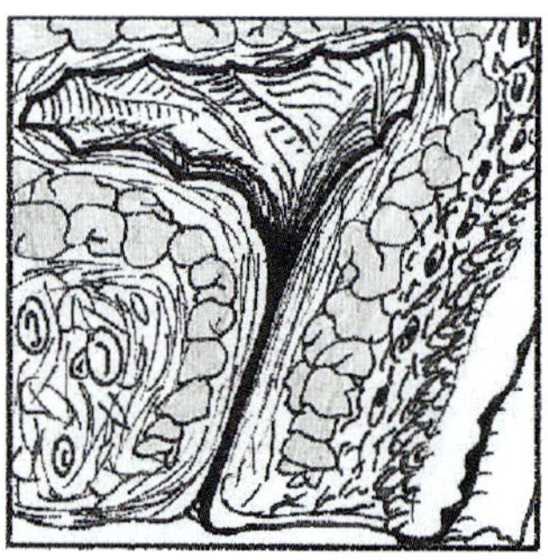

A) B) **C)** D) E)

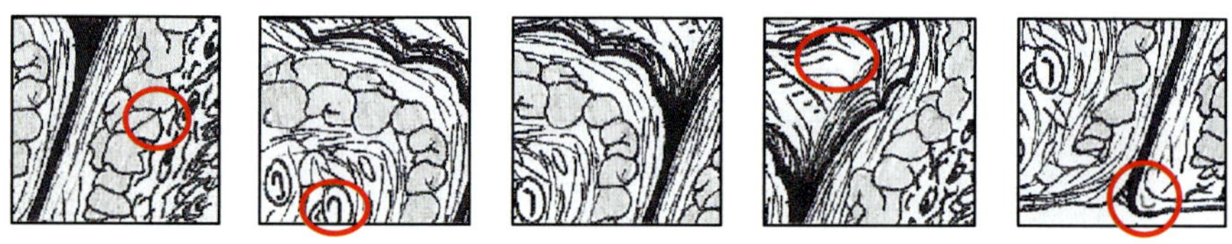

9

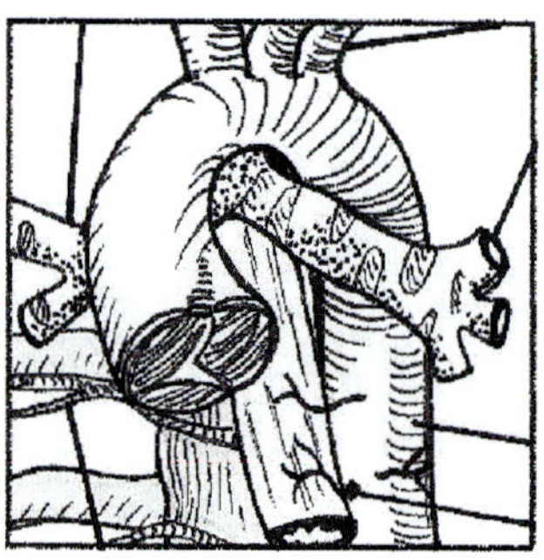

A) **B)** C) D) E)

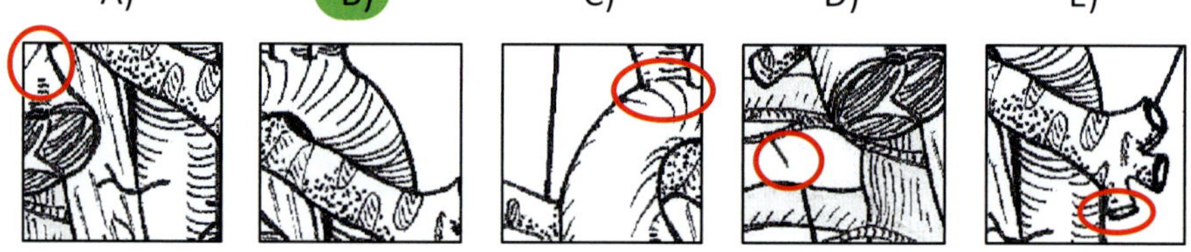

10

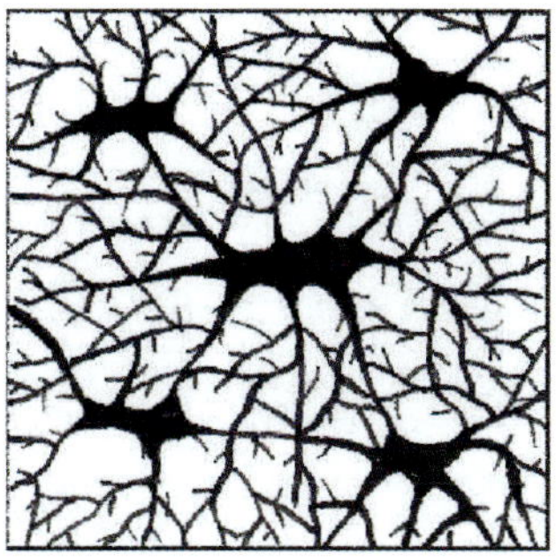

A) B) C) D) E)

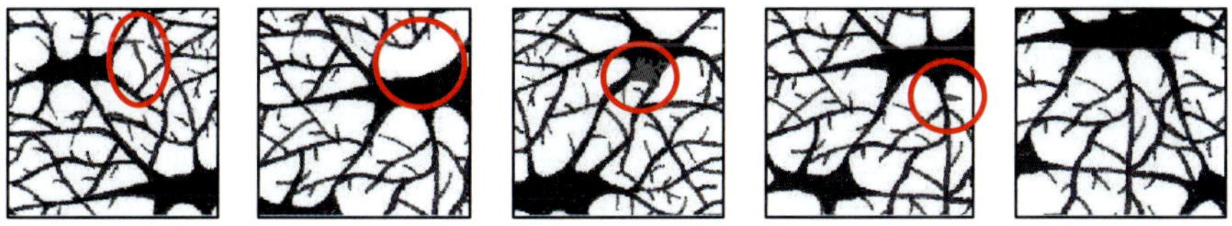

11

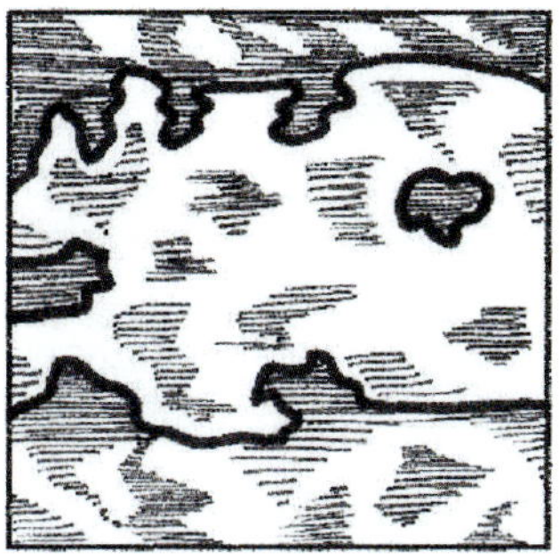

A) B) C) D) E)

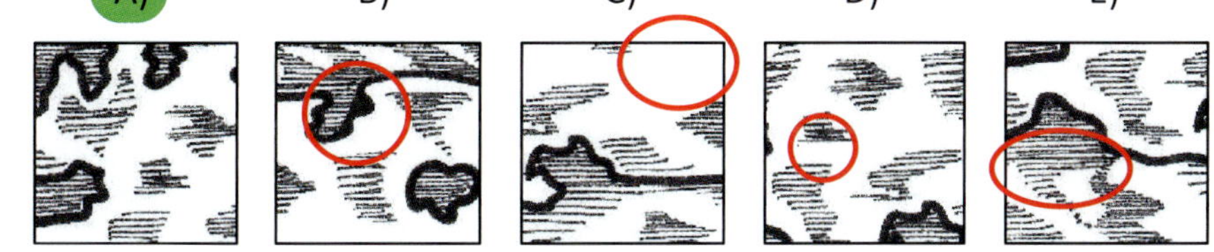

12

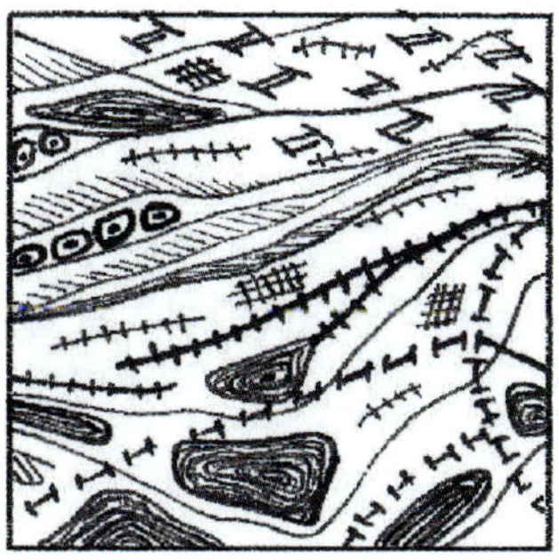

A) B) C) D) E)

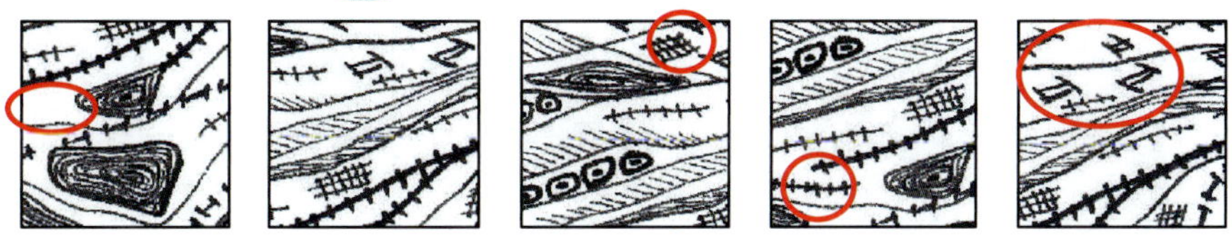

13

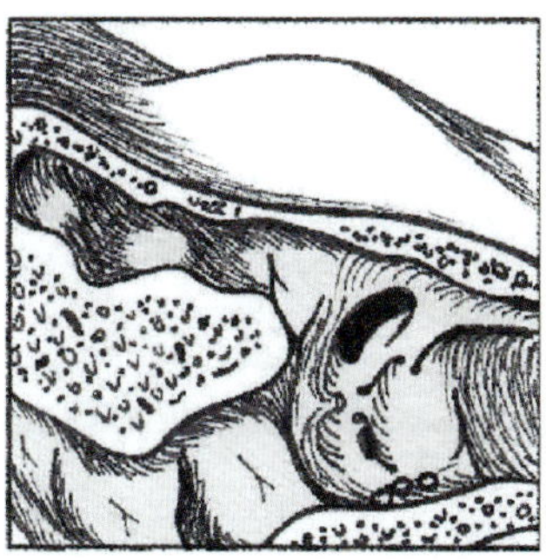

A) B) C) D) E)

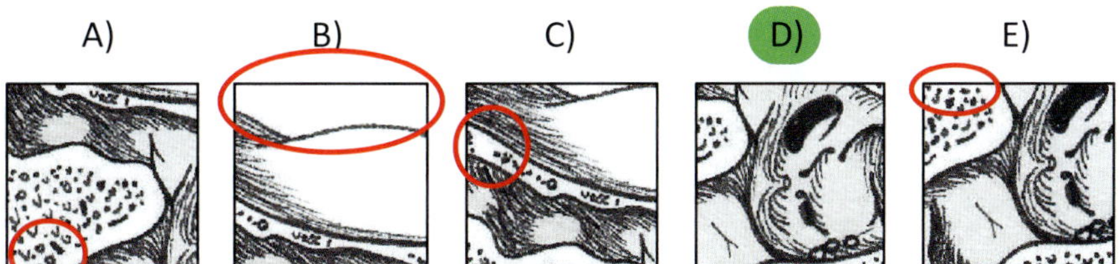

14

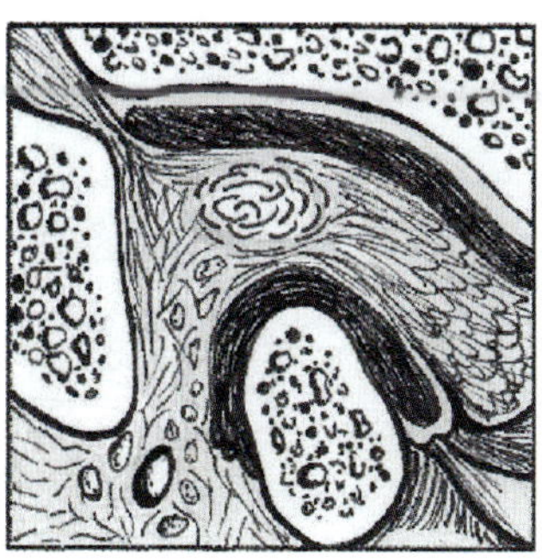

A) B) C) D) E)

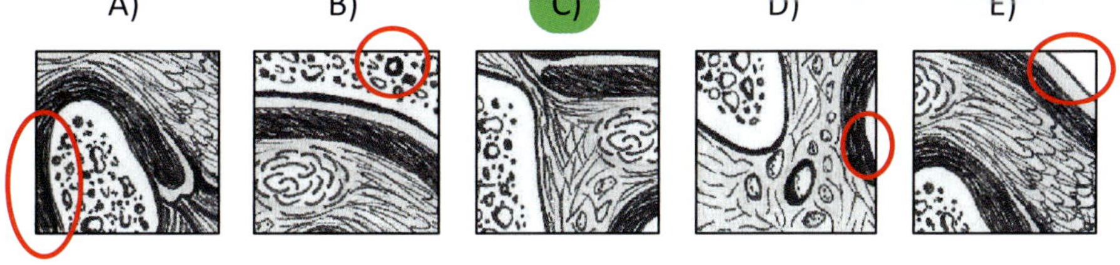

15

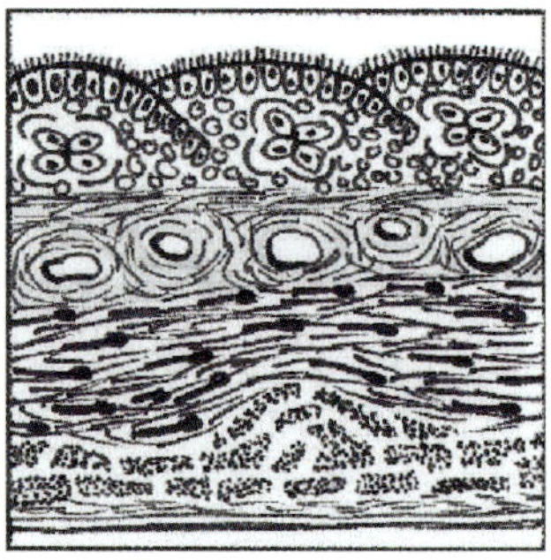

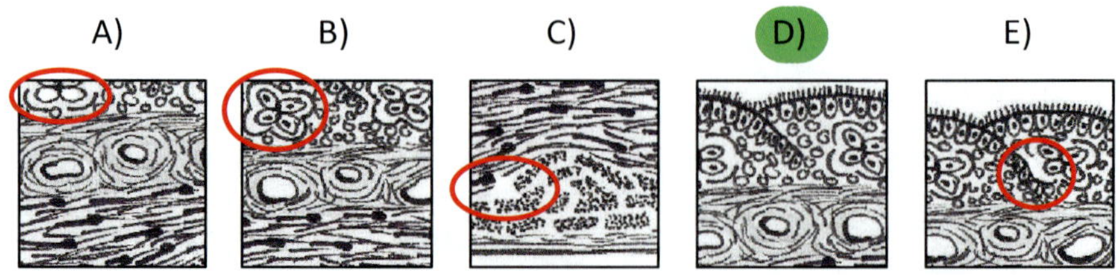
A)
B)
C)
D)
E)

16

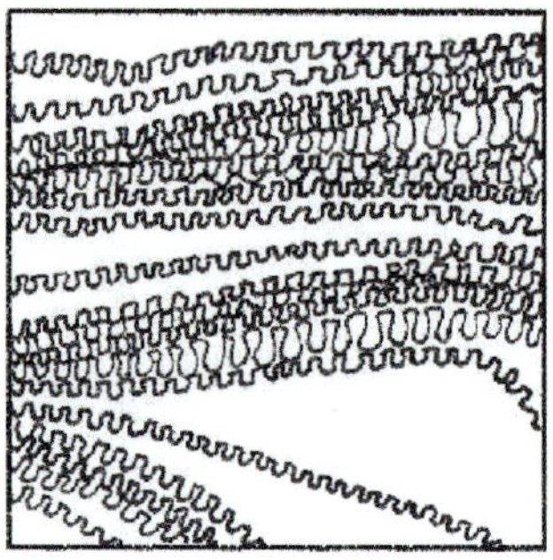

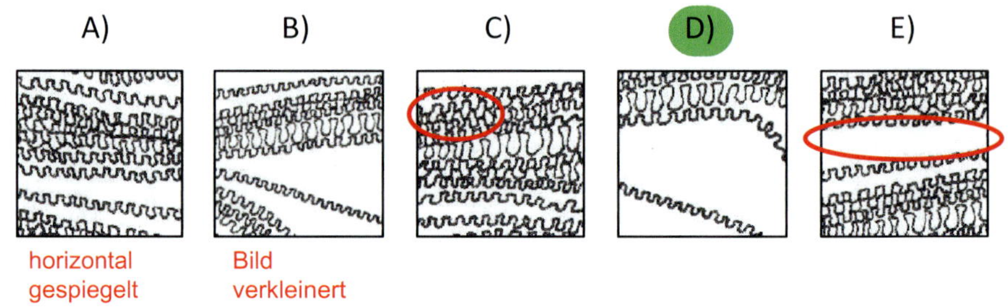
A)
B)
C)
D)
E)
horizontal gespiegelt
Bild verkleinert

17

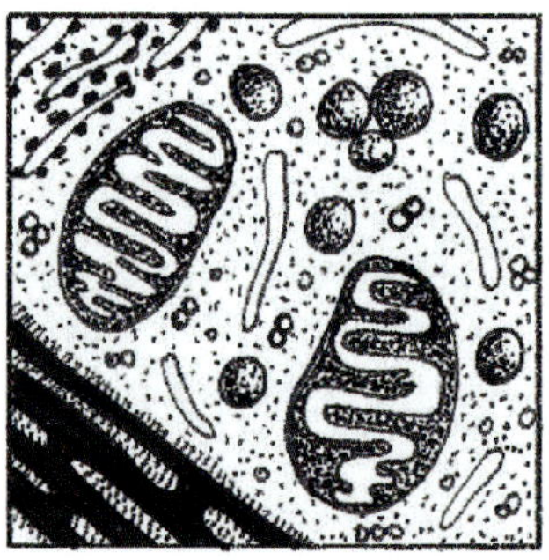

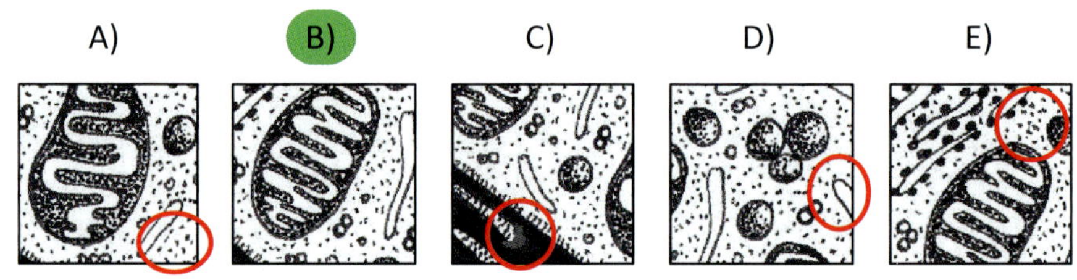
A)
B)
C)
D)
E)

18

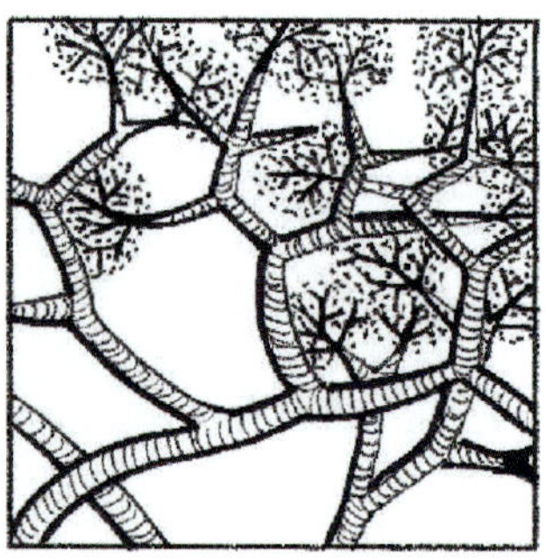

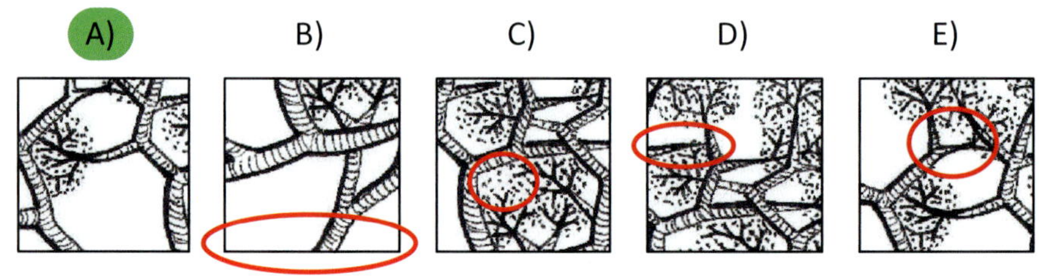
A)
B)
C)
D)
E)

19

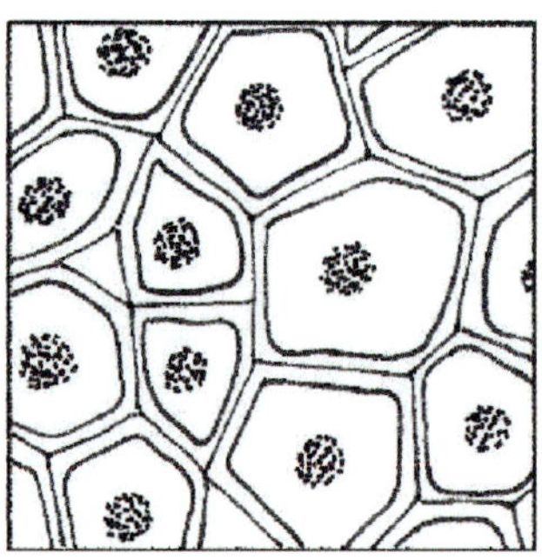

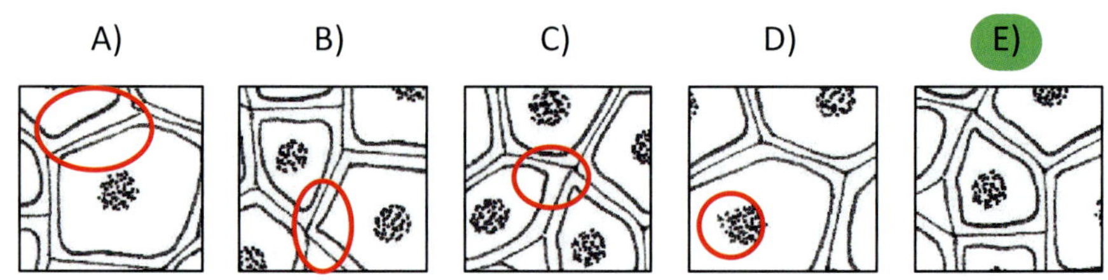
A)
B)
C)
D)
E)

20 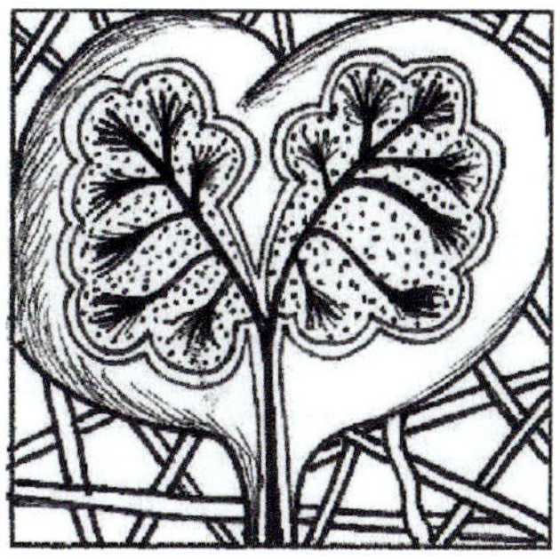

A) B) C) D) E)

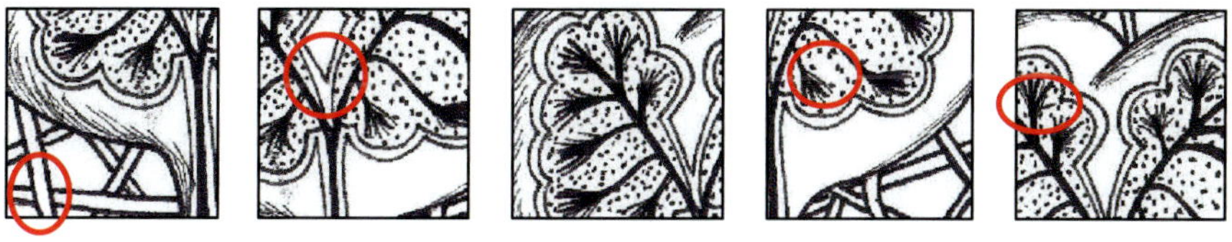

21 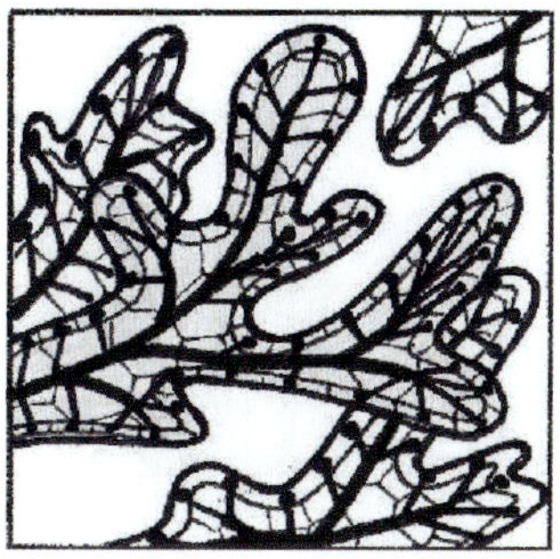

A) B) C) D) E)

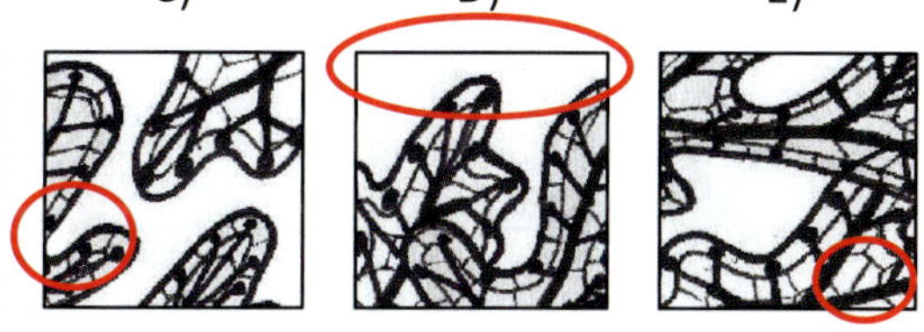

22 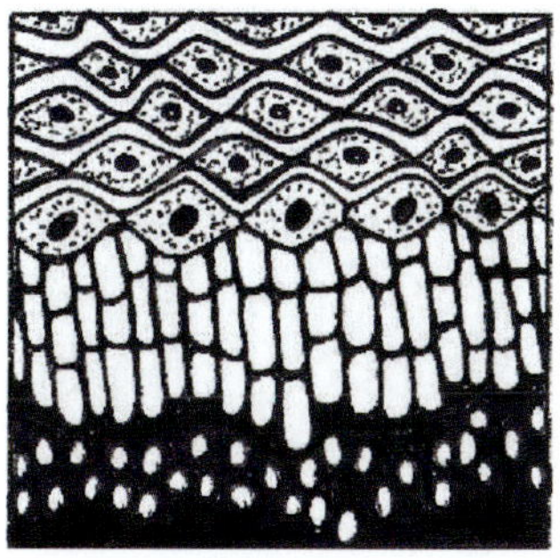

A) B) C) D) E)

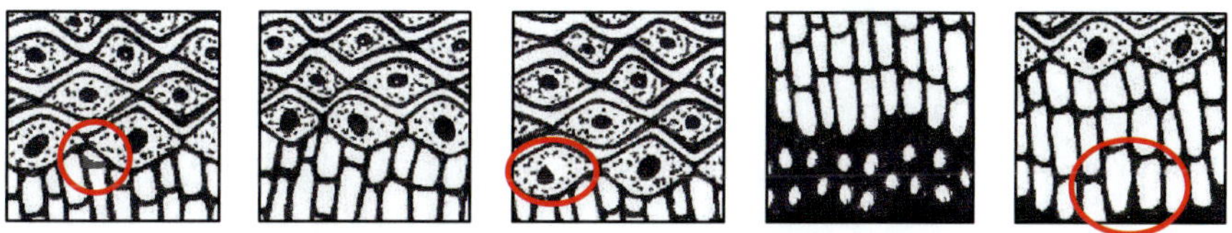

horizontal gespiegelt

23 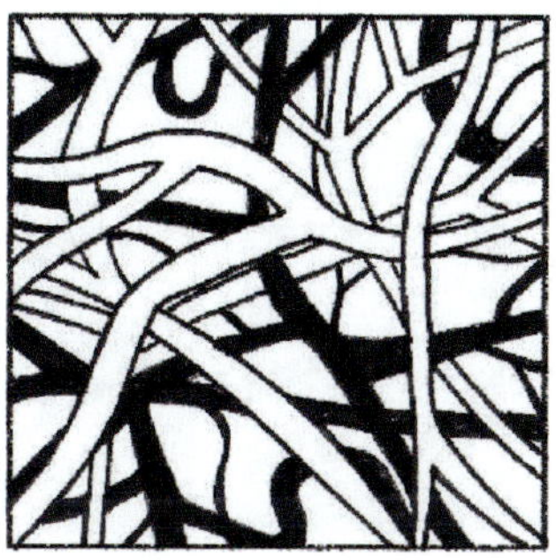

A) B) C) D) E)

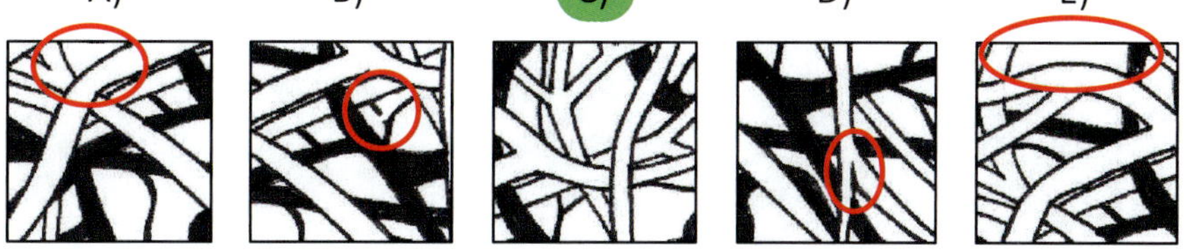

24 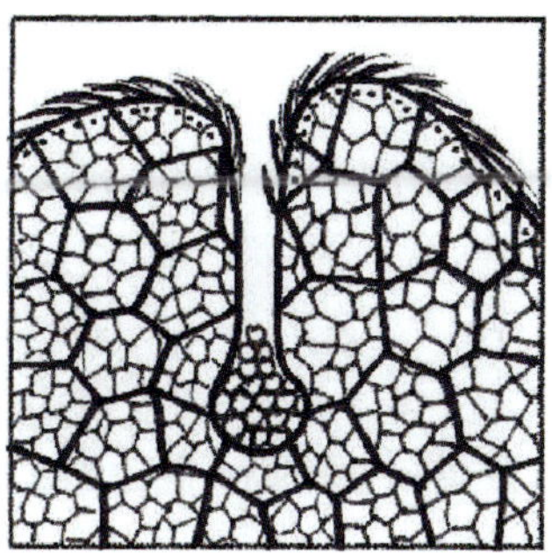

A) B) C) D) E)

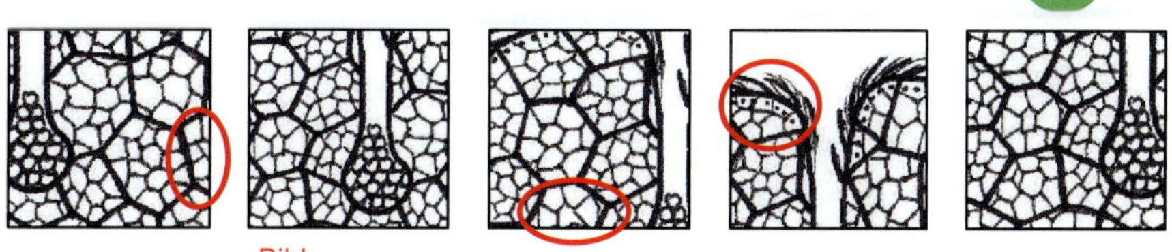

Bild verkleinert

Übungsset 2

Pro Aufgabe werden je ein Musterbild sowie fünf dazugehörige Ausschnitte präsentiert. Finden Sie heraus, welcher Musterausschnitt zu dem Muster vollkommen deckungsgleich, d. h. ohne jegliche Abänderung ist. Der korrekte Musterausschnitt ist weder gedreht, noch in seiner Größe oder Detailstruktur verändert. (TMS: 30 Min. für 24 Aufgaben, EMS: 18 Min. für 20 Aufgaben)

1

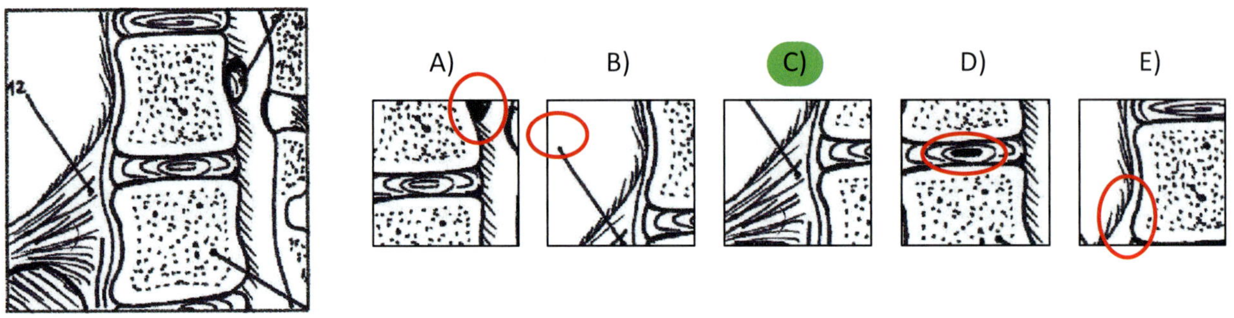

2

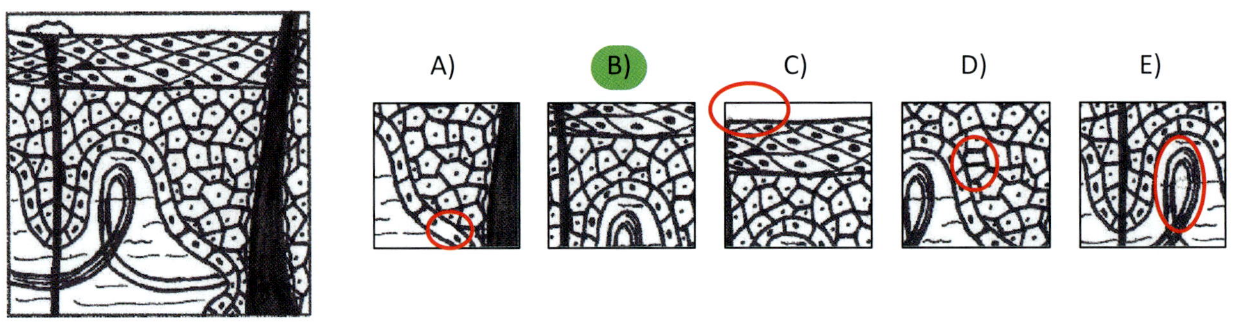

3

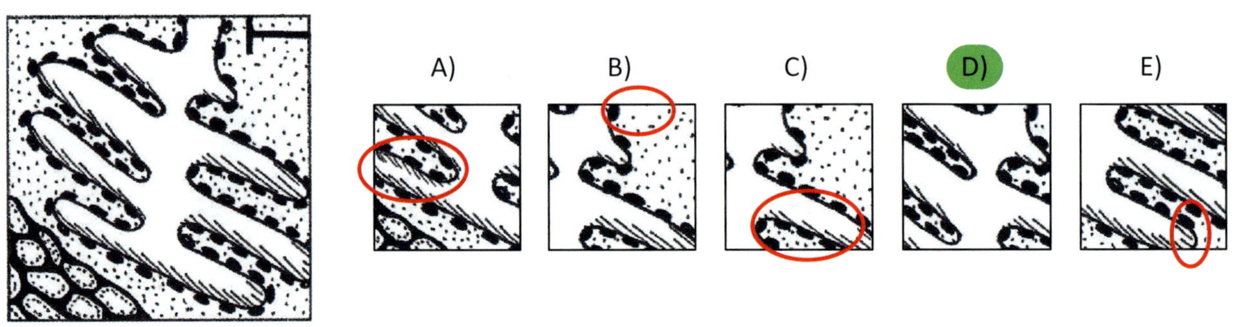

4

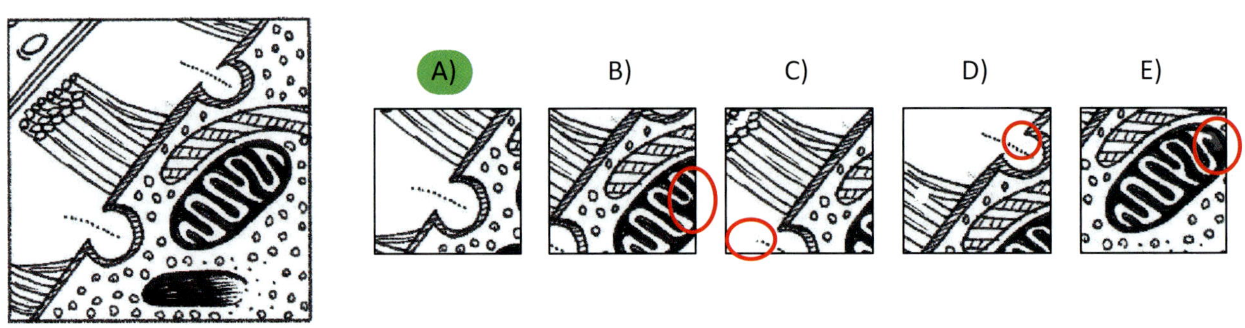

5

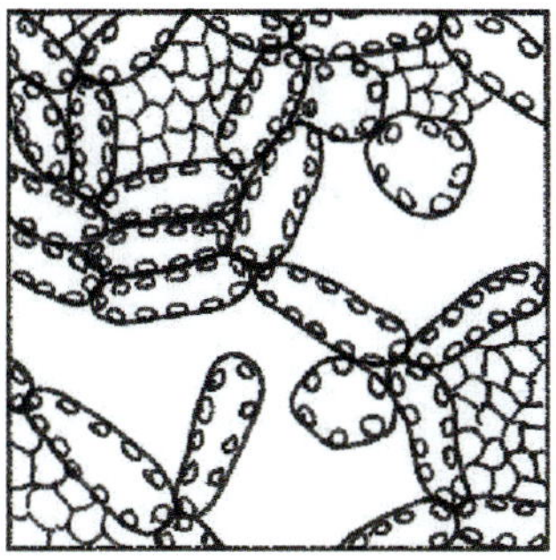

A) B) C) D) E)

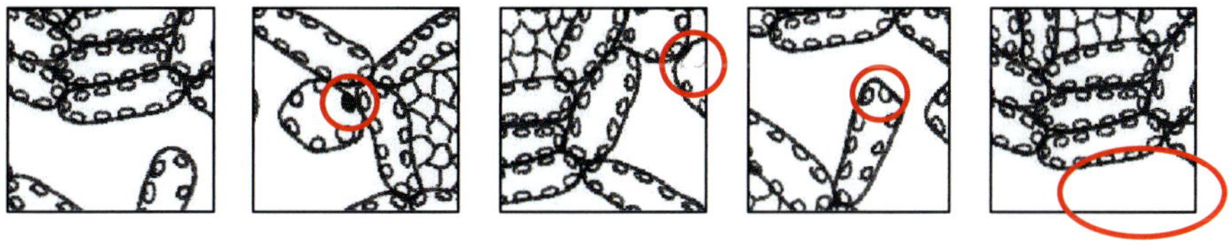

6

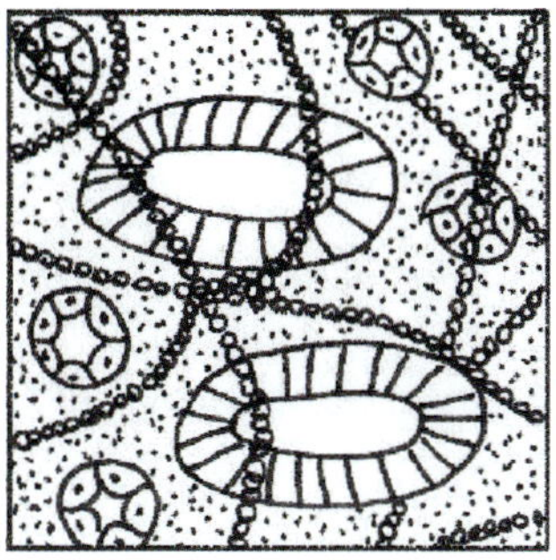

A) B) C) D) E)

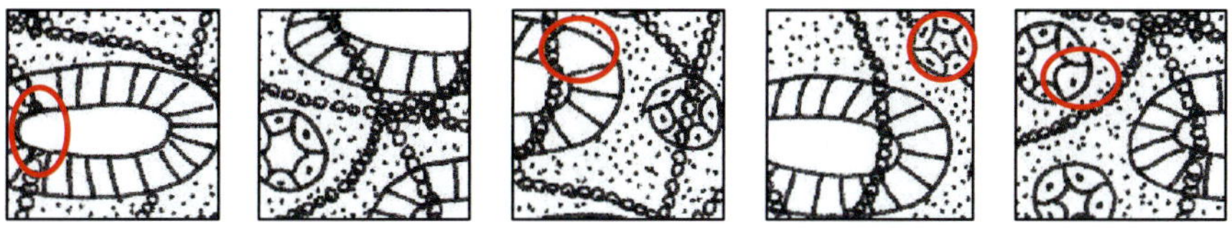

7

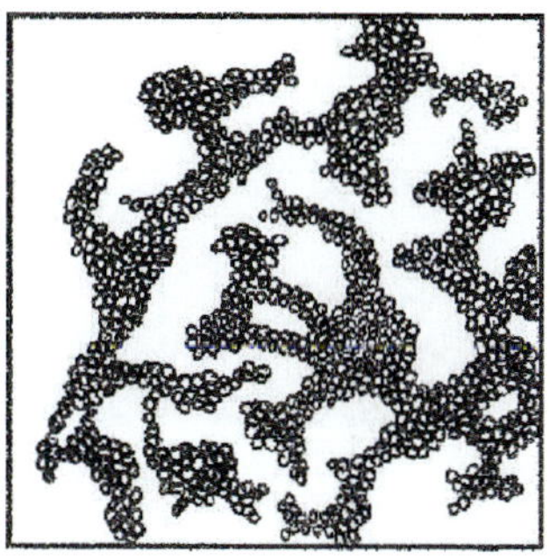

A) B) C) D) E)

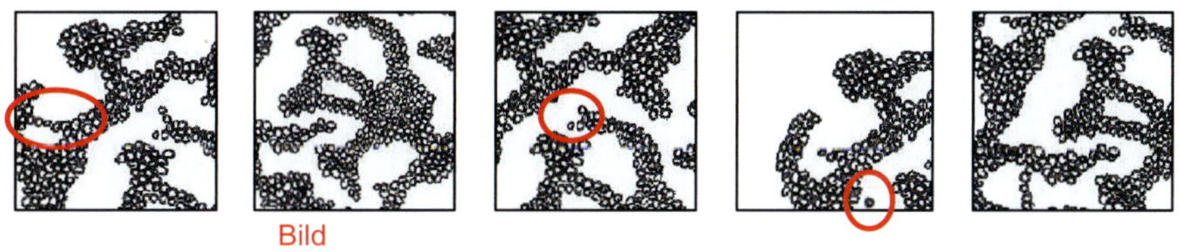

Bild verkleinert

8

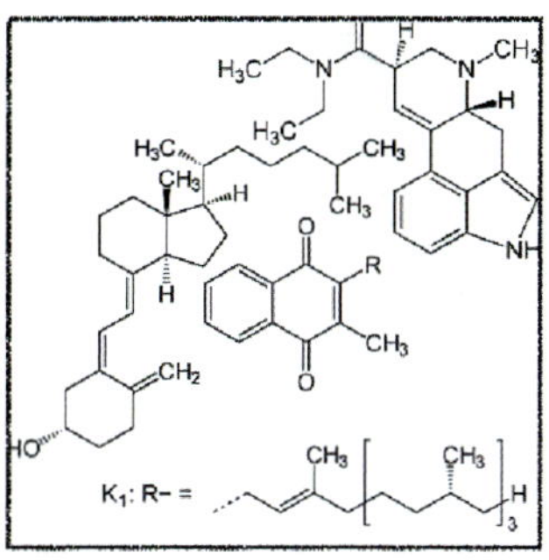

A) B) C) D) E)

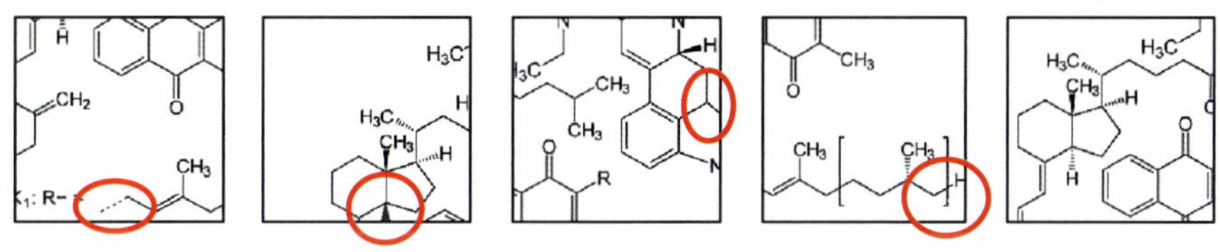

9

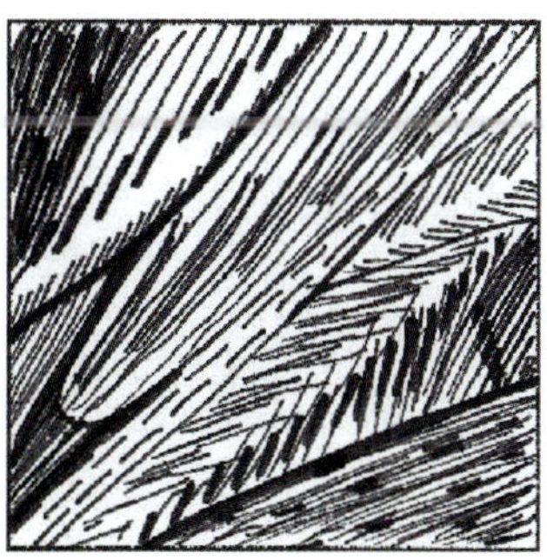

A) B) C) D) E)

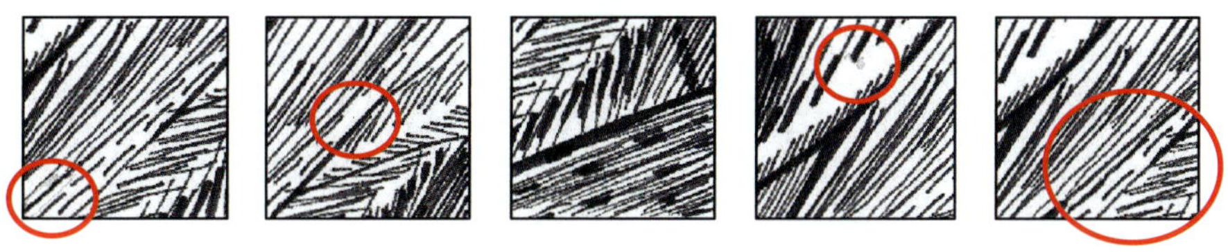

10

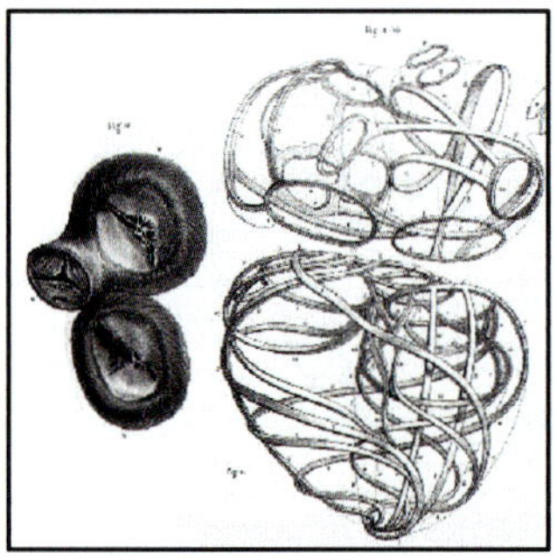

A) B) C) **D)** E)

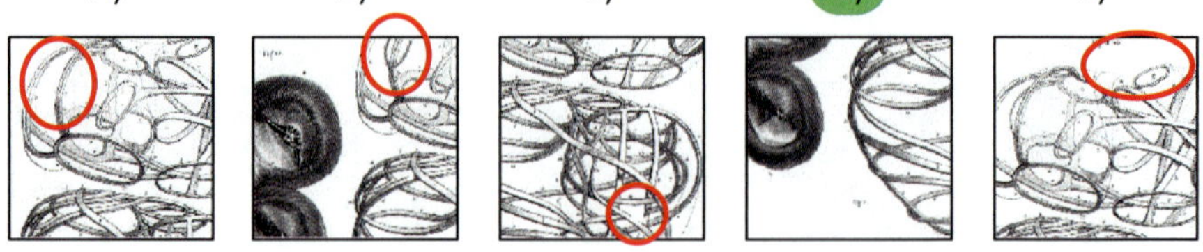

11

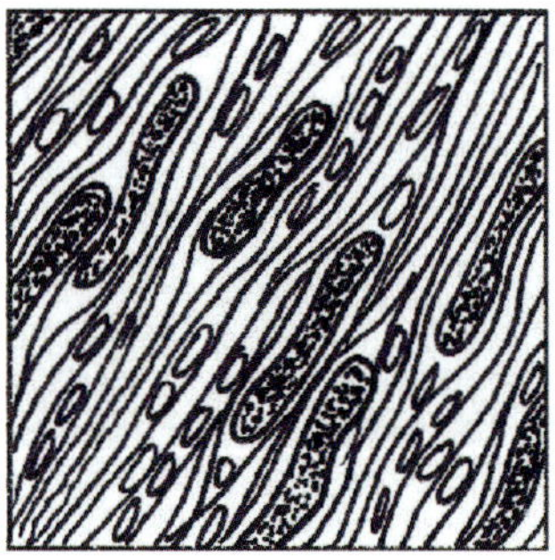

A) B) **C)** D) E)

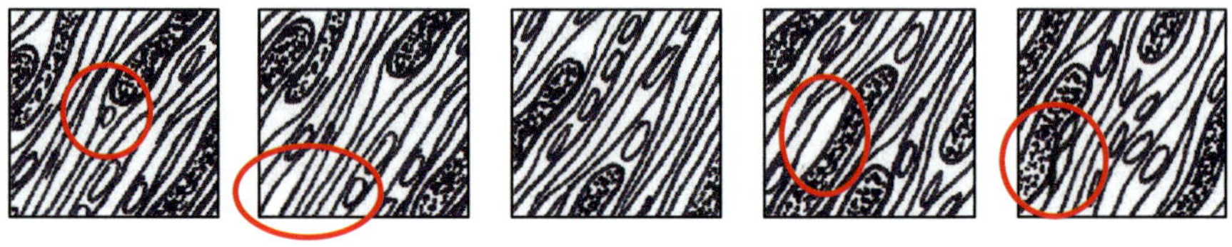

12

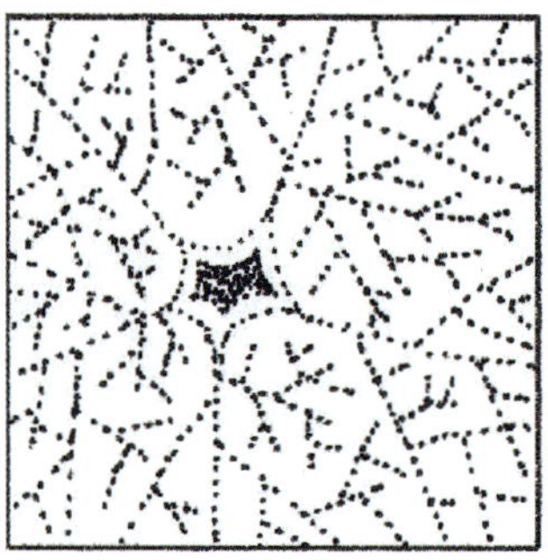

A) **B)** C) D) E)

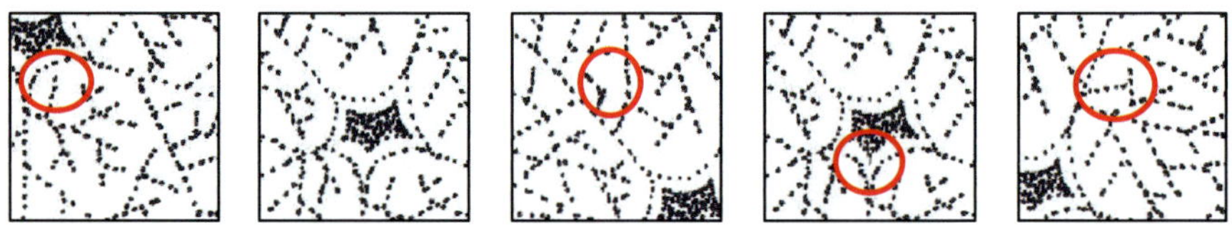

13

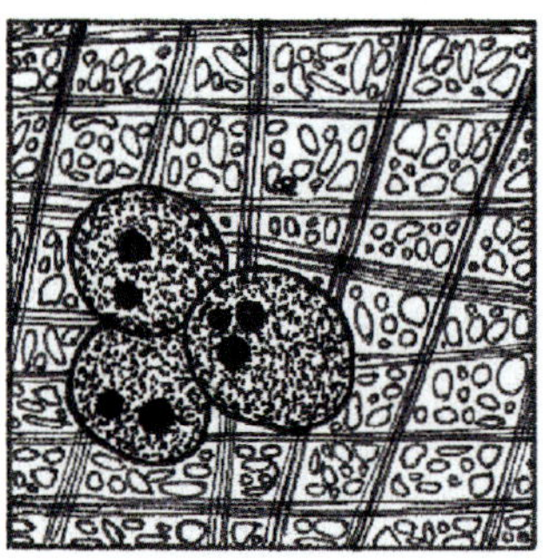

A) B) C) D) **E)**

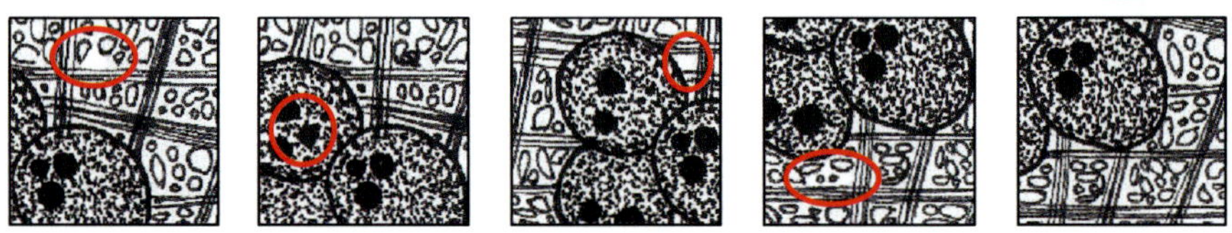

14

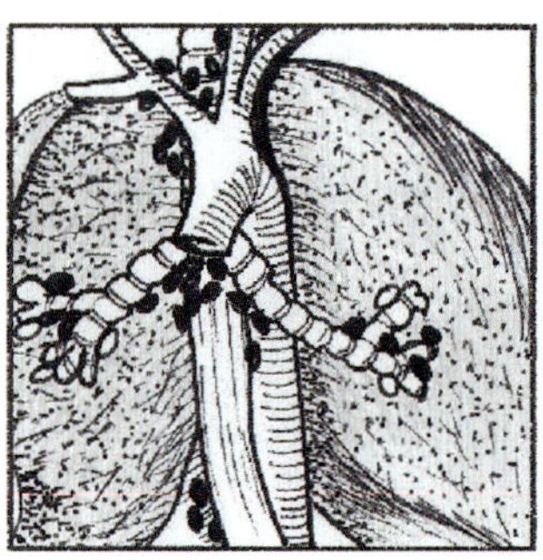

A) B) C) D) E)

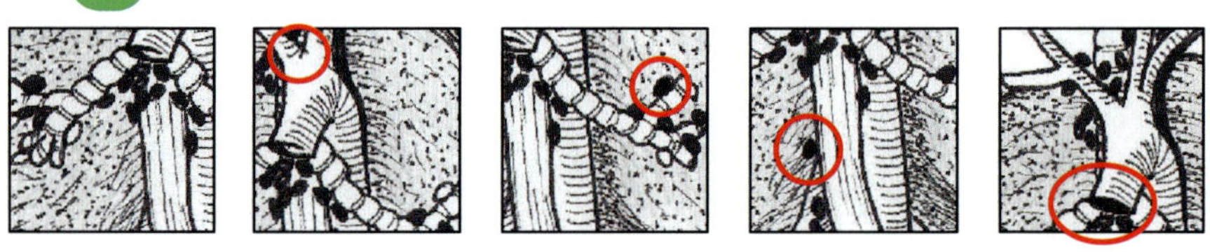

15

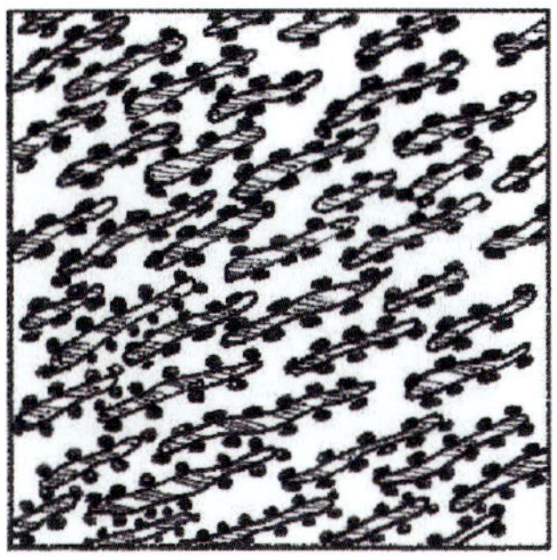

A) B) C) D) E)

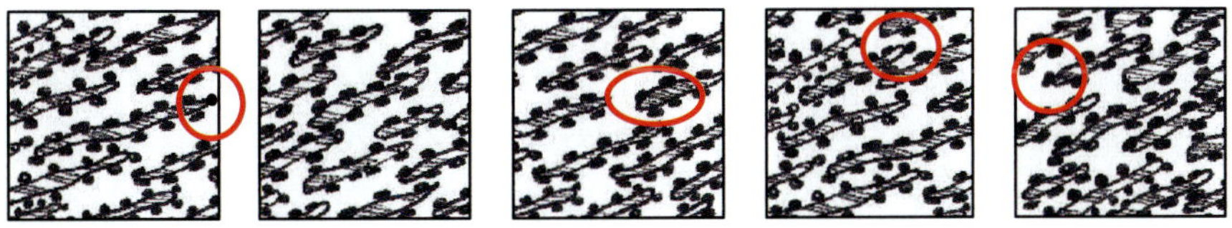

16

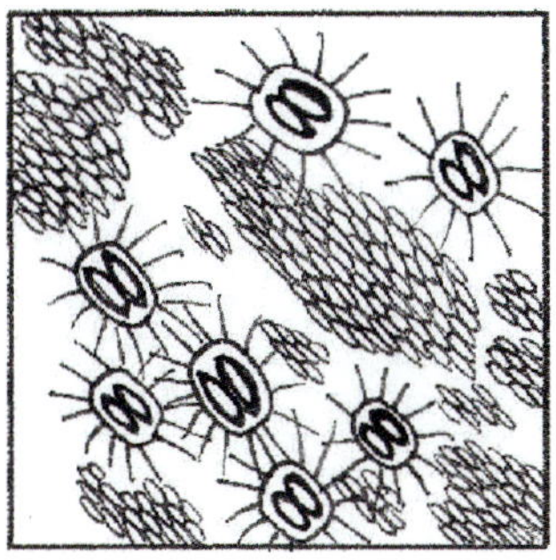

A) B) C) D) E)

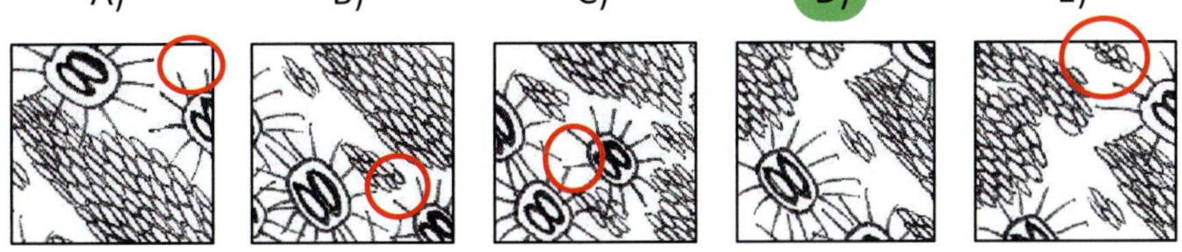

17

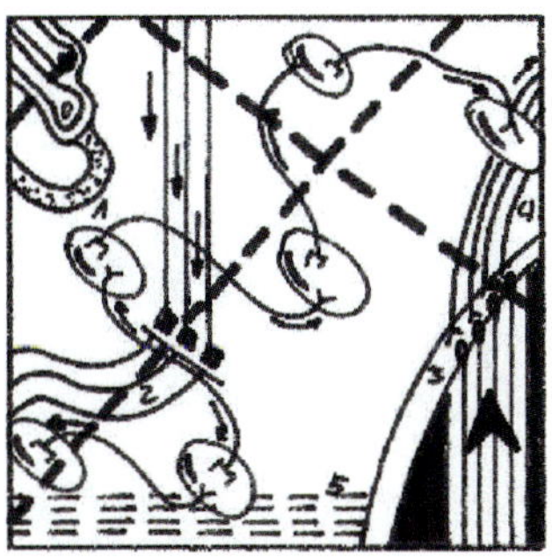

A) B) C) D) E)

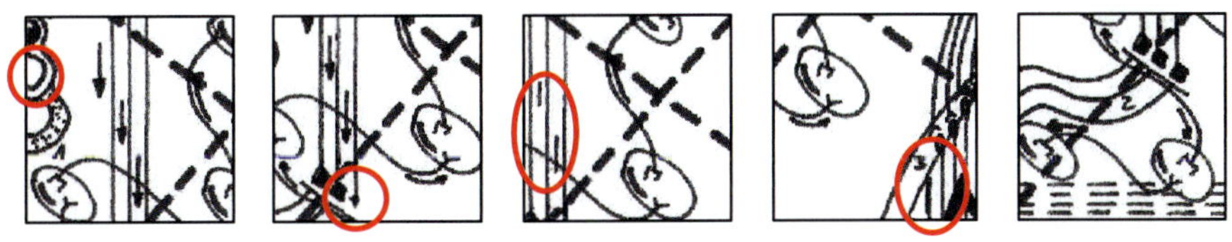

18

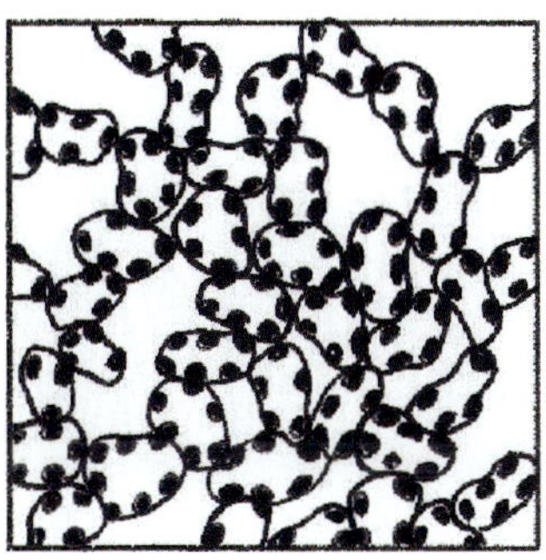

A) B) C) D) E)

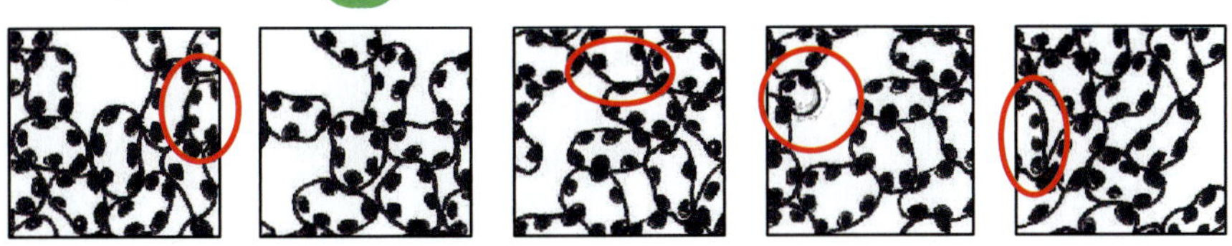

19

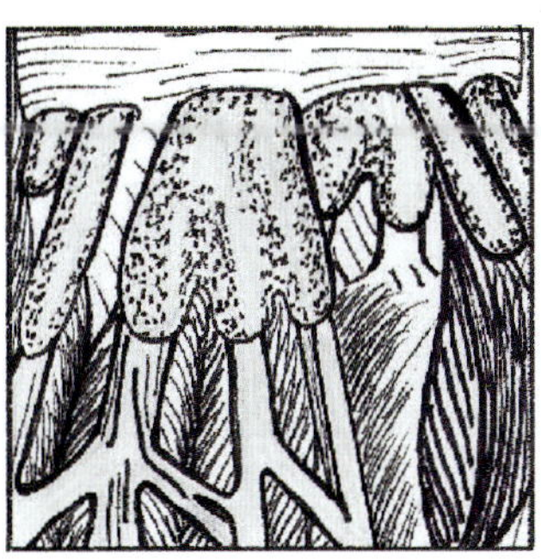

A) B) C) D) E)

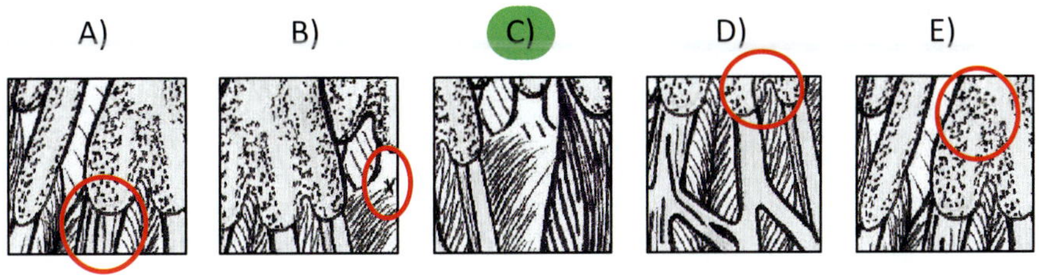

20

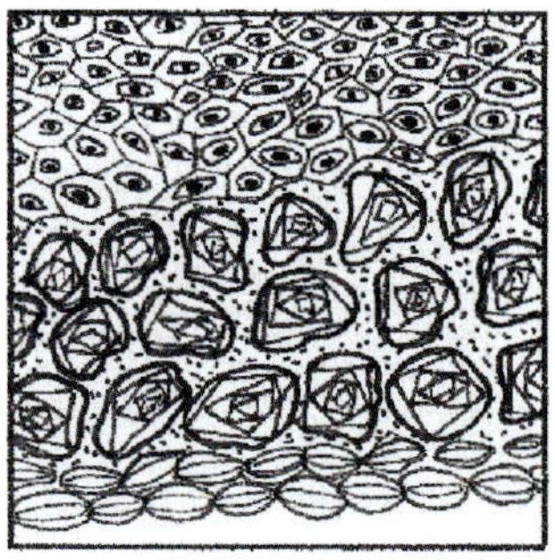

A) | B) | C) | **D)** | E)

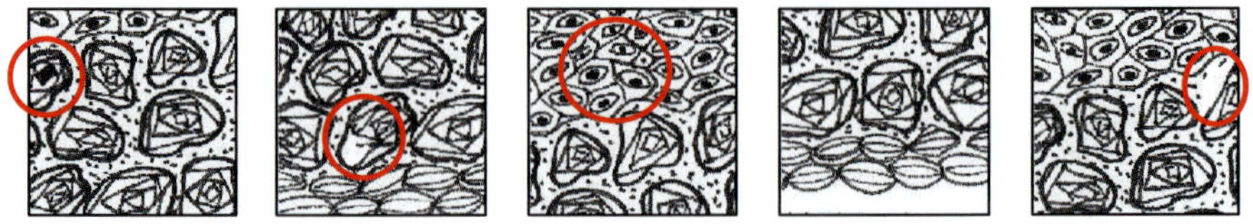

21

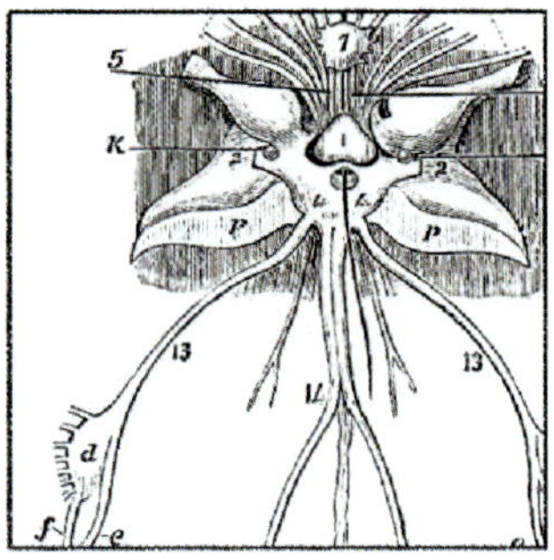

A) | B) | C) | D) | E)

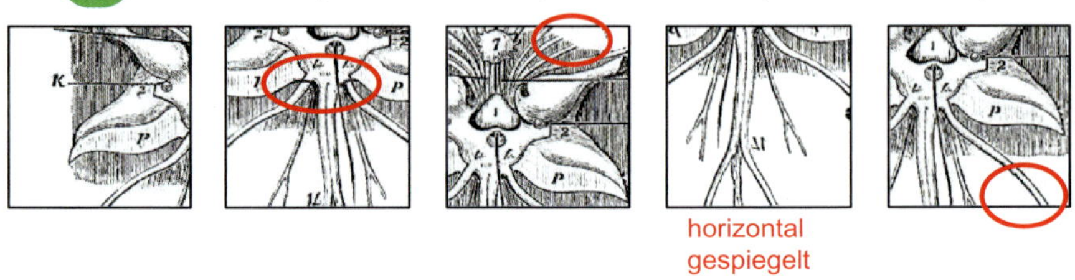

22

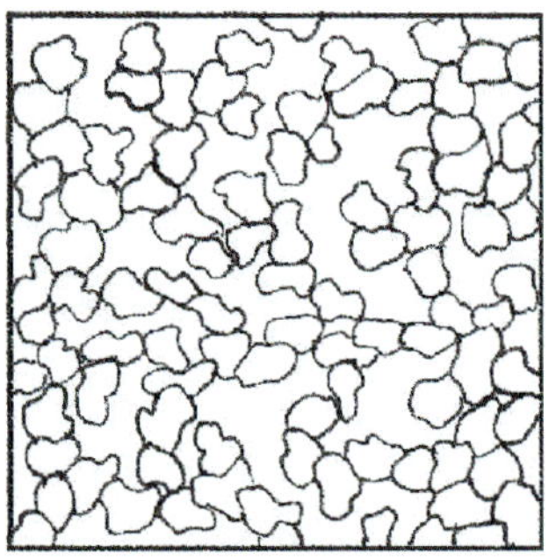

A) | B) | C) | D) | **E)**

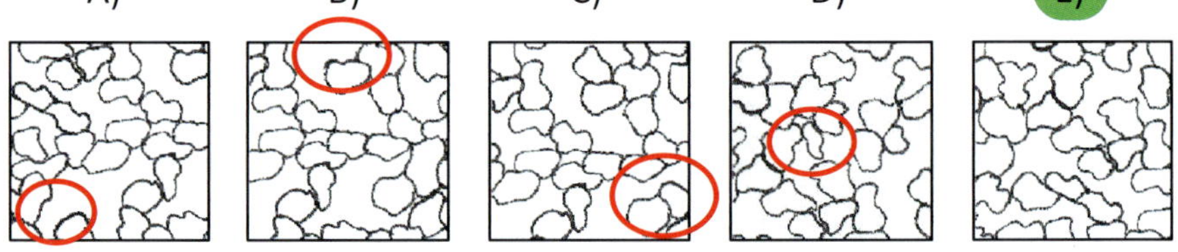

23

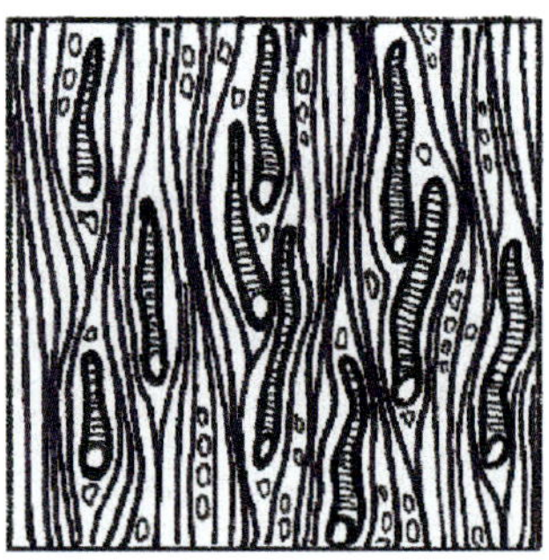

A) | B) | C) | D) | E)

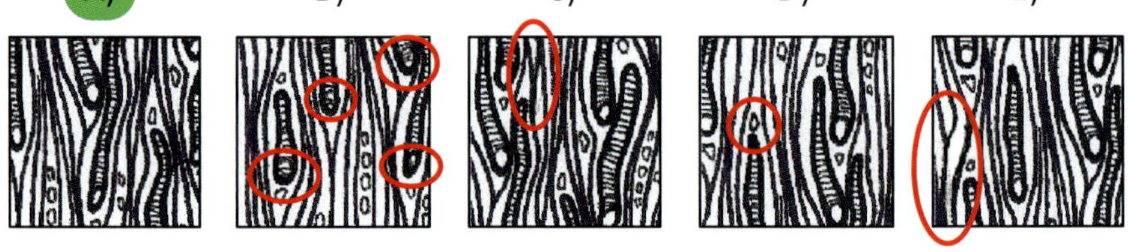

24

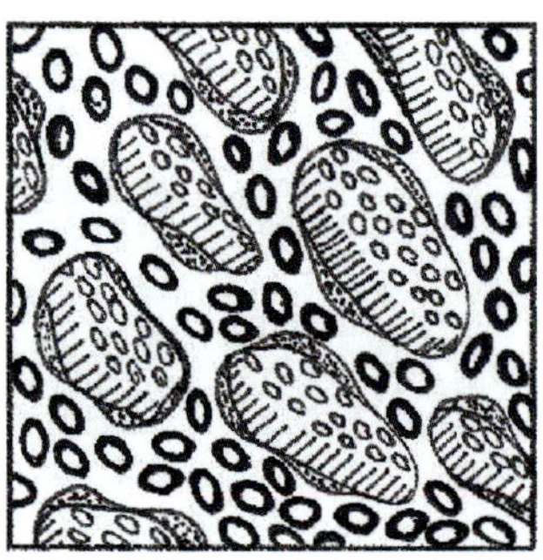

A) | B) | C) | **D)** | E)

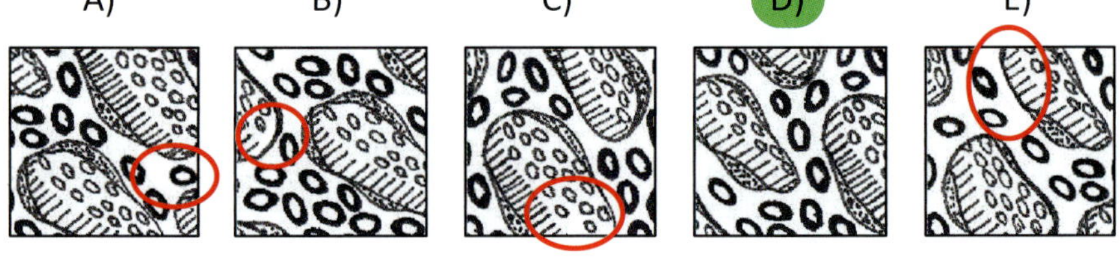

Übungsset 3

Pro Aufgabe werden je ein Musterbild sowie fünf dazugehörige Ausschnitte präsentiert. Finden Sie heraus, welcher Musterausschnitt zu dem Muster vollkommen deckungsgleich, d. h. ohne jegliche Abänderung ist. Der korrekte Musterausschnitt ist weder gedreht, noch in seiner Größe oder Detailstruktur verändert. (TMS: 30 Min. für 24 Aufgaben, EMS: 18 Min. für 20 Aufgaben)

1

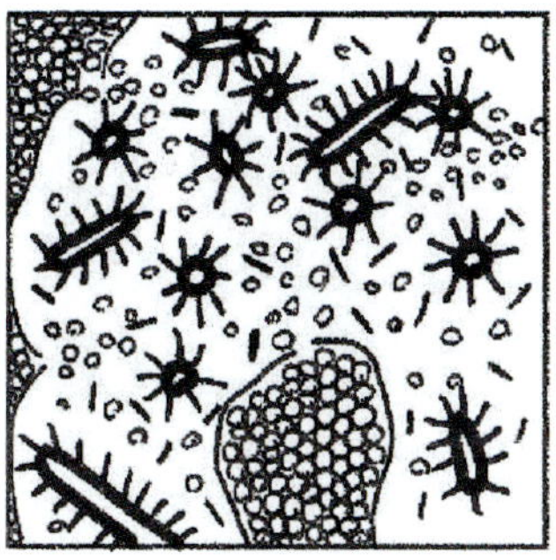

A) B) C) D) E)

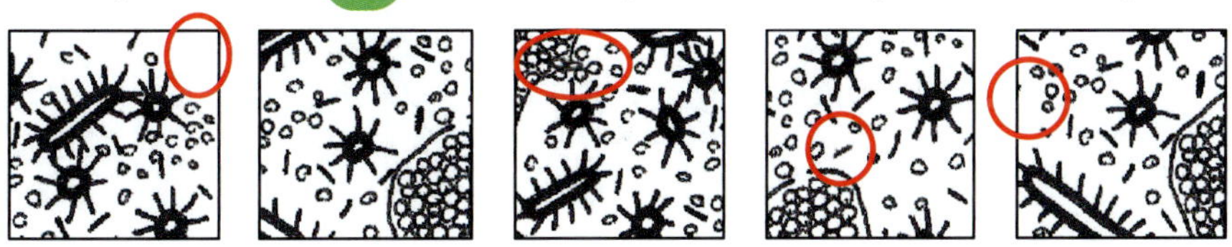

2

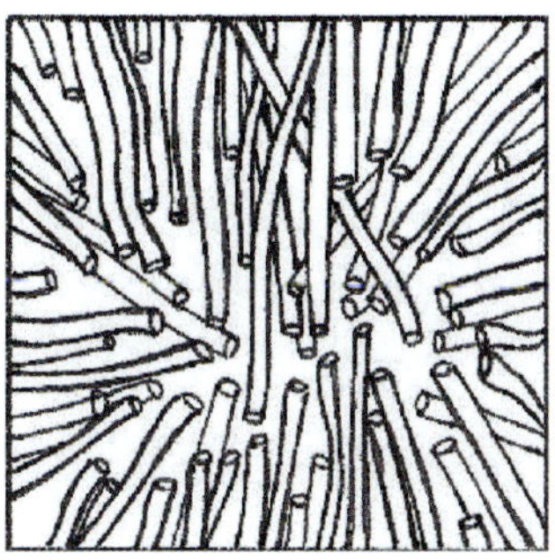

A) B) C) D) E)

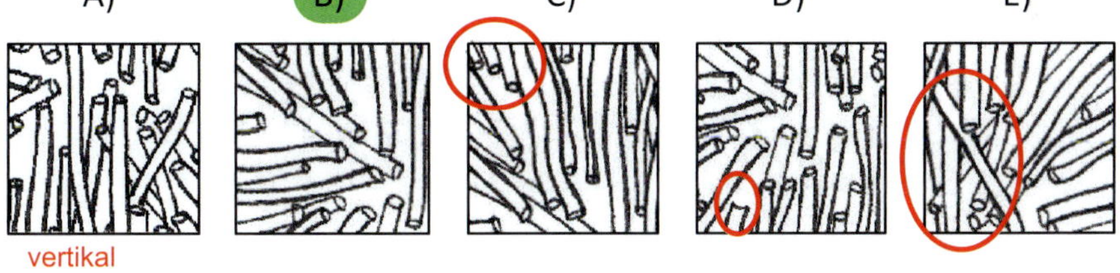

vertikal gespiegelt

3

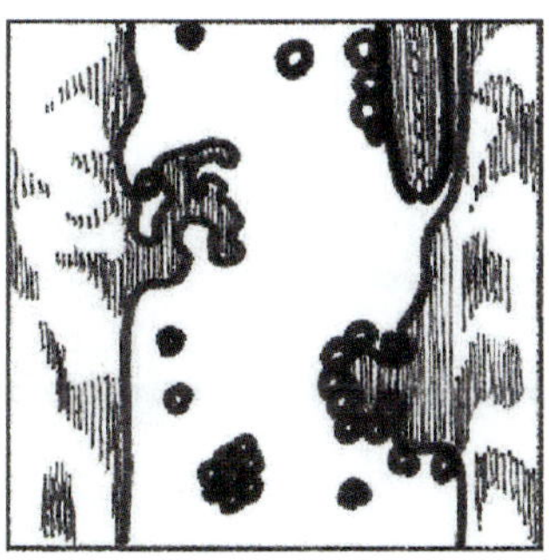

A) B) C) D) E)

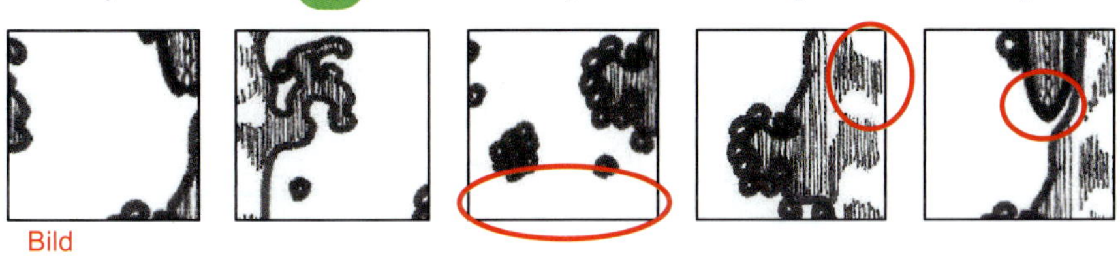

Bild vergrößert

4

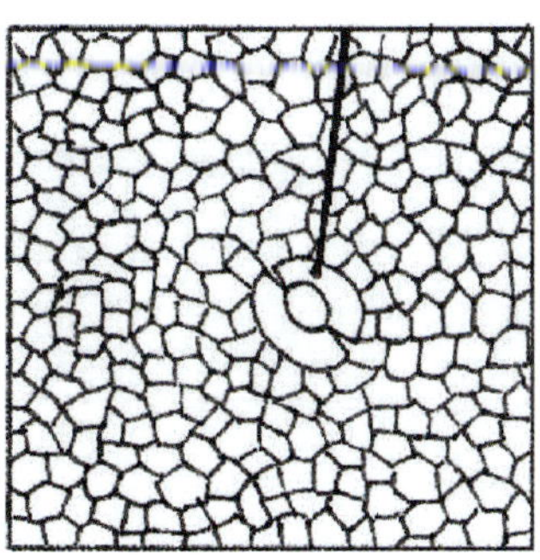

A) B) C) D) E)

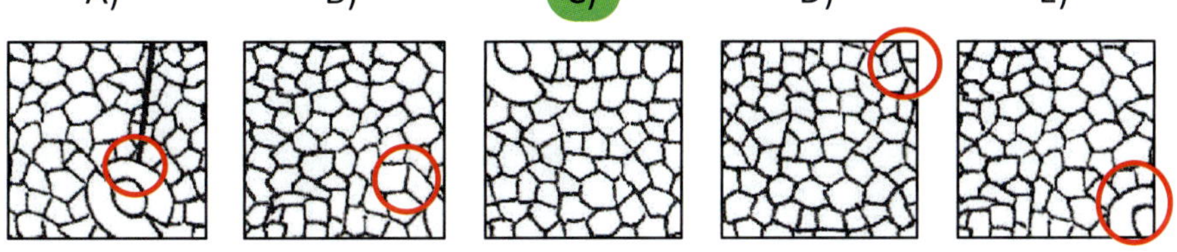

5

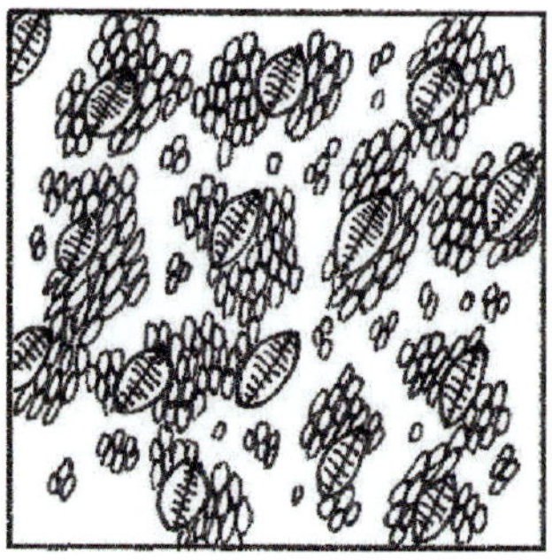

A) B) C) D) **E)**

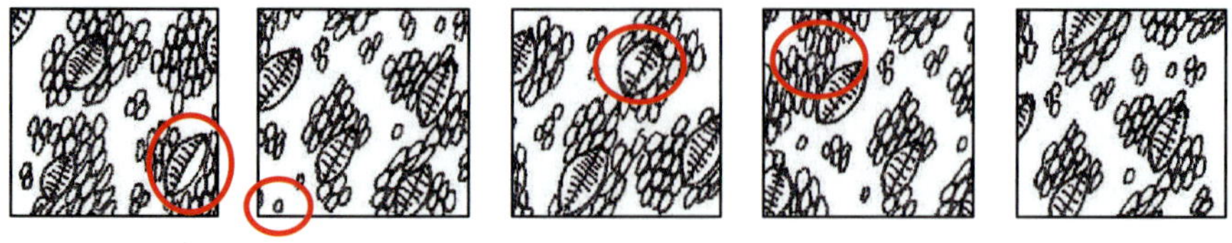

6

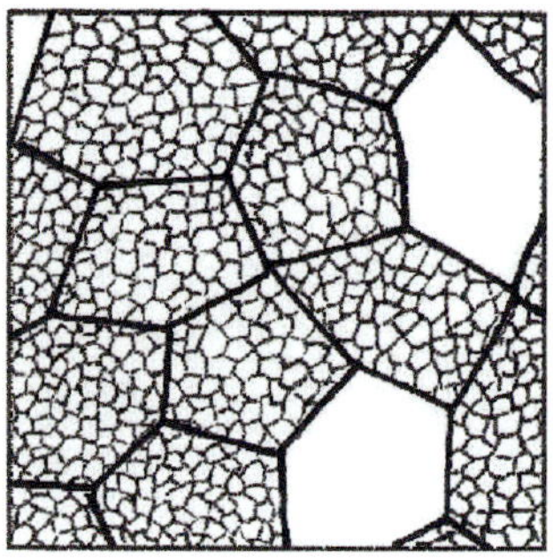

A) B) C) D) E)

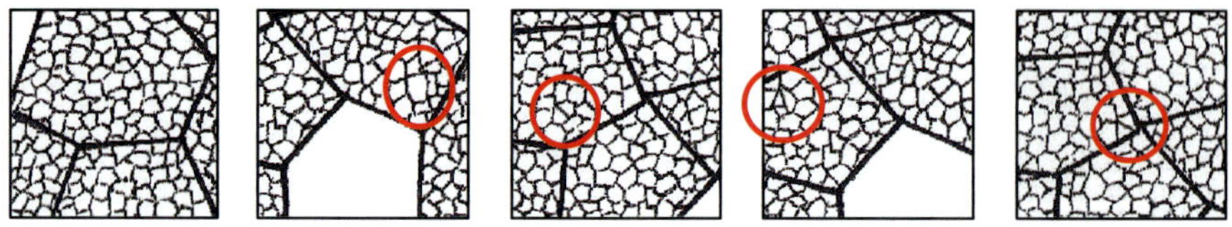

7

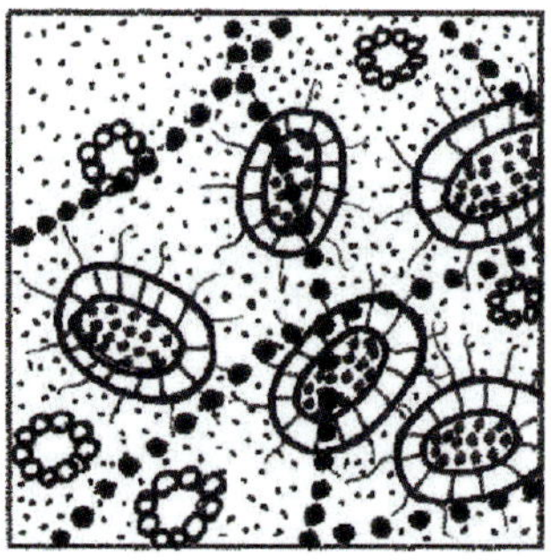

A) B) C) **D)** E)

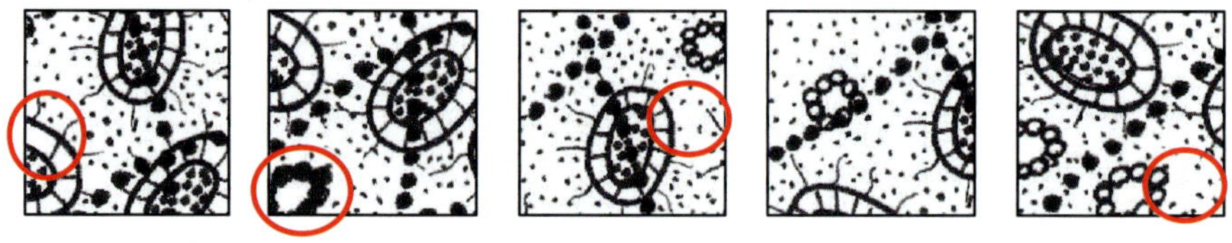

8

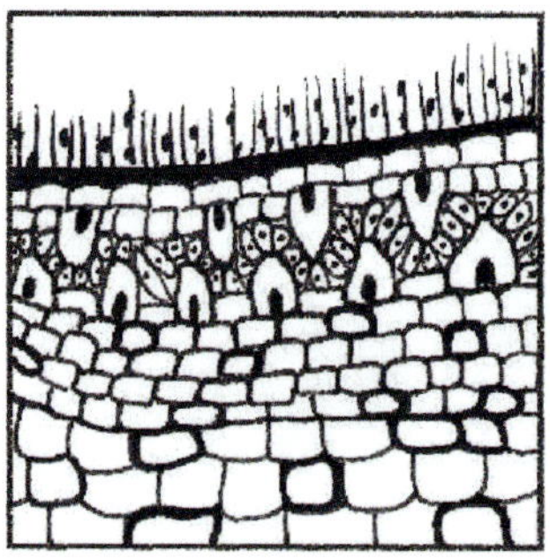

A) B) C) **D)** E)

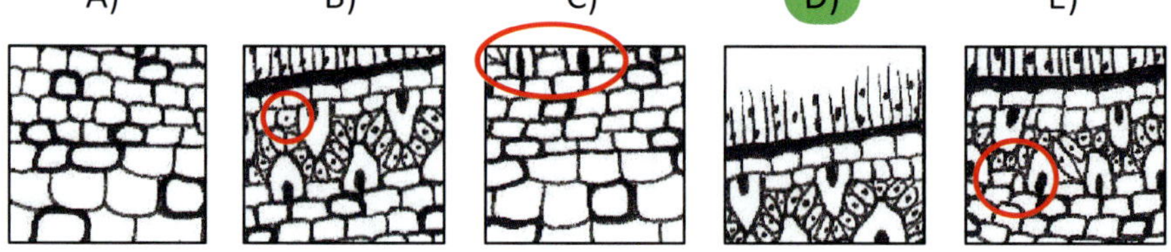

A) horizontal gespiegelt

9

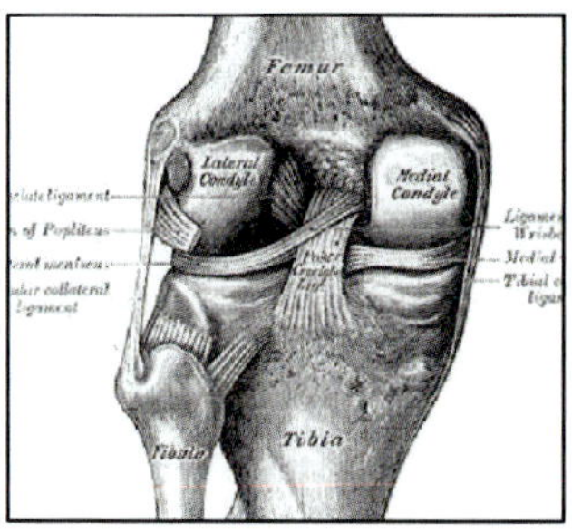

A) **B)** C) D) E)

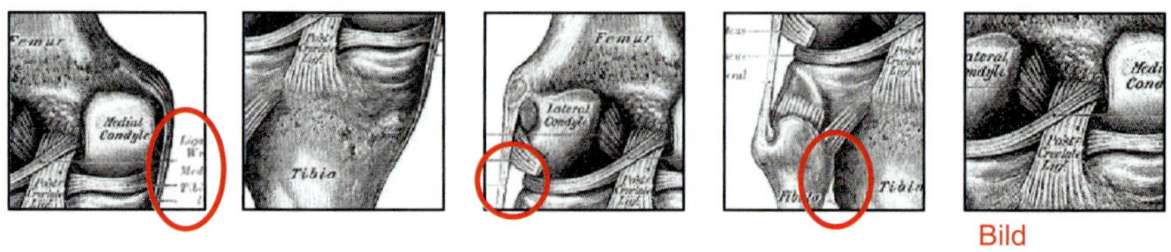

E) Bild vergrößert

10

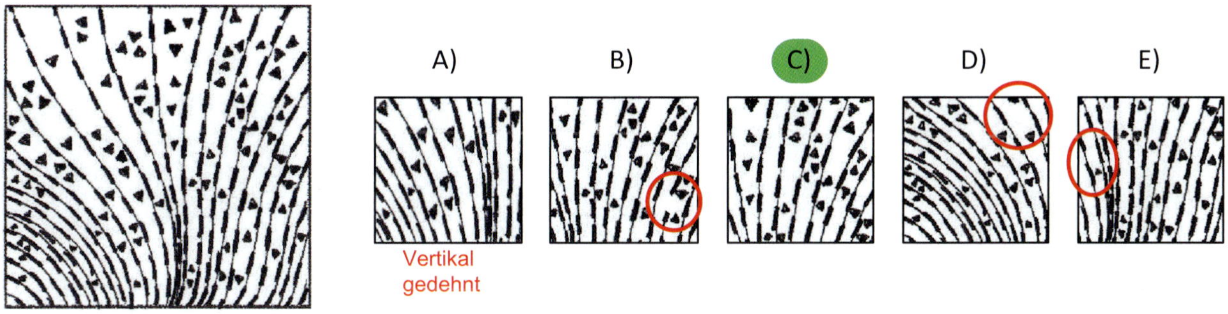

11

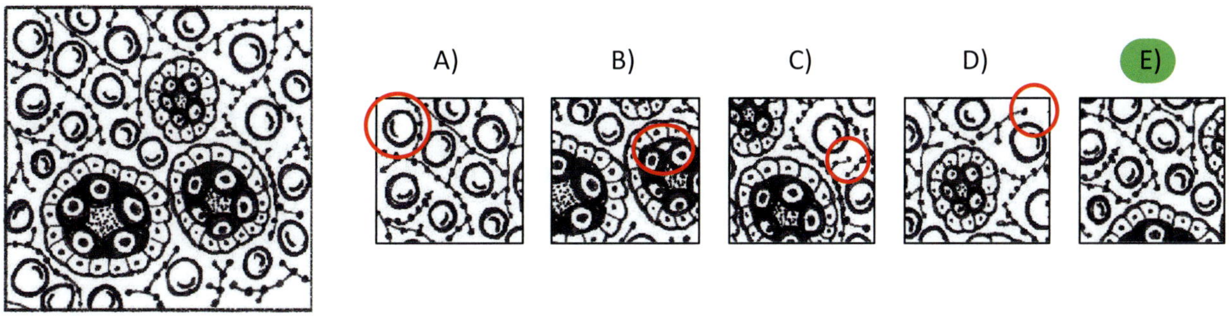

12

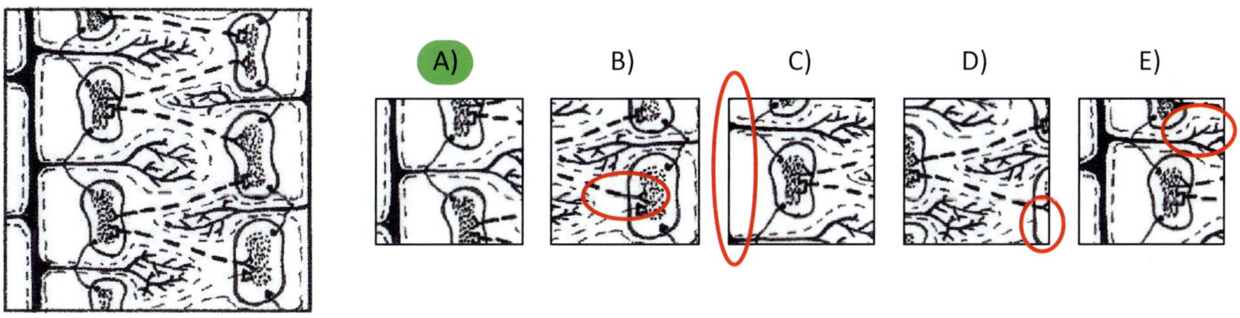

13

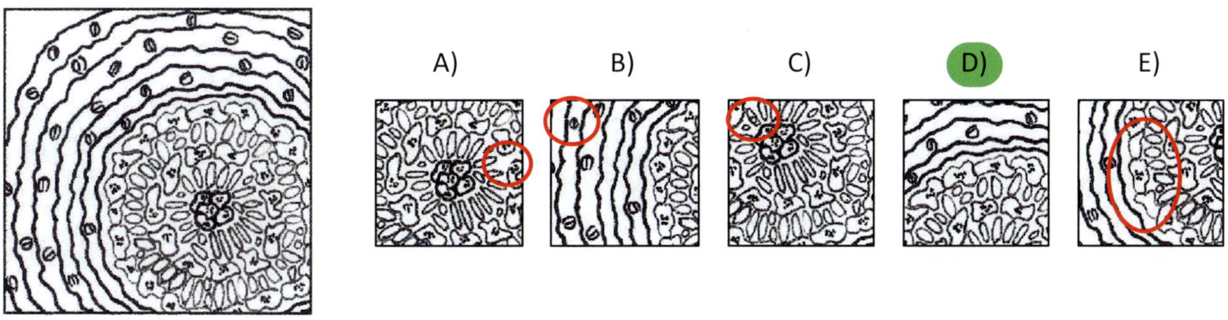

14

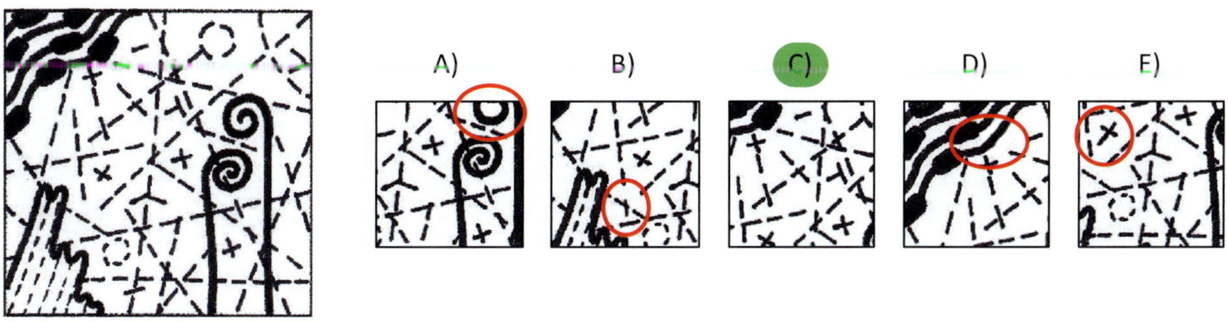

15

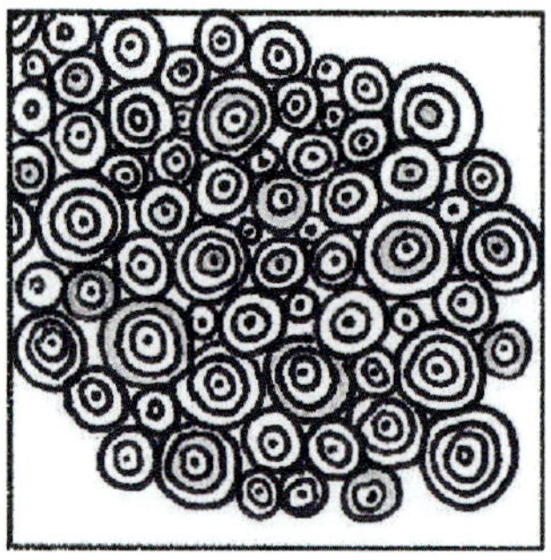

A) B) C) **D)** E)

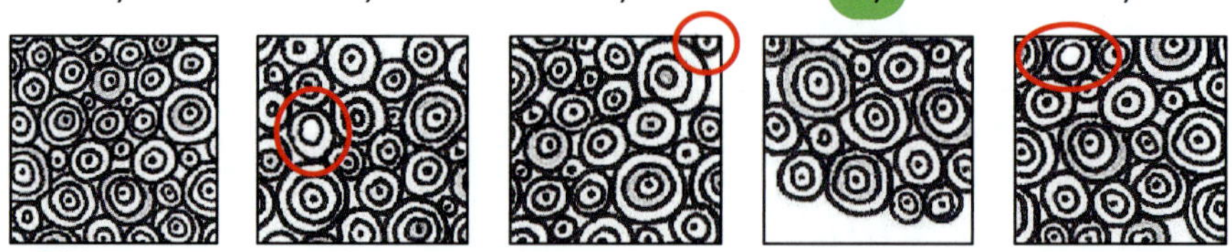

Bild verkleinert

16

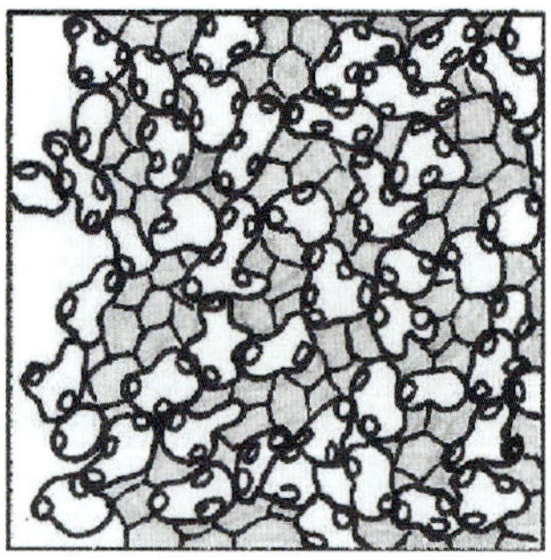

A) B) C) D) **E)**

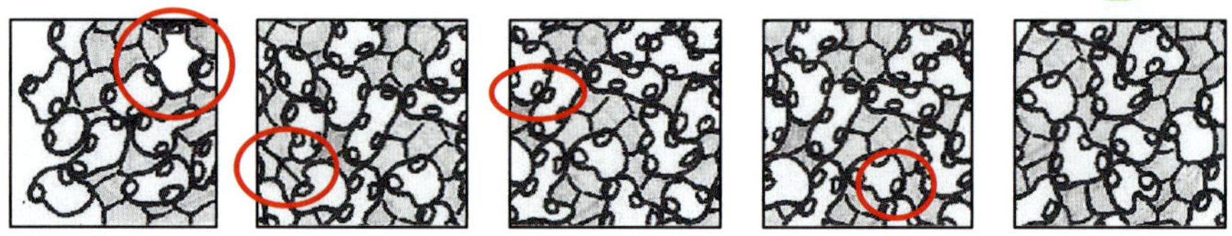

17

A) **B)** C) D) E)

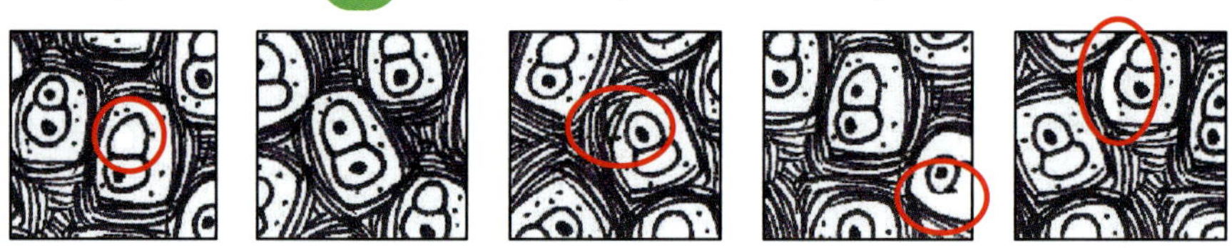

18

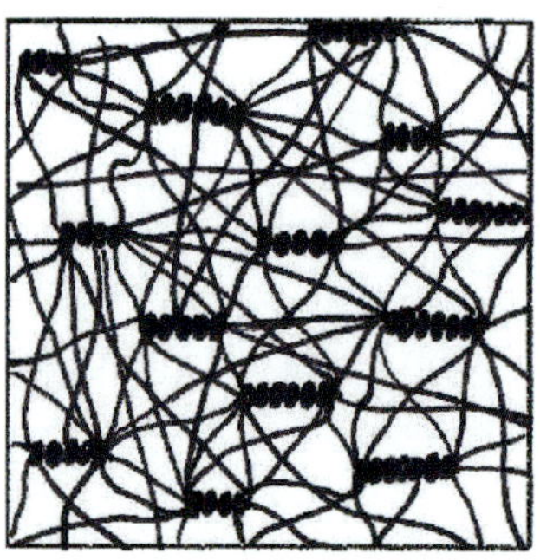

A) B) C) **D)** E)

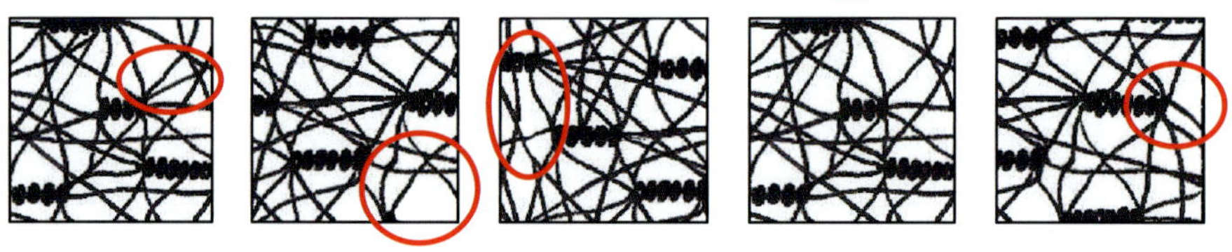

19

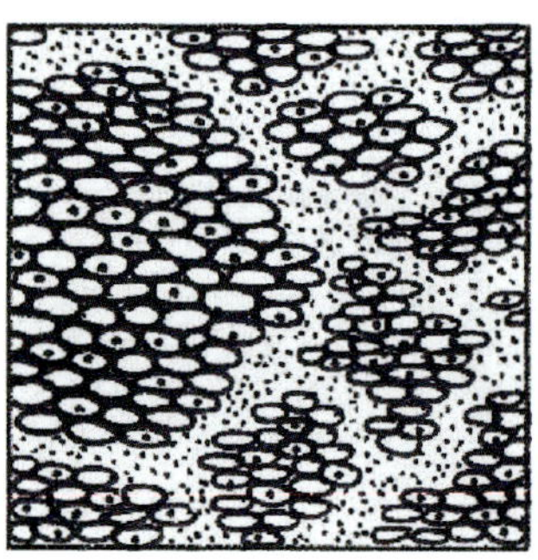

A) B) **C)** D) E)

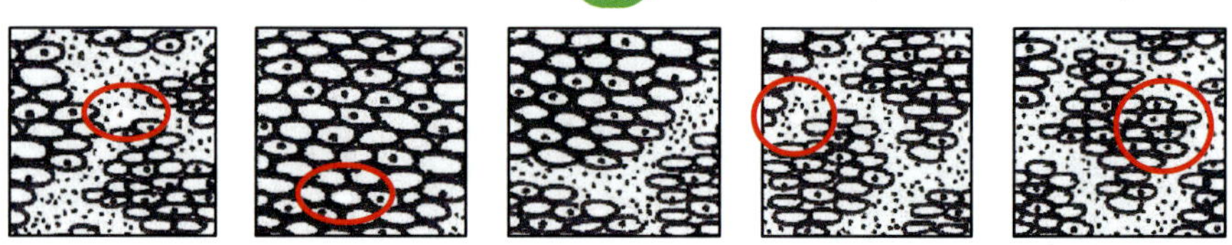

20

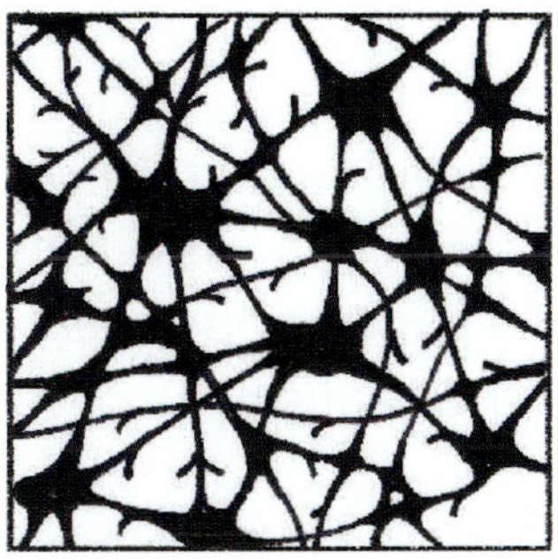

A) B) C) D) E)

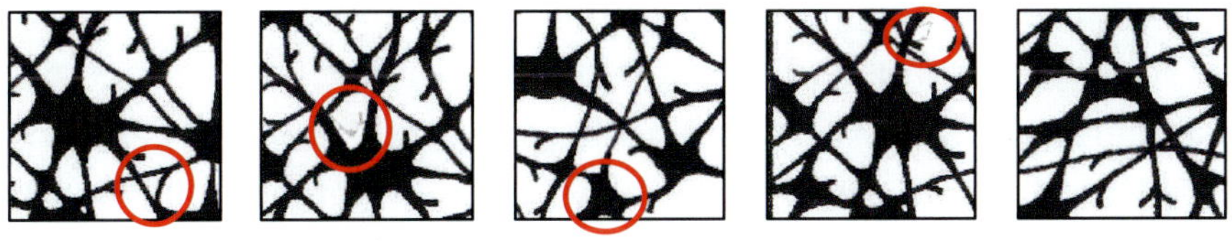

21

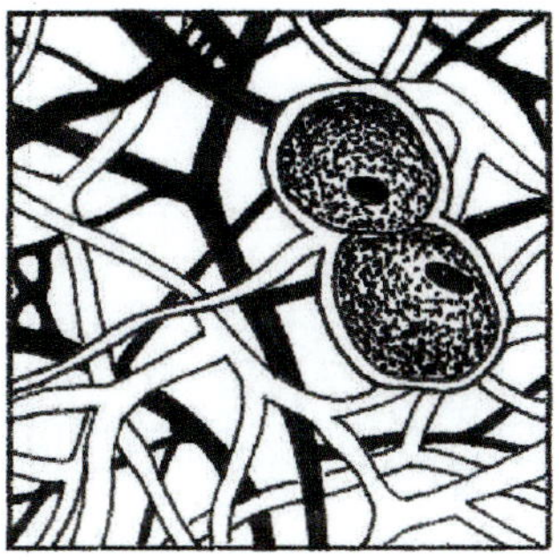

A) B) C) D) E)

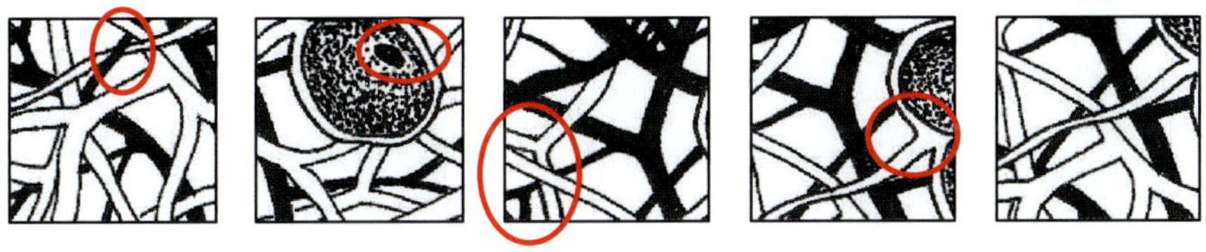

22

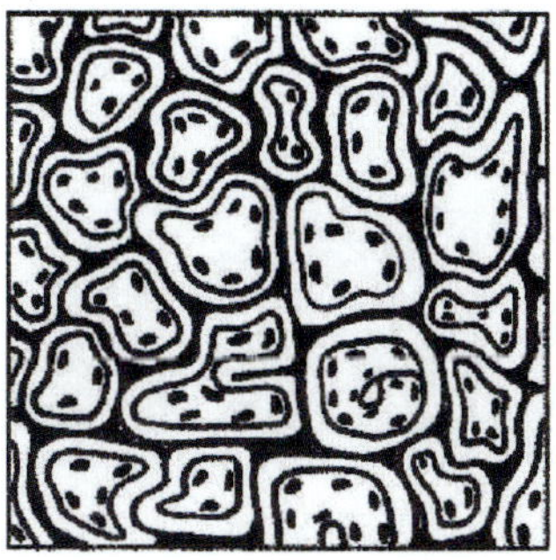

A) B) C) D) E)

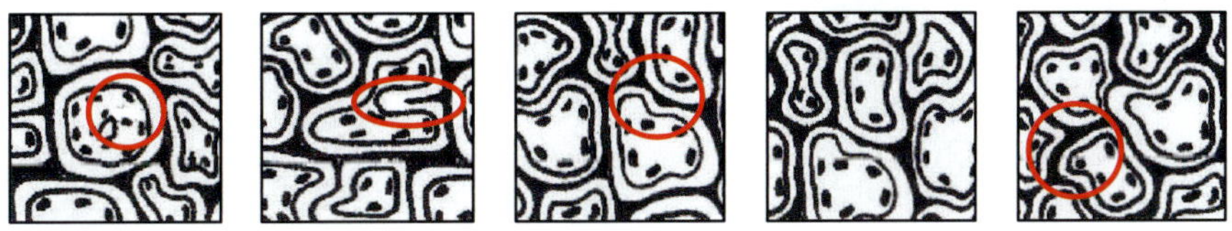

23

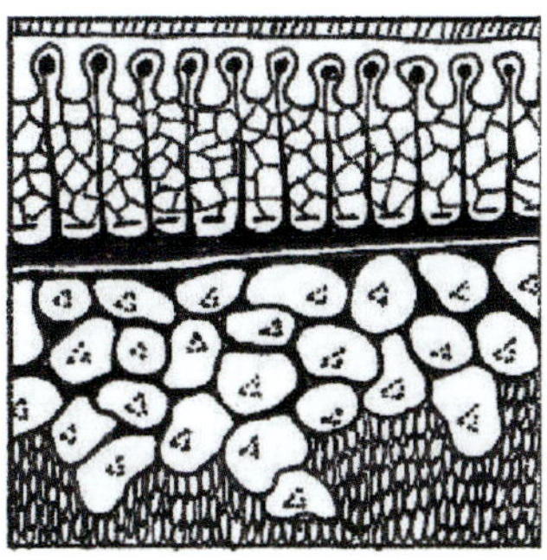

A) B) C) D) E)

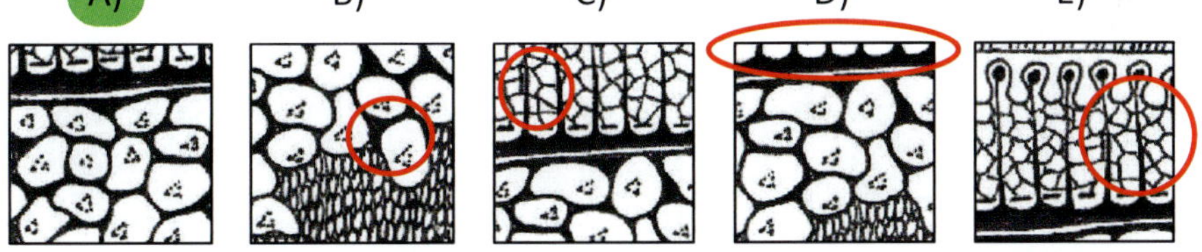

24

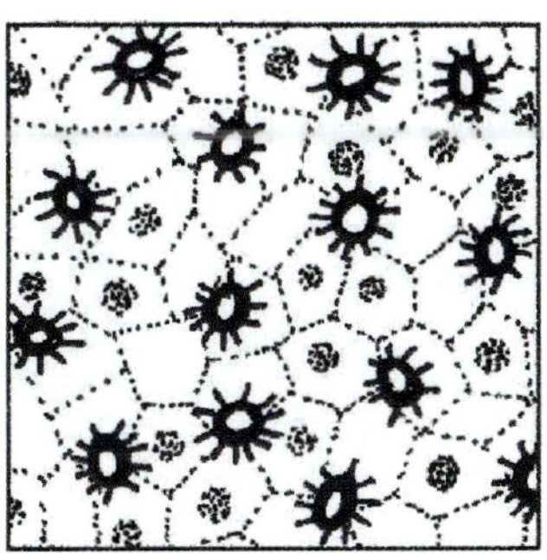

A) B) C) D) E)

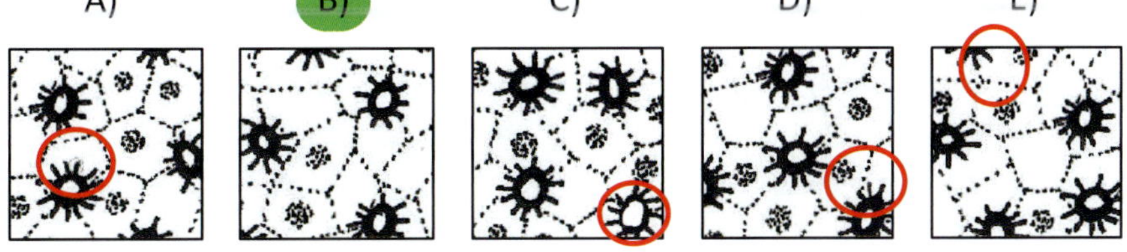

Übungsset 4

Pro Aufgabe werden je ein Musterbild sowie fünf dazugehörige Ausschnitte präsentiert. Finden Sie heraus, welcher Musterausschnitt zu dem Muster vollkommen deckungsgleich, d. h. ohne jegliche Abänderung ist. Der korrekte Musterausschnitt ist weder gedreht, noch in seiner Größe oder Detailstruktur verändert. (TMS: 30 Min. für 24 Aufgaben, EMS: 18 Min. für 20 Aufgaben)

1

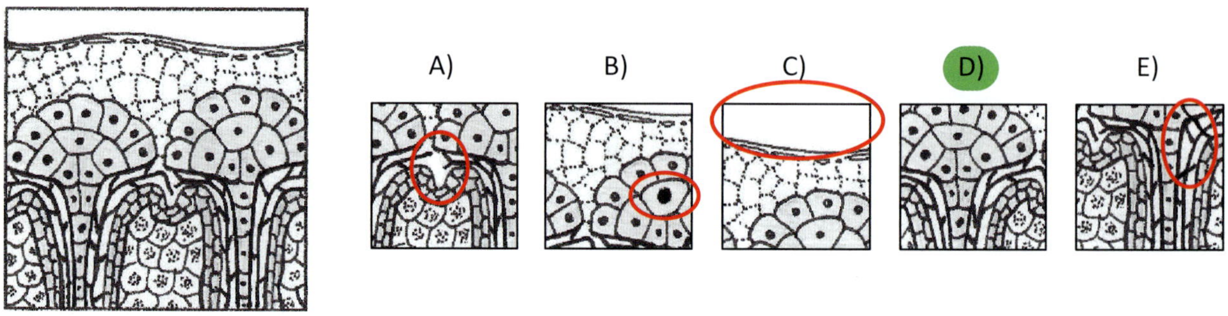

2

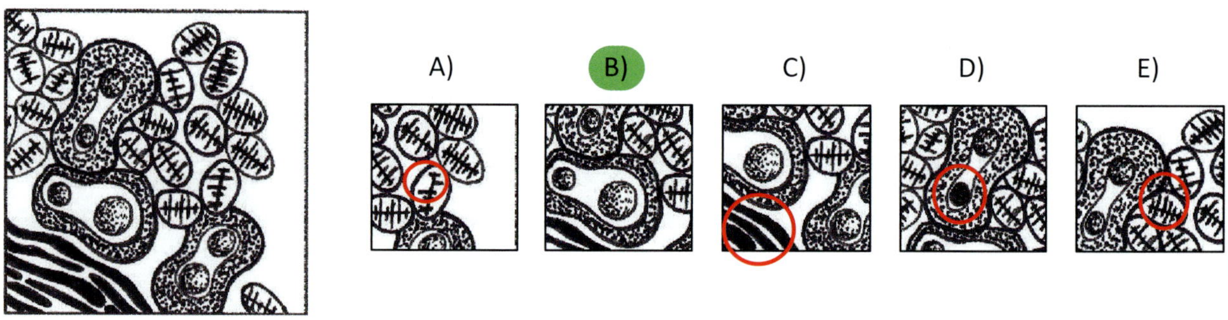

3

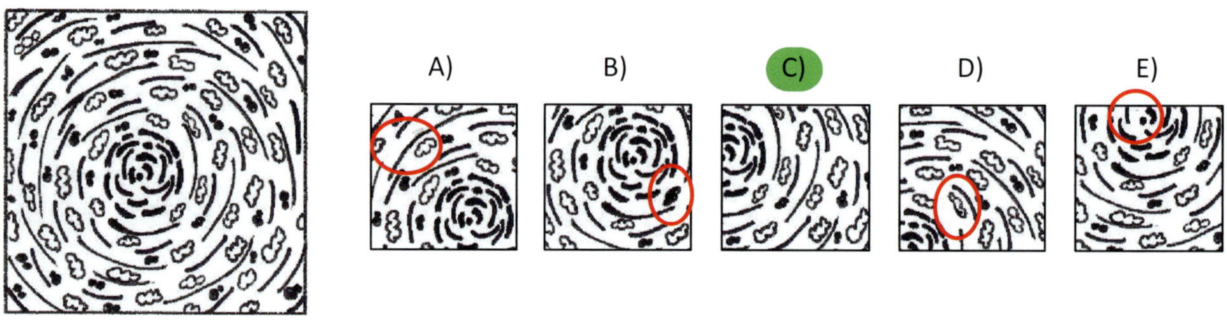

4

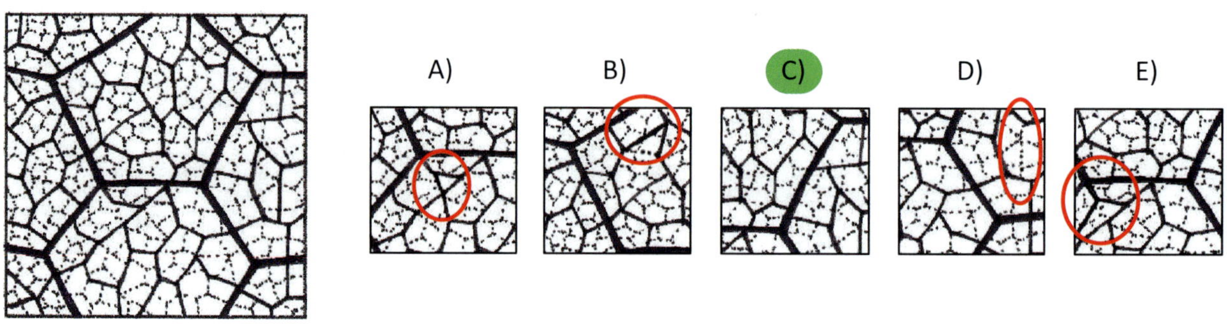

5

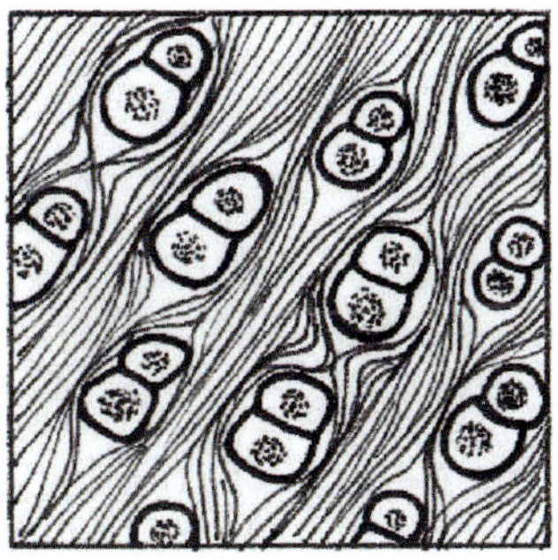

A) B) C) D) E)

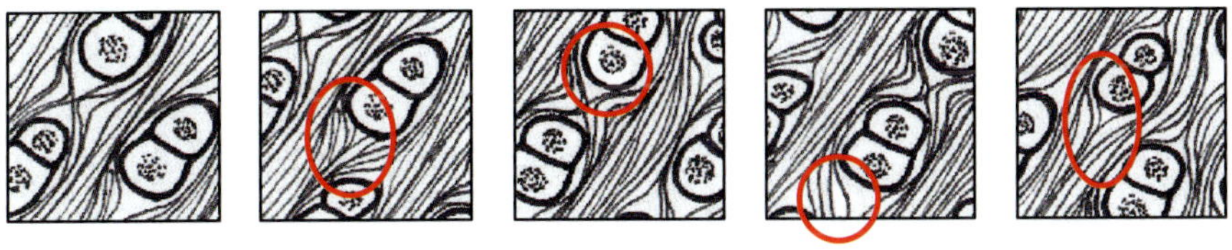

6

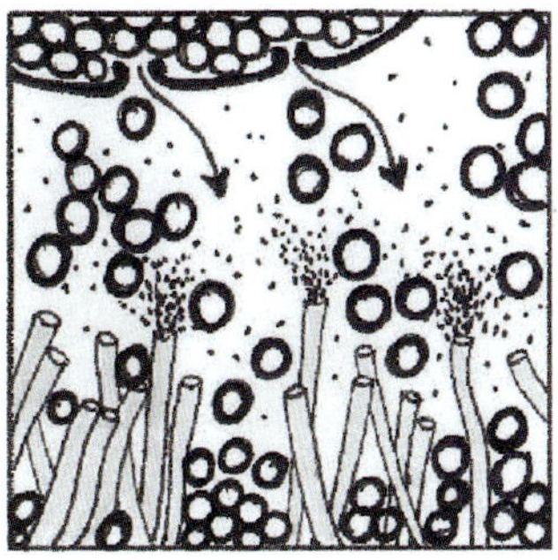

A) B) C) D) E)

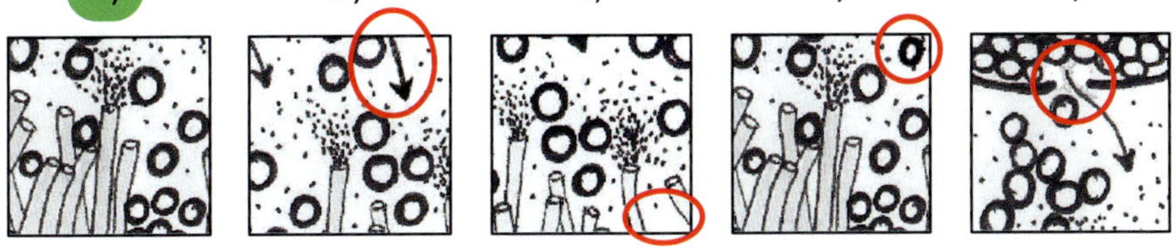

7

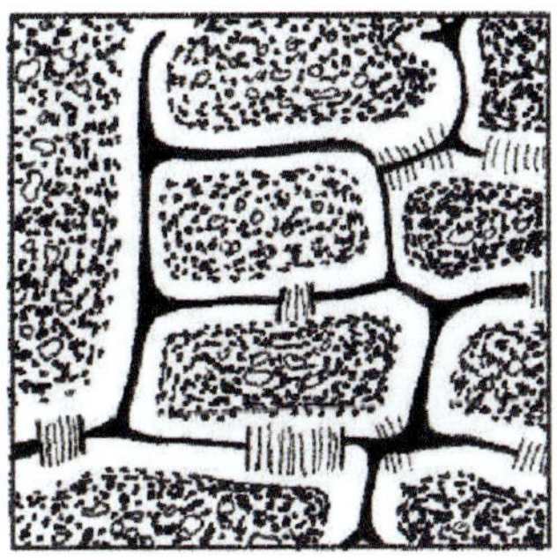

A) B) C) D) E)

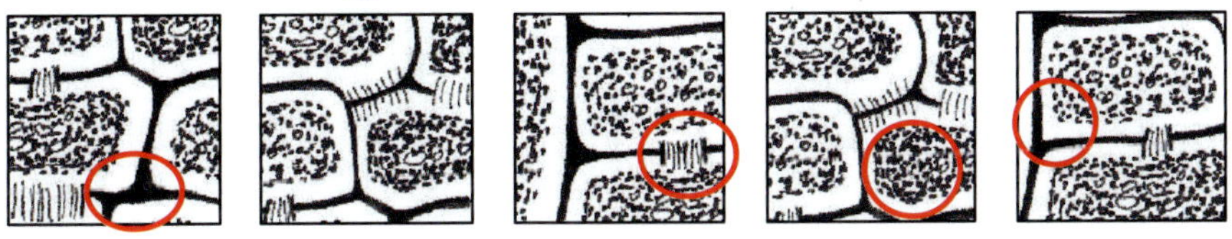

8

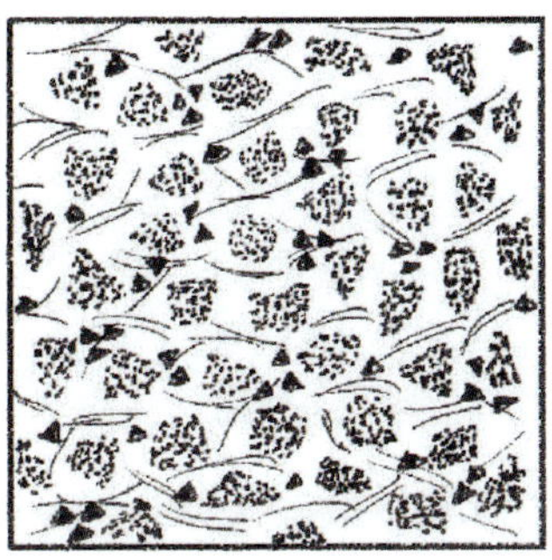

A) B) C) D) E)

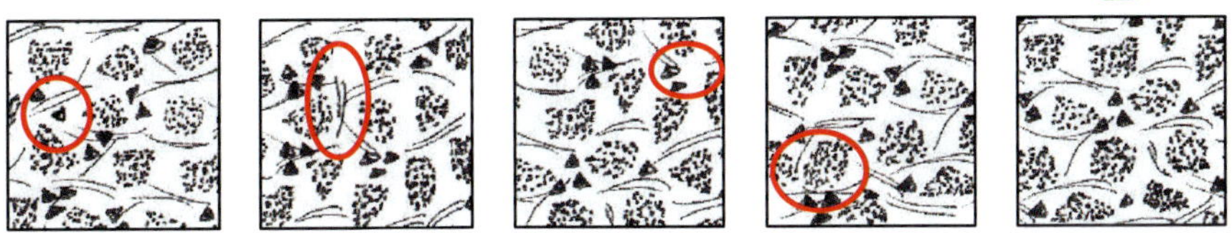

9

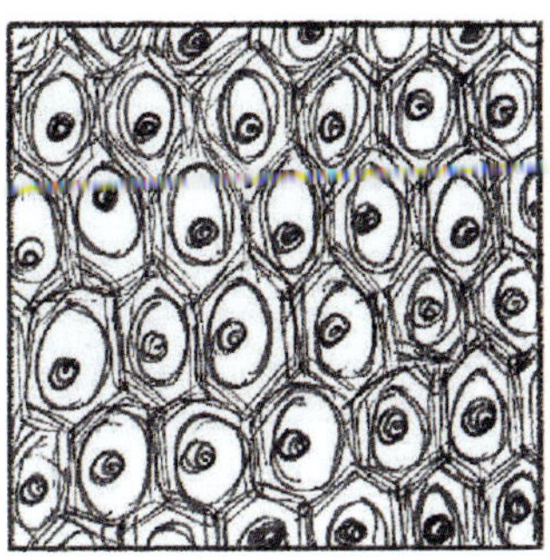

A) B) C) D) E)

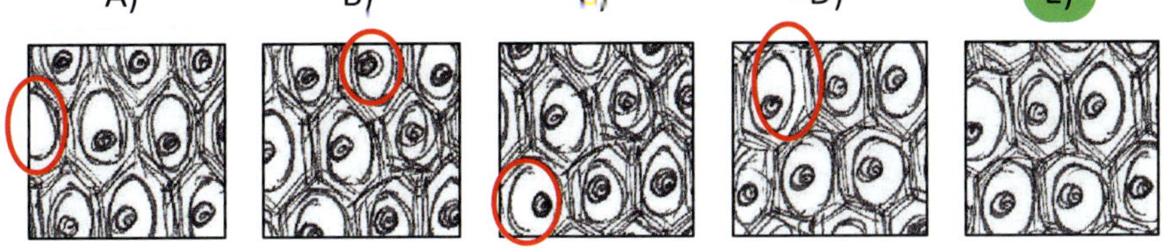

10 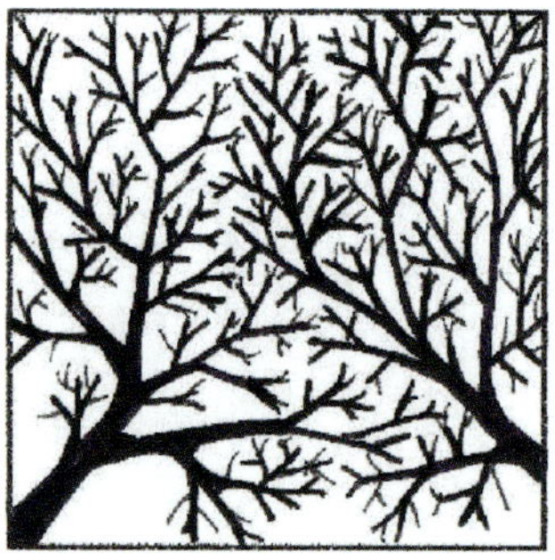

A) B) C) **D)** E)

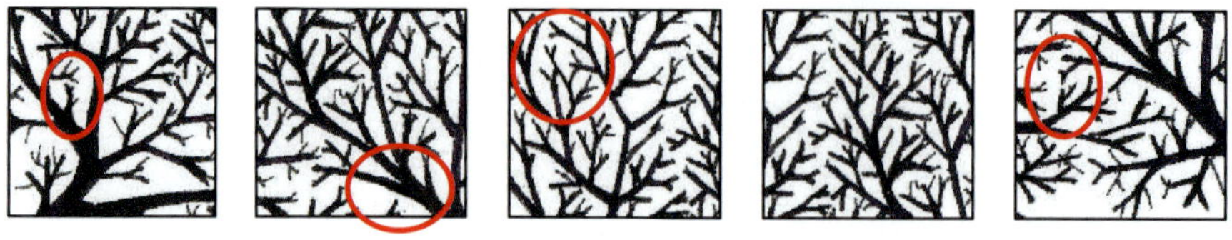

11 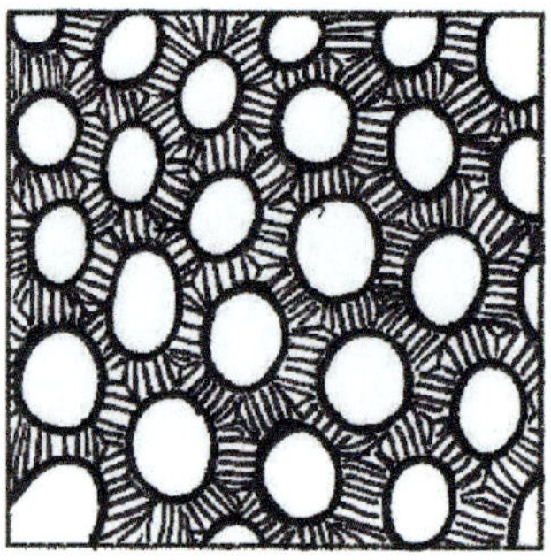

A) B) C) D) E)

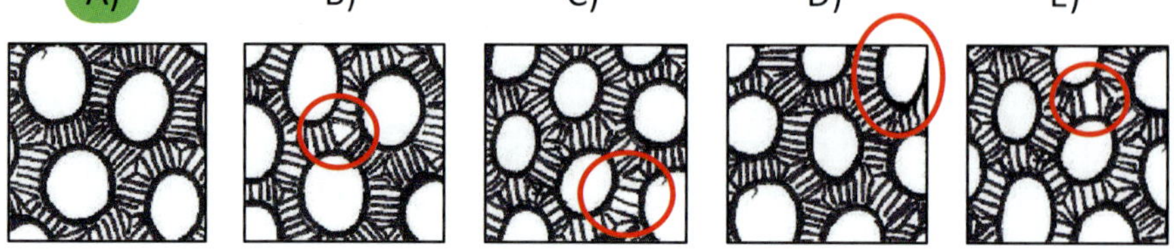

12 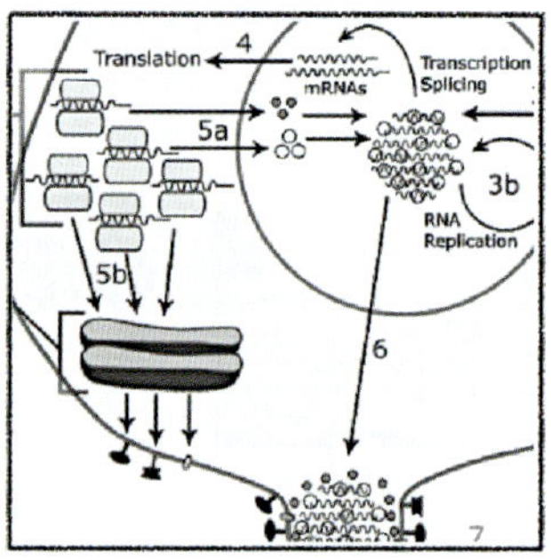

A) B) C) D) **E)**

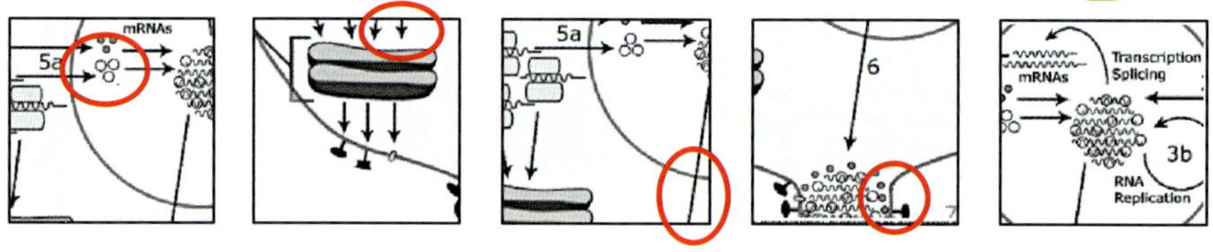

13 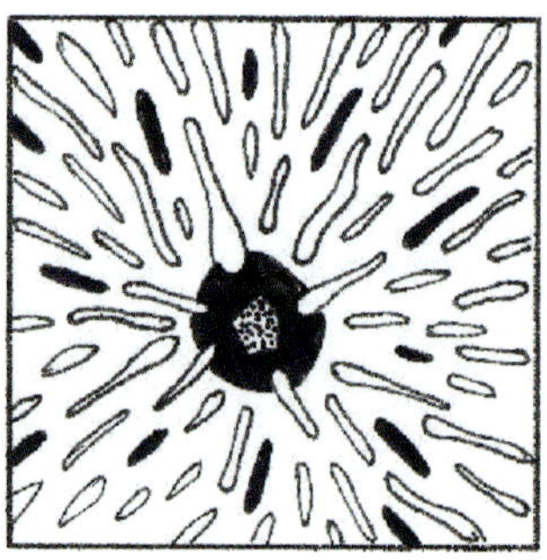

A) **B)** C) D) E)

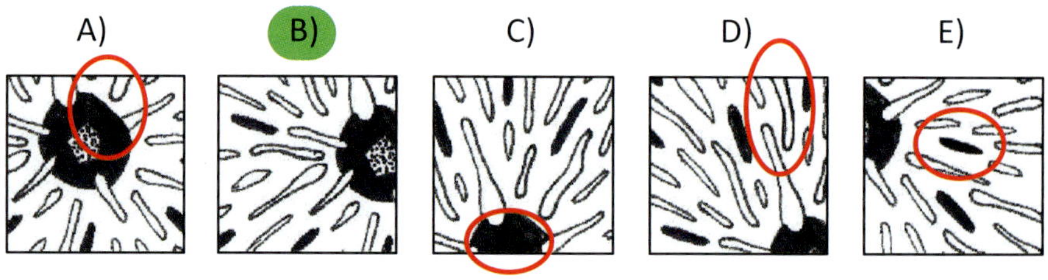

14 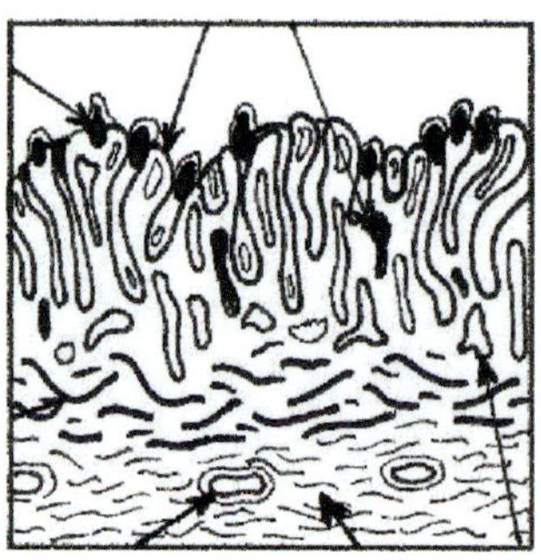

A) B) **C)** D) E)

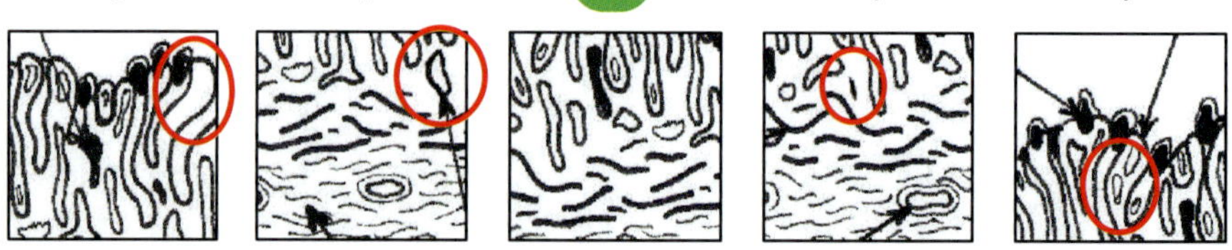

15

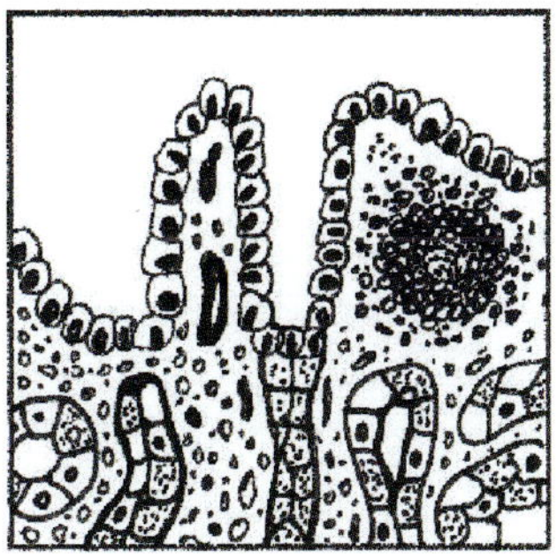

A) B) C) **D)** E)

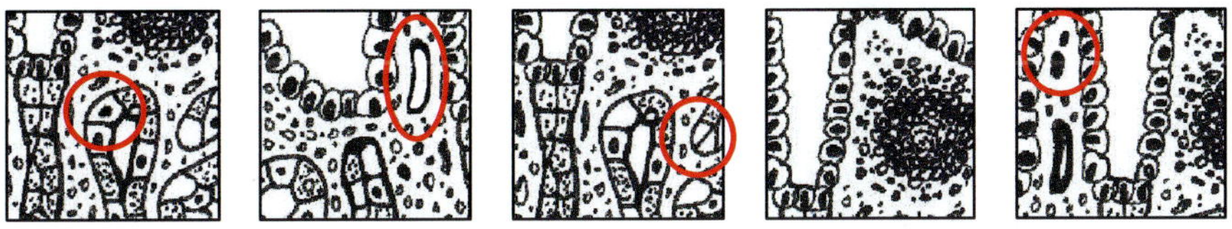

16

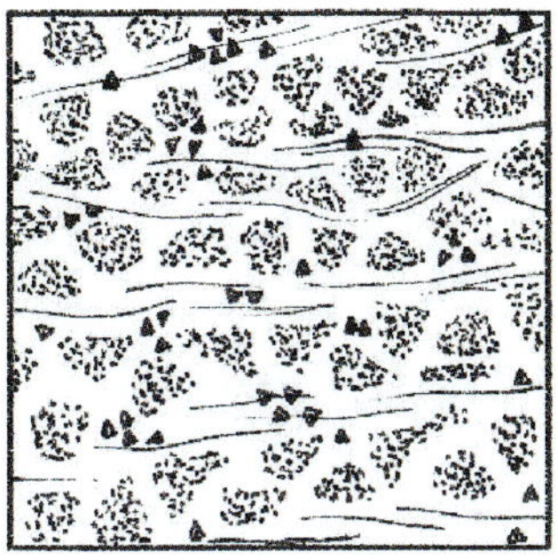

A) B) C) D) **E)**

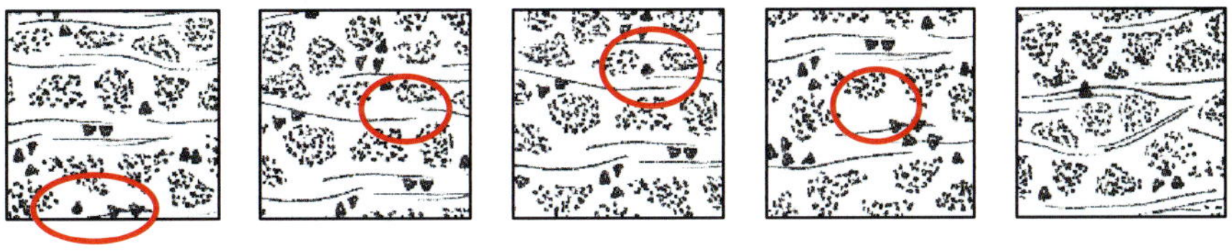

17

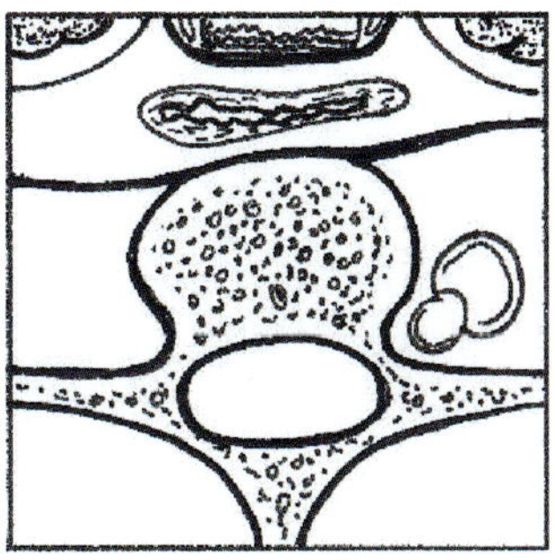

A) B) C) D) **E)**

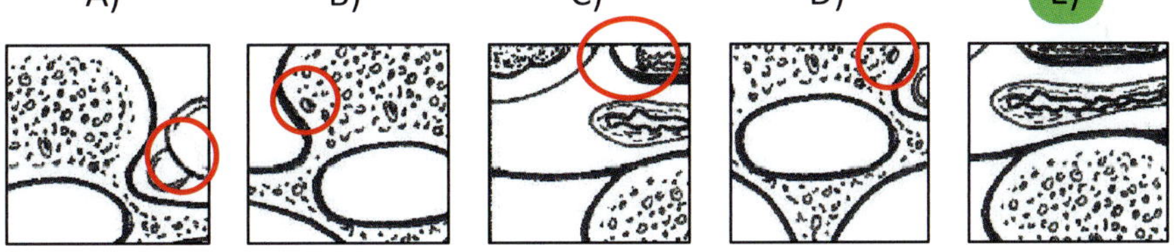

18

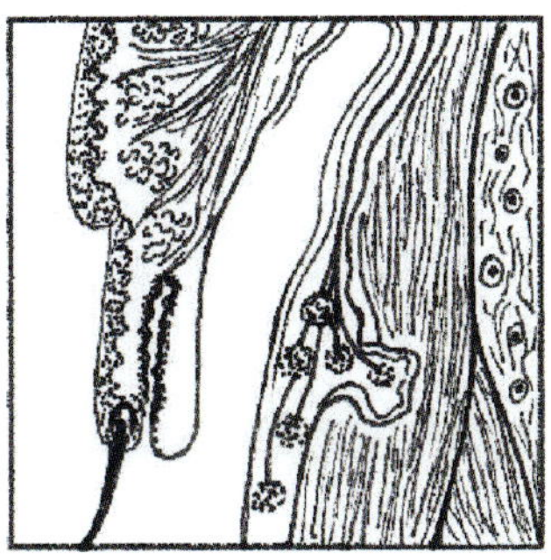

A) B) C) D) E)

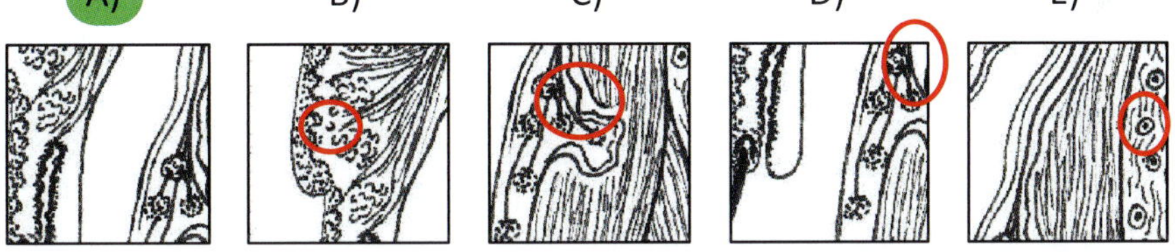

19

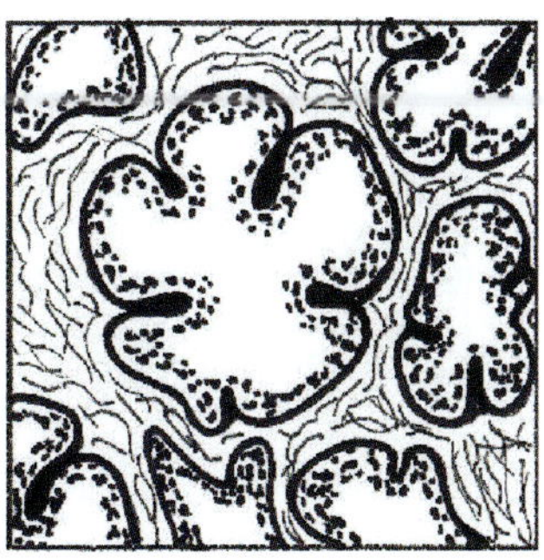

A) B) C) **D)** E)

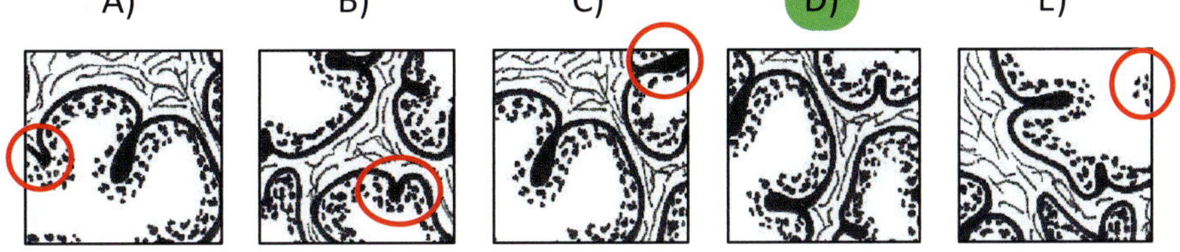

20

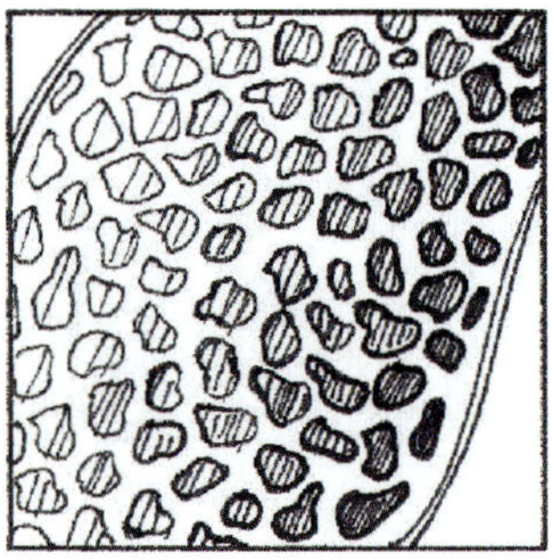

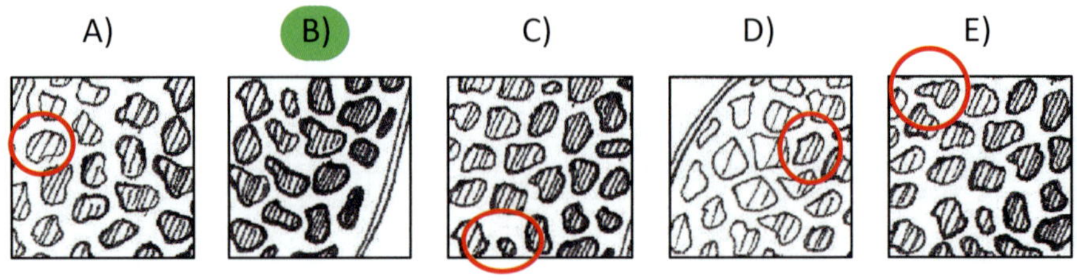

21

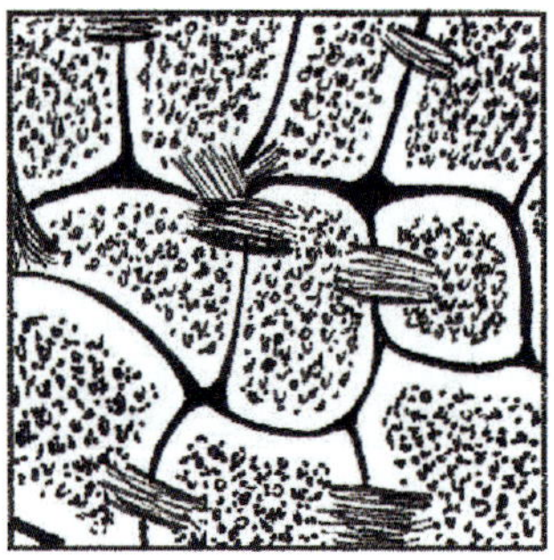

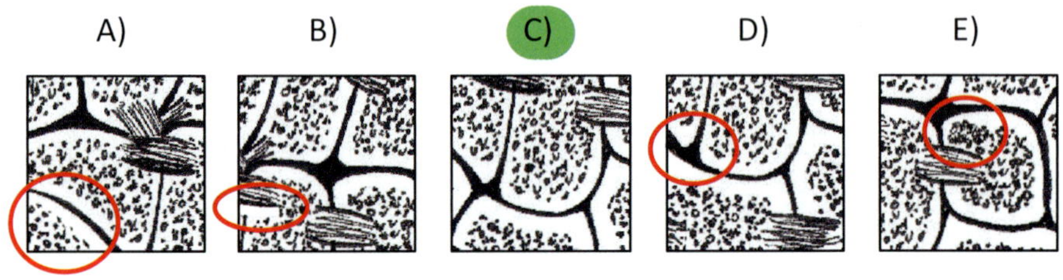

22

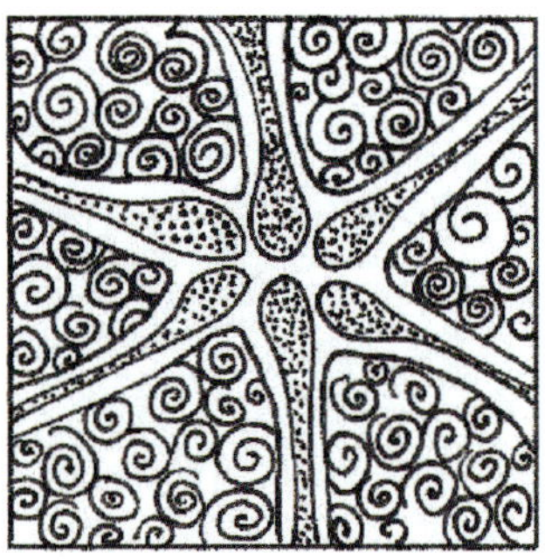

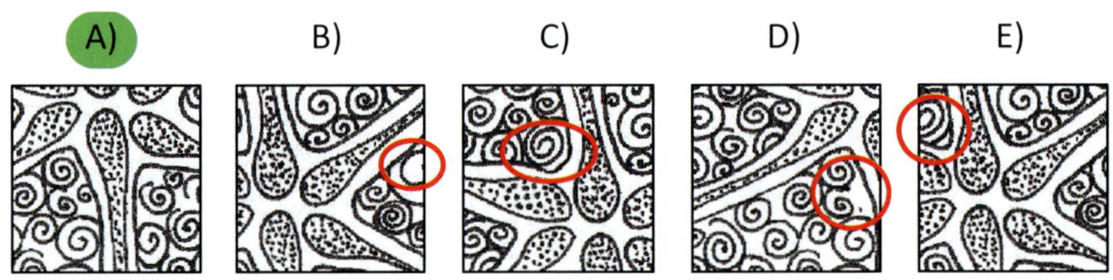

23

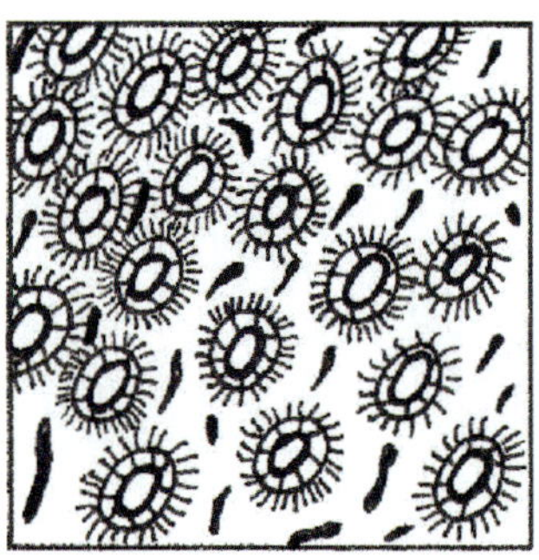

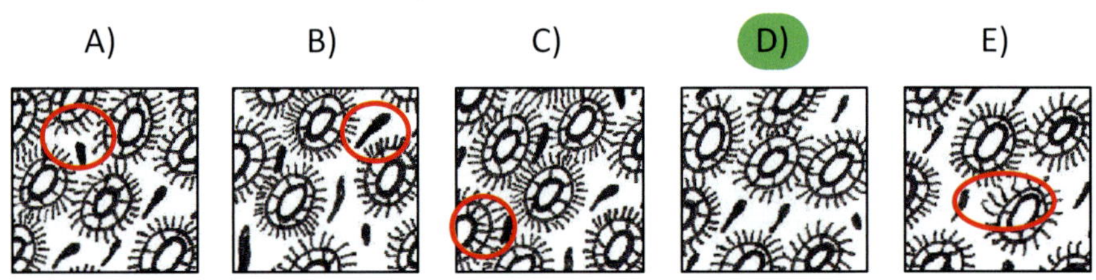

24

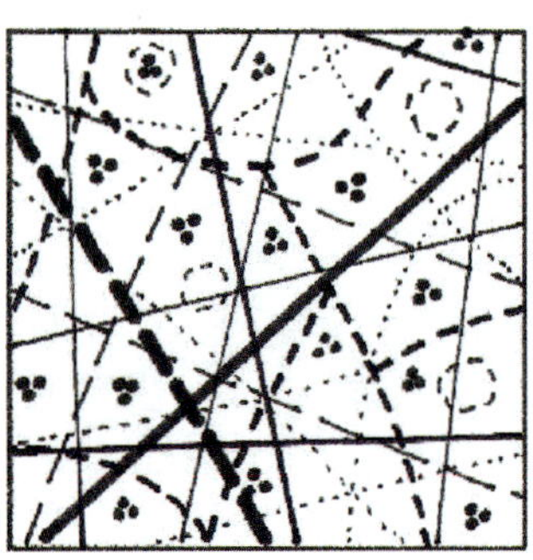

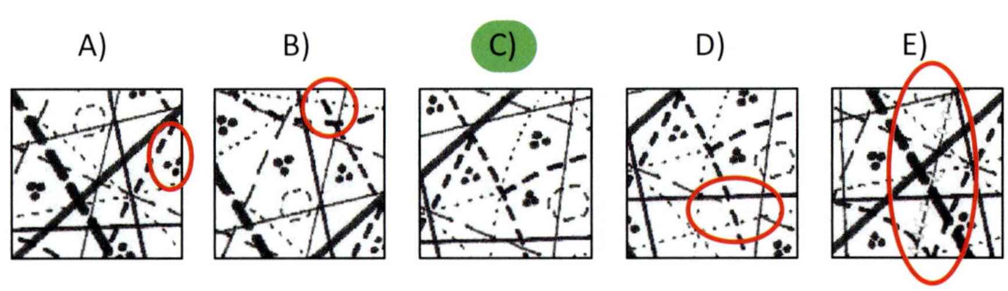

Übungsset 5

Pro Aufgabe werden je ein Musterbild sowie fünf dazugehörige Ausschnitte präsentiert. Finden Sie heraus, welcher Musterausschnitt zu dem Muster vollkommen deckungsgleich, d. h. ohne jegliche Abänderung ist. Der korrekte Musterausschnitt ist weder gedreht, noch in seiner Größe oder Detailstruktur verändert. (TMS: 30 Min. für 24 Aufgaben, EMS: 18 Min. für 20 Aufgaben)

1 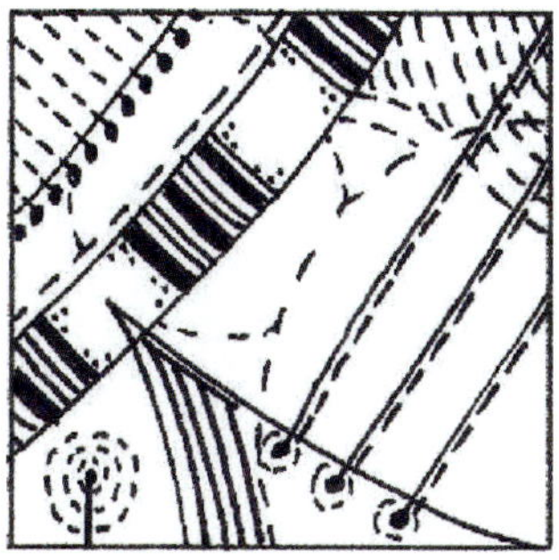

A) B) C) D) E)

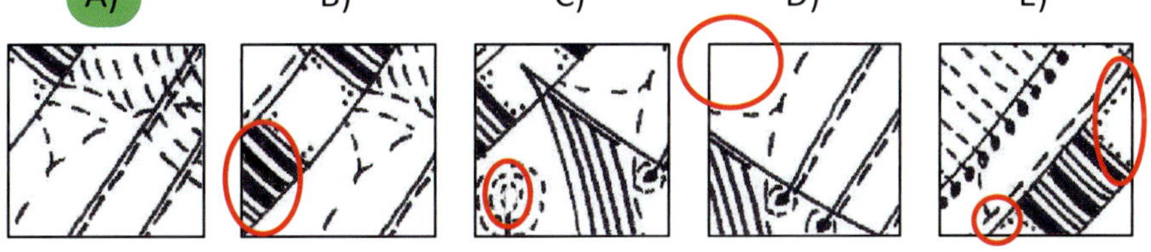

2 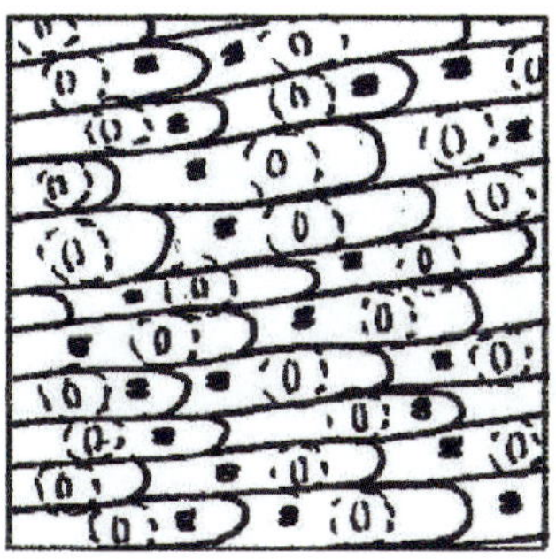

A) B) C) D) E)

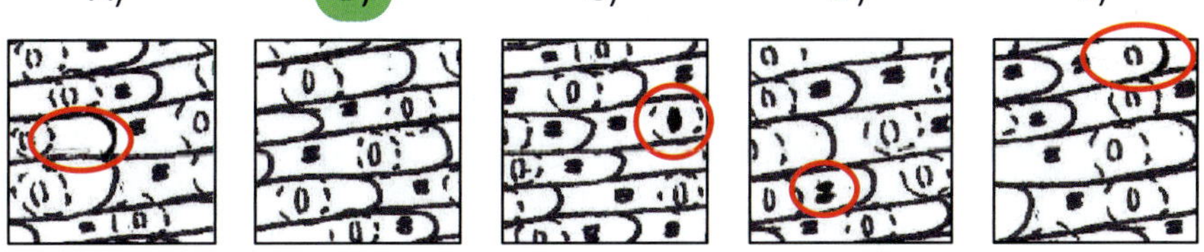

3 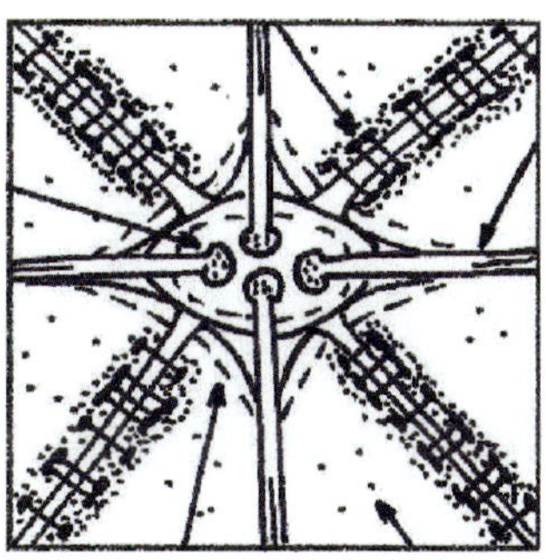

A) B) C) D) E)

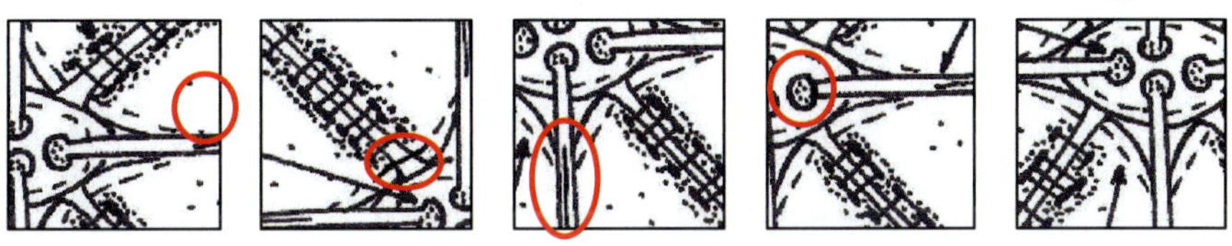

4 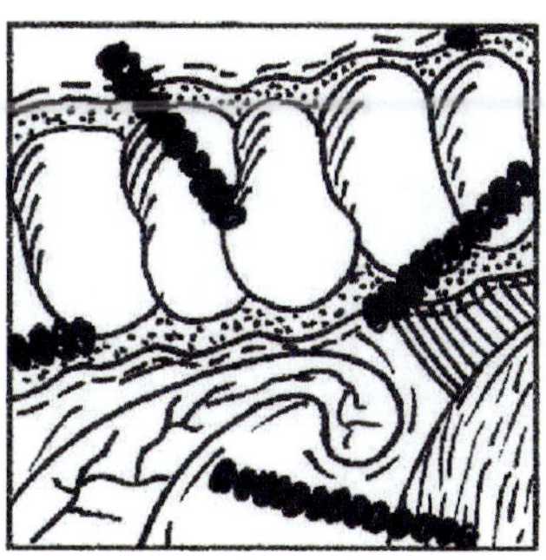

A) B) C) D) E)

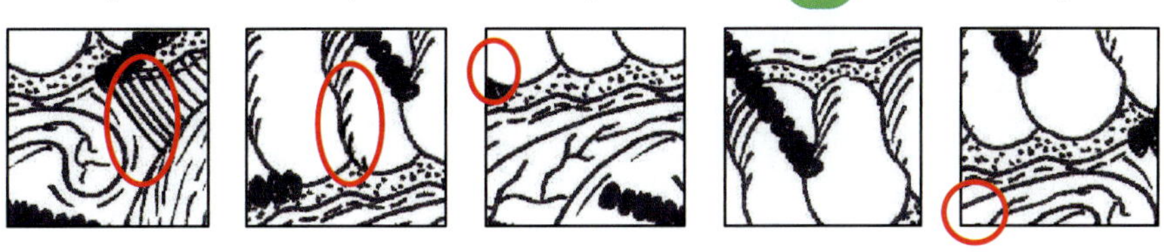

5

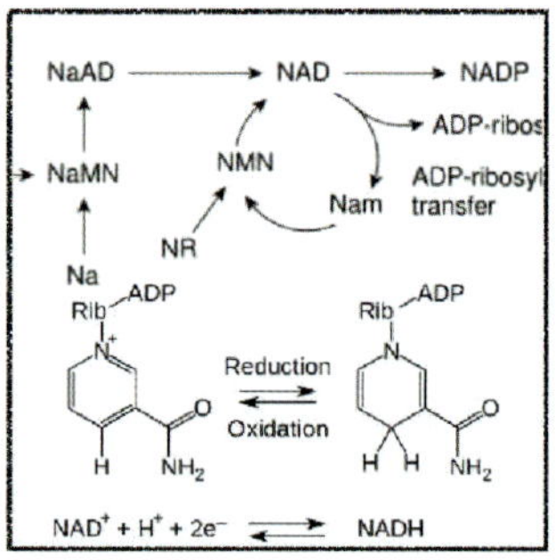

A) B) C) D) E)

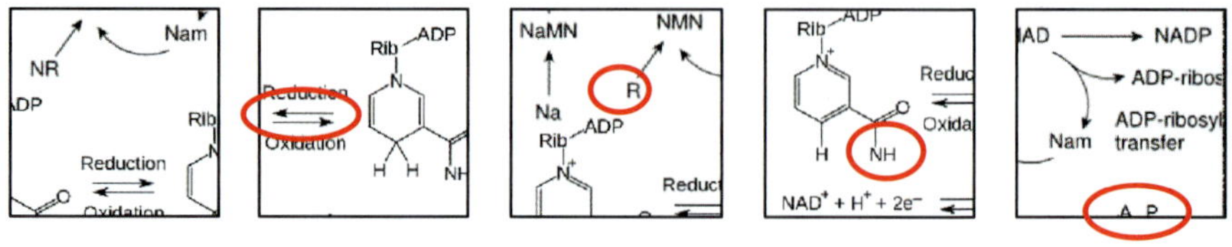

6

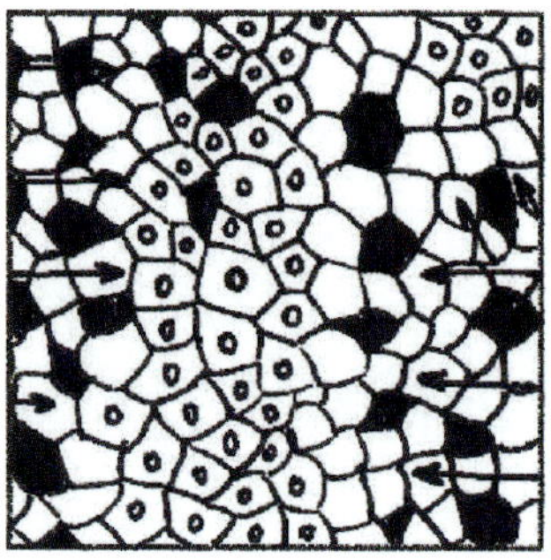

A) B) **C)** D) E)

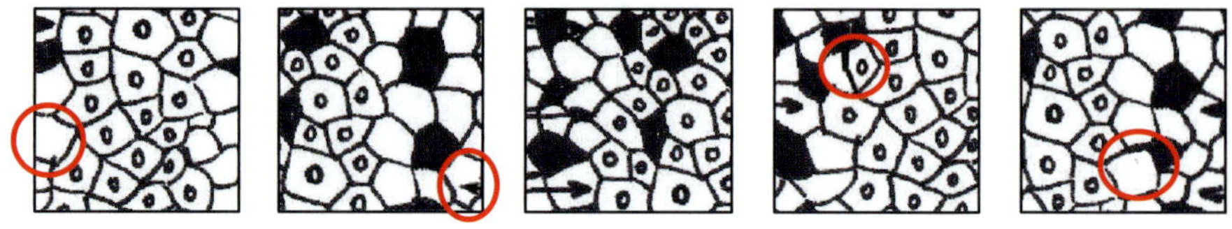

7

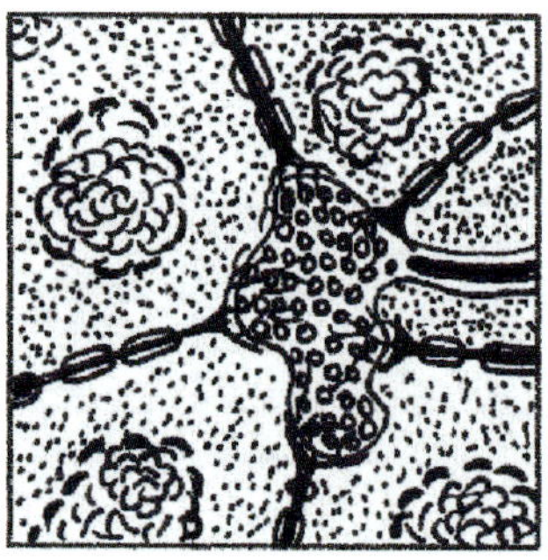

A) B) **C)** D) E)

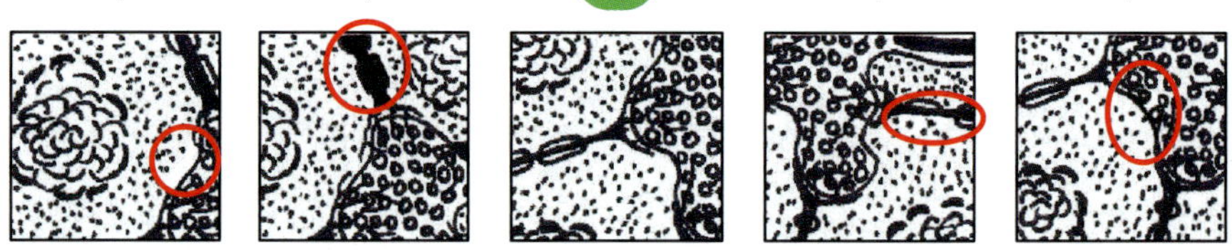

8

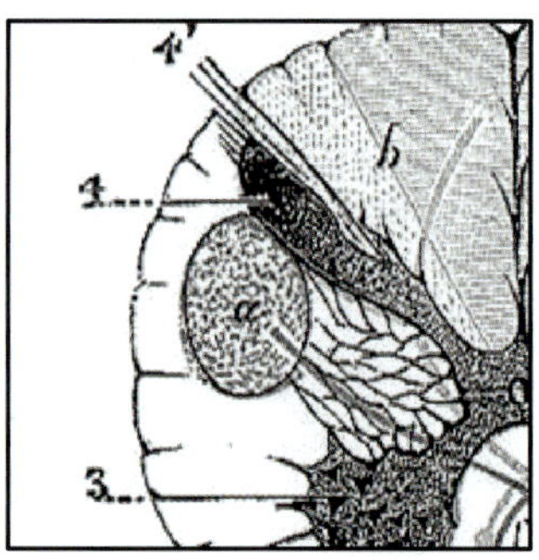

A) **B)** C) D) E)

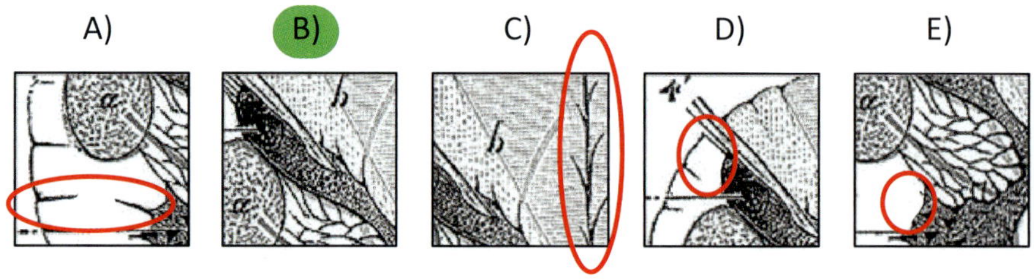

9

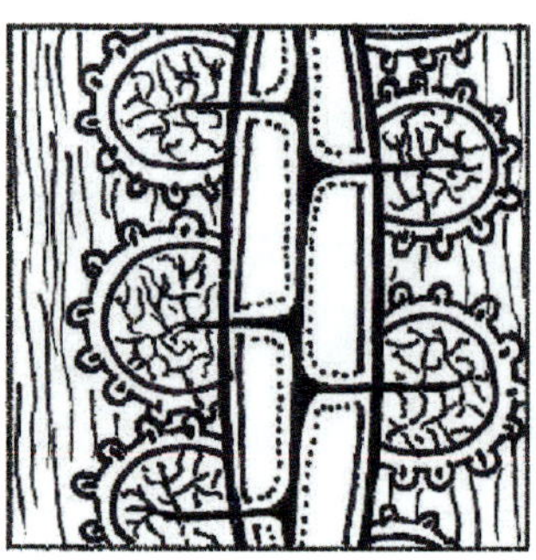

A) **B)** C) D) E)

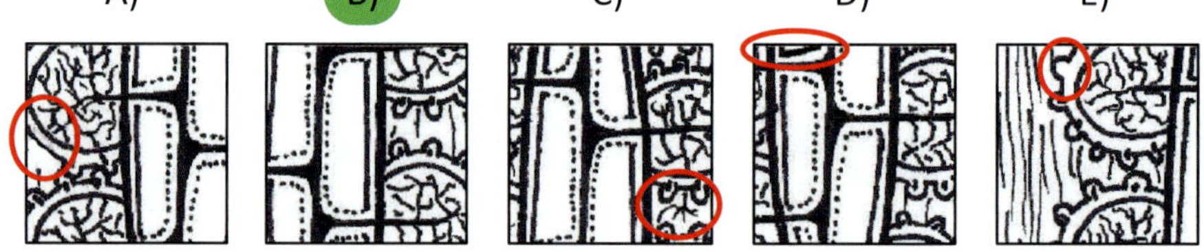

10

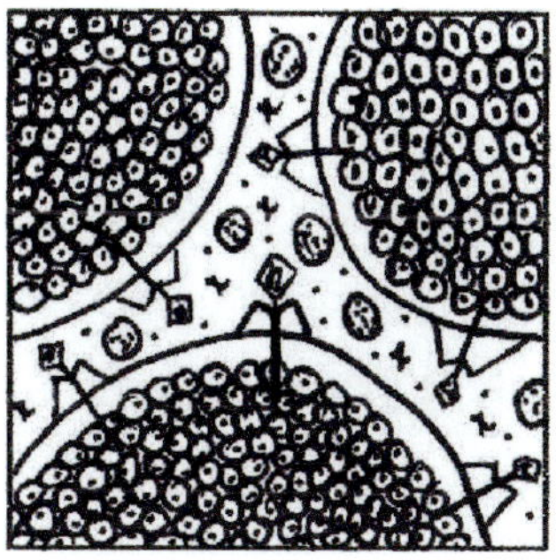

A) B) C) D) E)

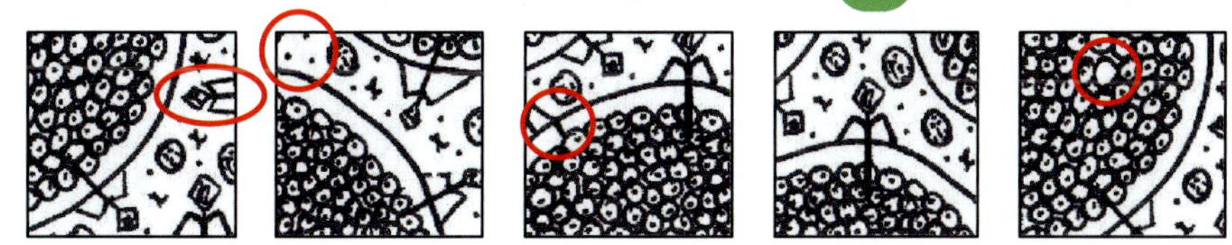

11

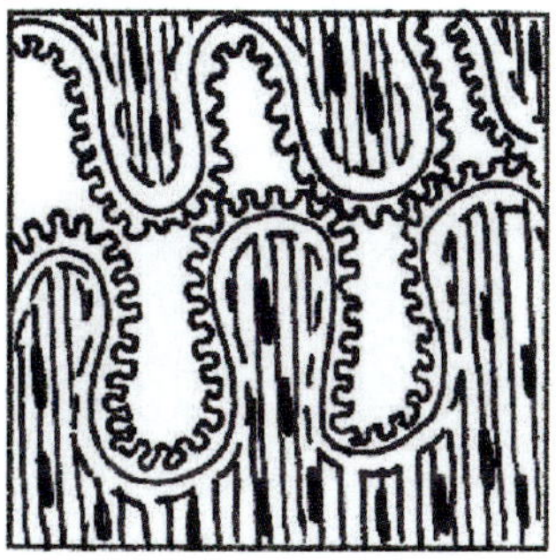

A) B) C) D) E)

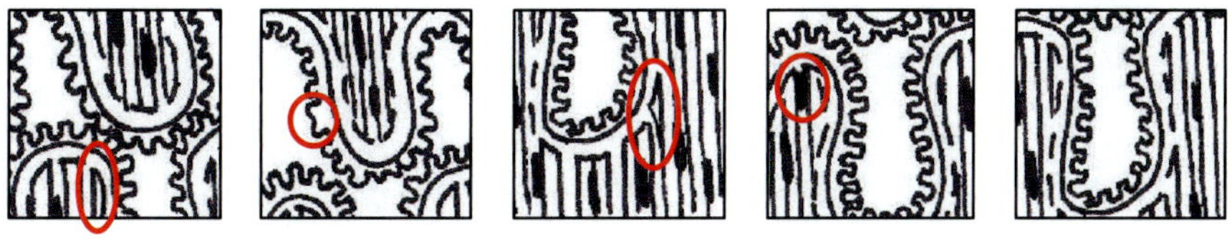

12

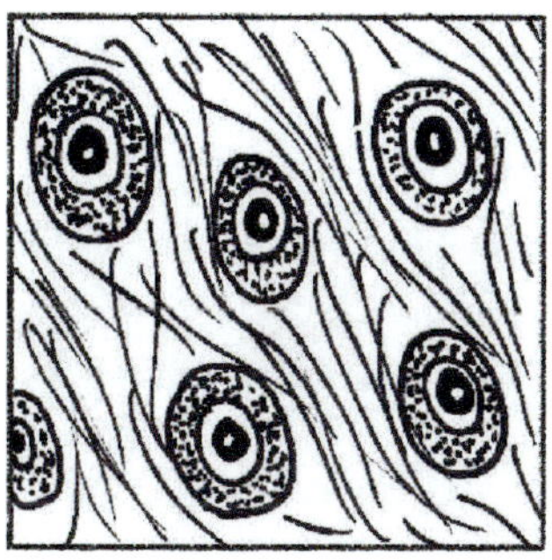

A) B) C) D) E)

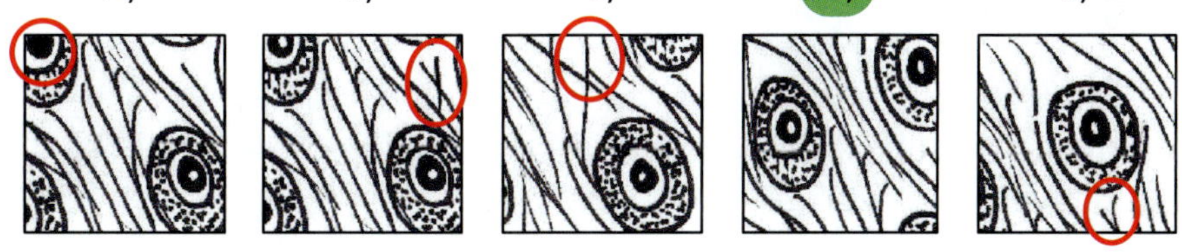

13

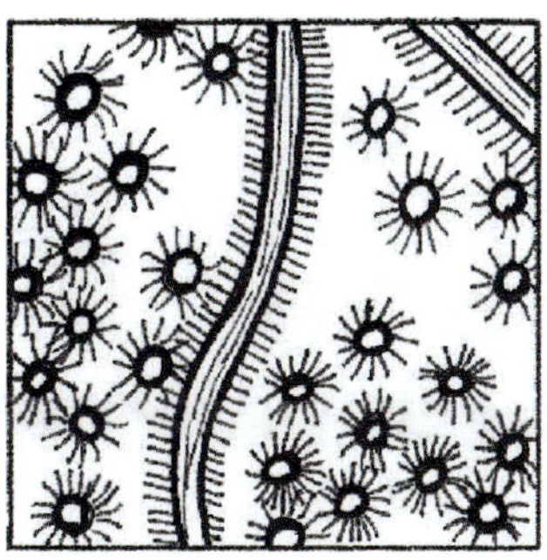

A) B) C) D) E)

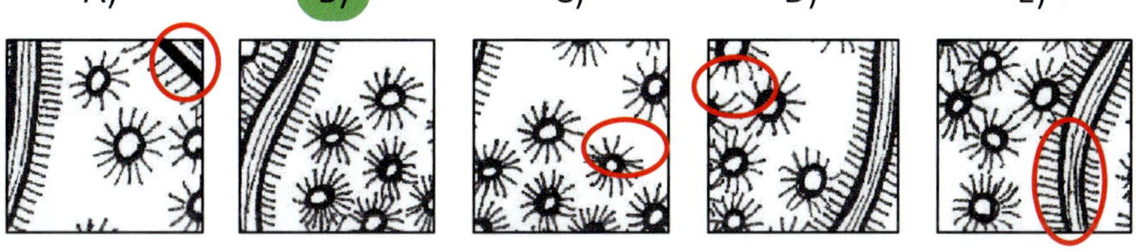

14

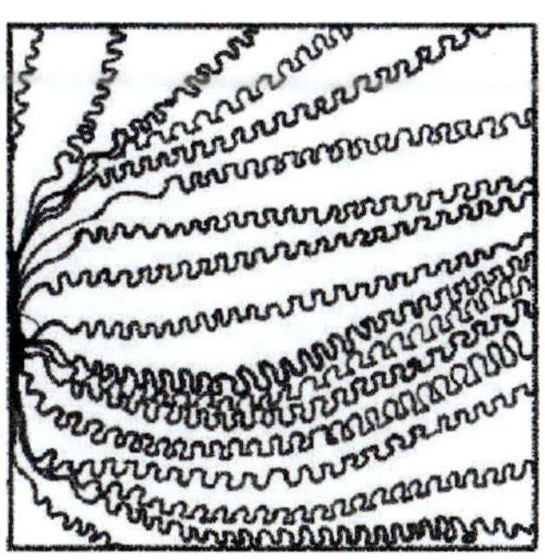

A) B) C) D) E)

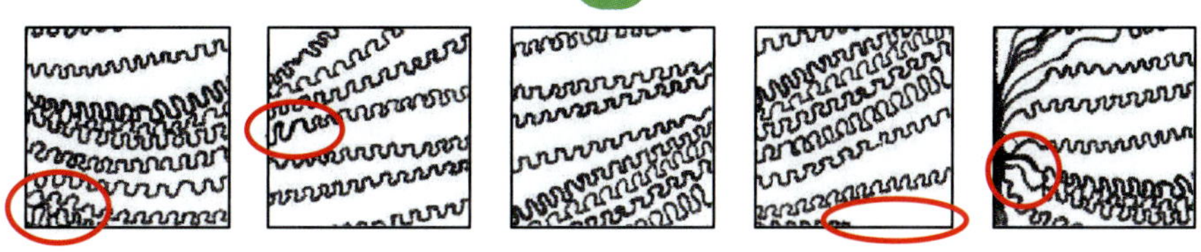

15

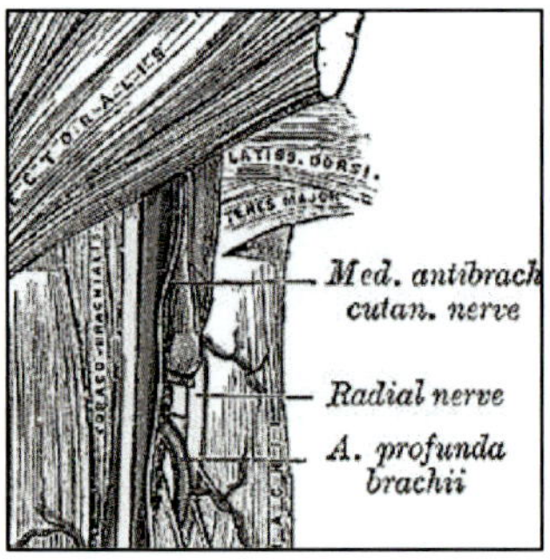

A) B) C) D) E)

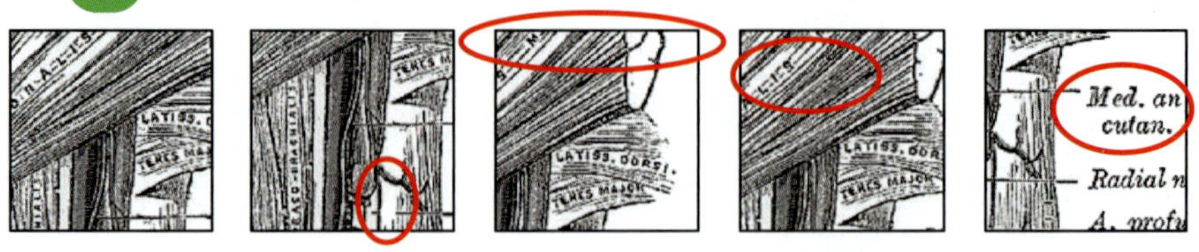

16

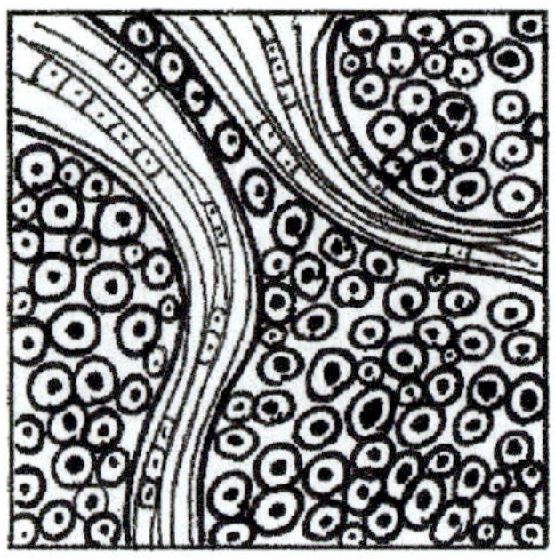

A) B) C) **D)** E)

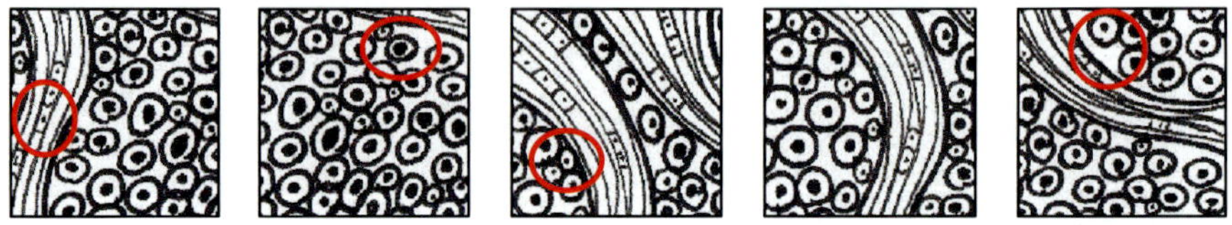

17

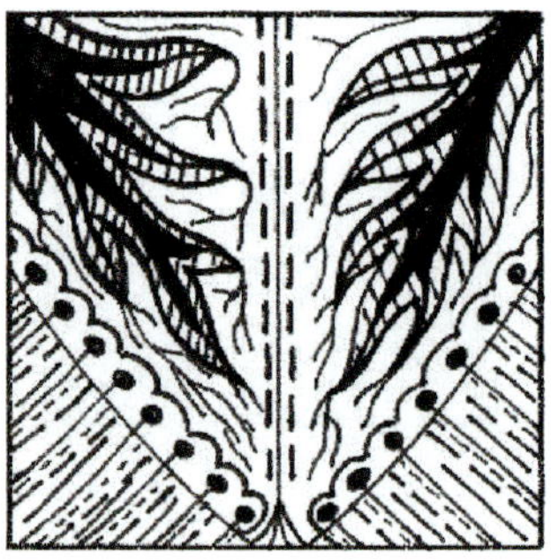

A) B) C) D) E)

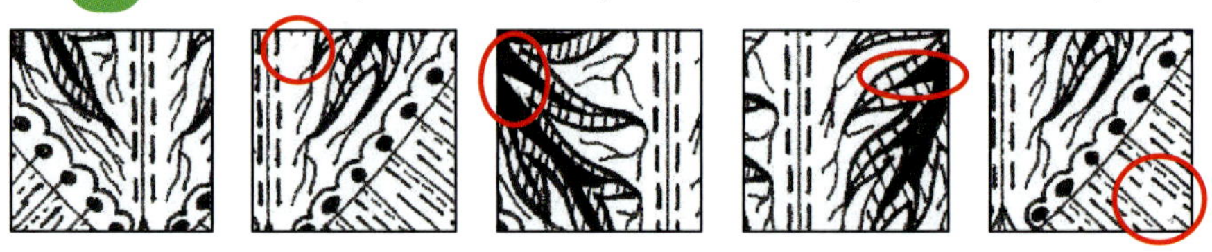

18

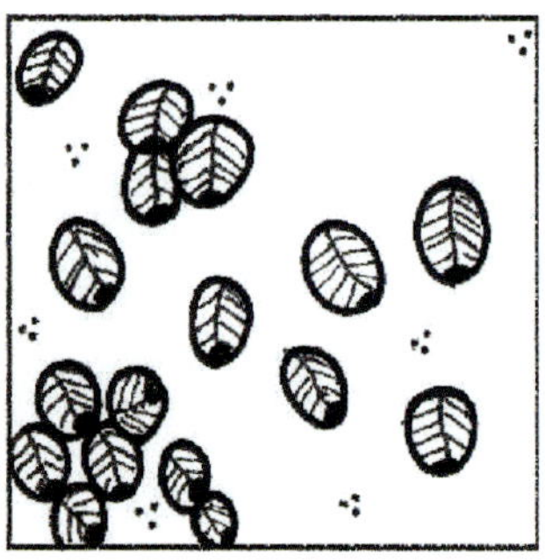

A) B) C) **D)** E)

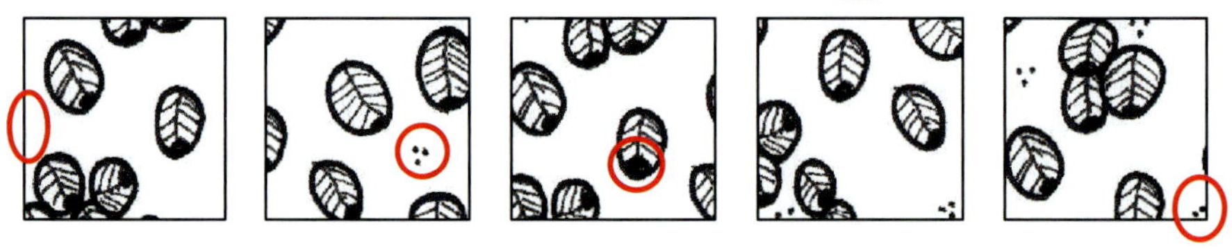

19

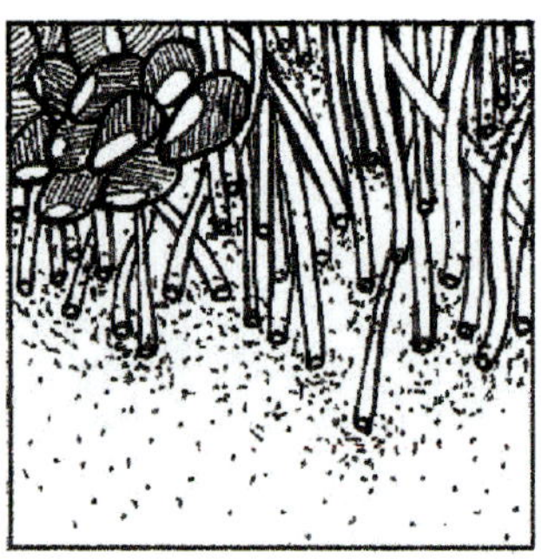

A) B) C) **D)** E)

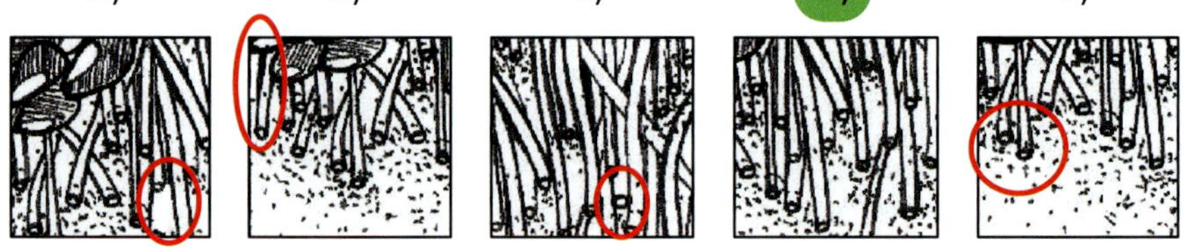

20

A) B) C) D) E)

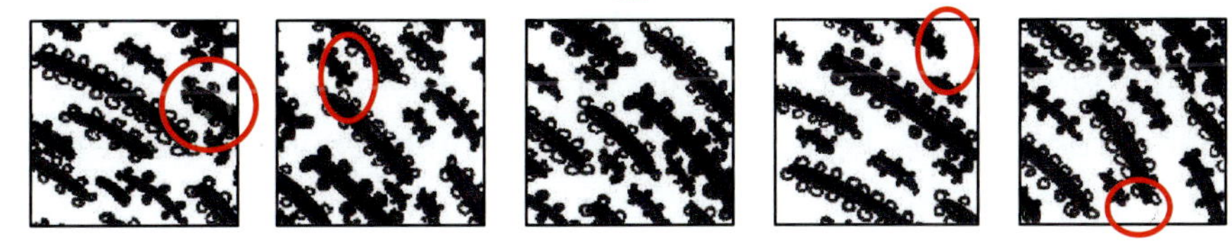

21

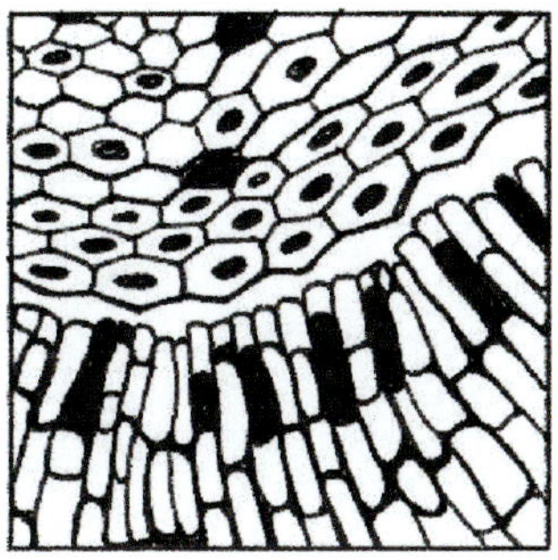

A) B) C) D) E)

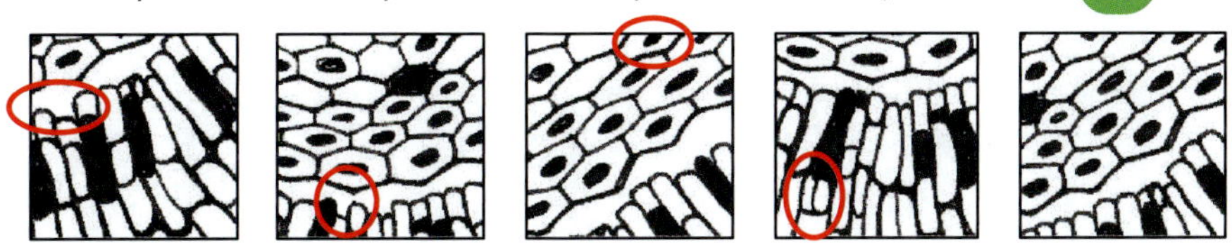

22

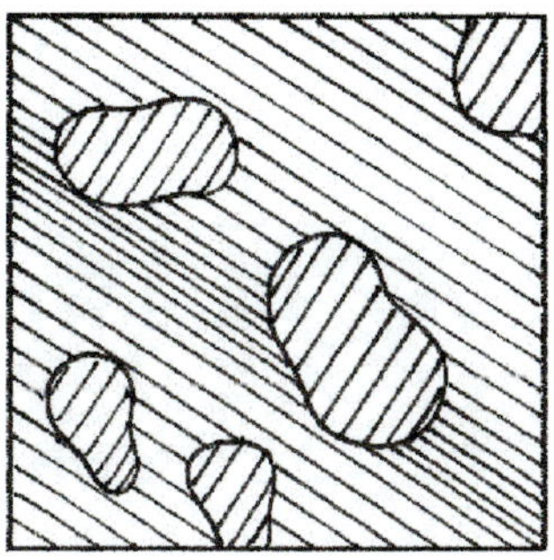

A) B) C) D) E)

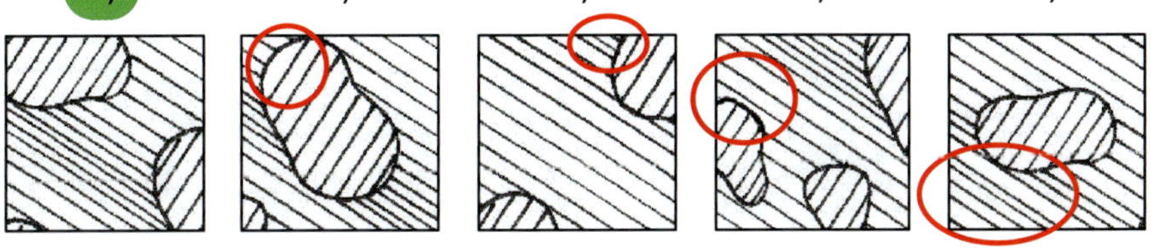

23

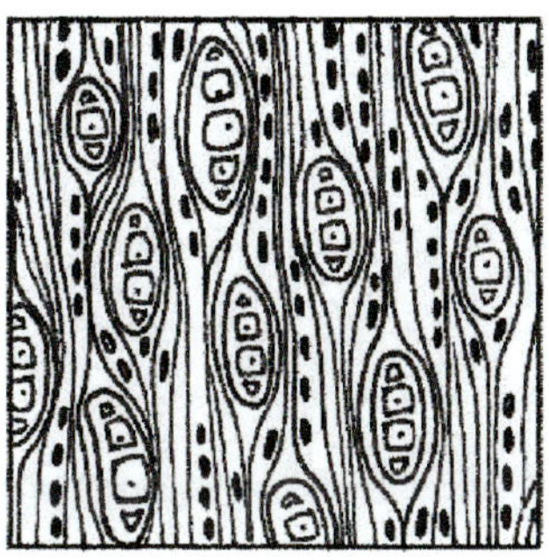

A) B) C) D) E)

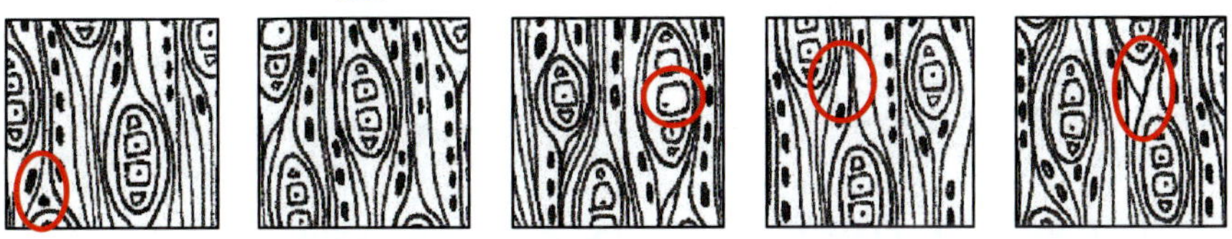

24

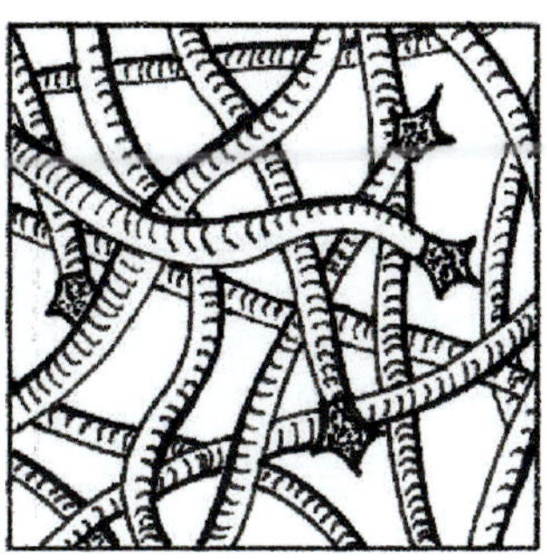

A) B) C) D) E)

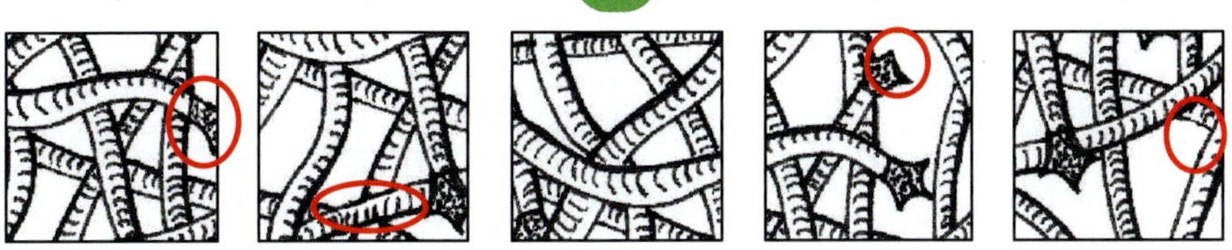

Übungsset 6

Pro Aufgabe werden je ein Musterbild sowie fünf dazugehörige Ausschnitte präsentiert. Finden Sie heraus, welcher Musterausschnitt zu dem Muster vollkommen deckungsgleich, d. h. ohne jegliche Abänderung ist. Der korrekte Musterausschnitt ist weder gedreht, noch in seiner Größe oder Detailstruktur verändert. (TMS: 30 Min. für 24 Aufgaben, EMS: 18 Min. für 20 Aufgaben)

1

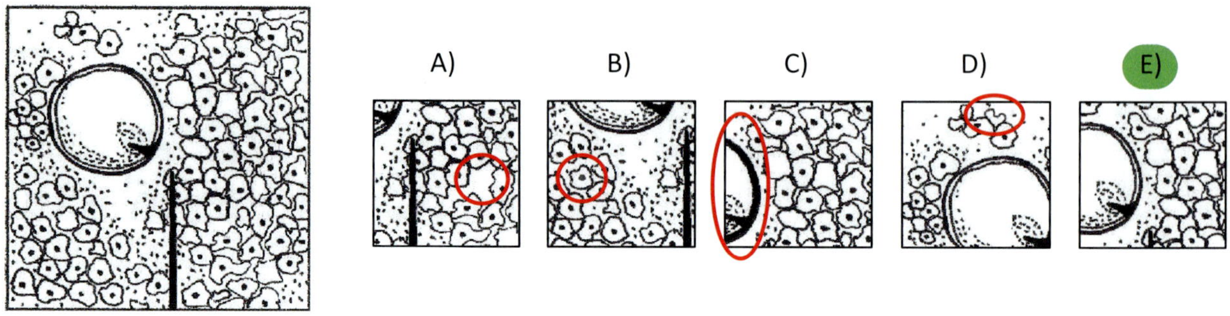

2

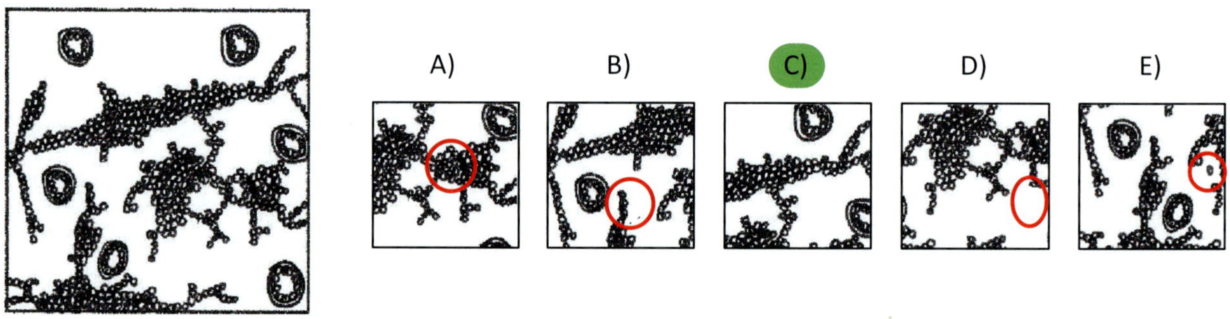

3

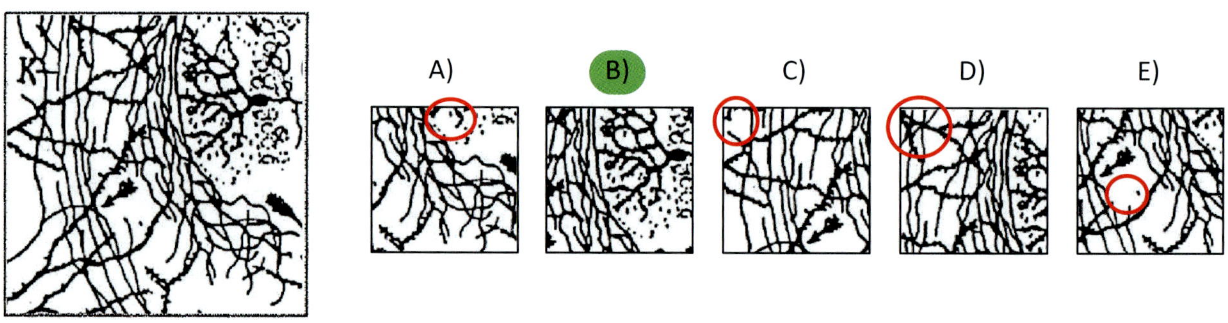

4

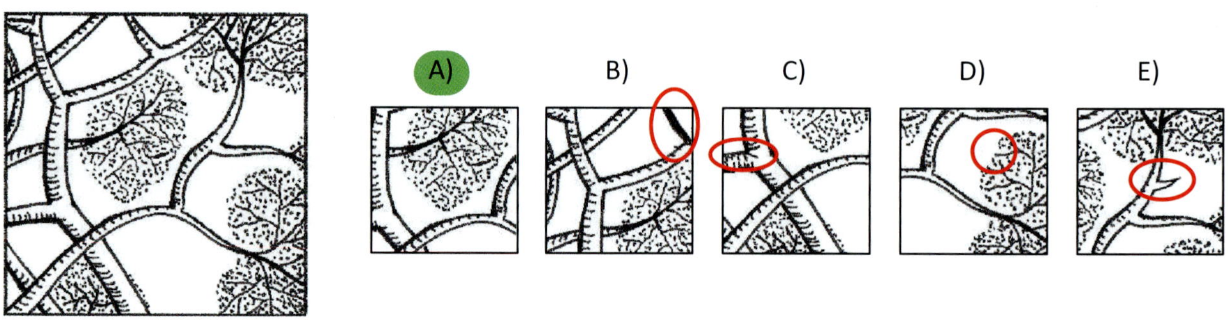

5

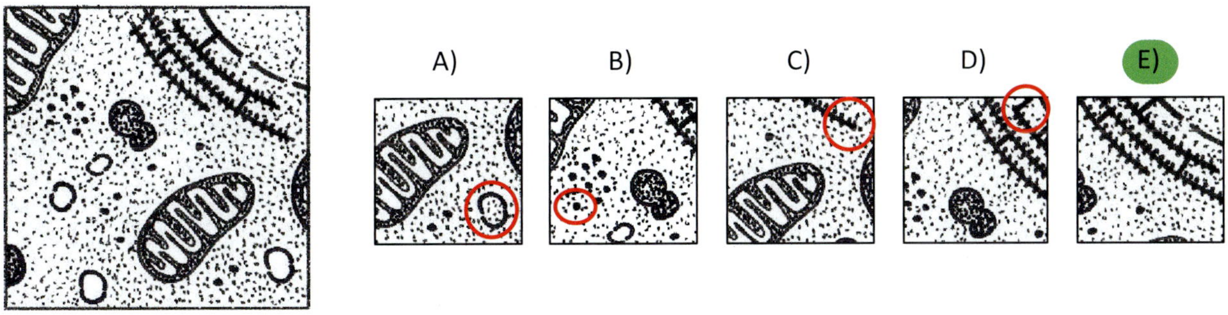
A)
B)
C)
D)
E)

6

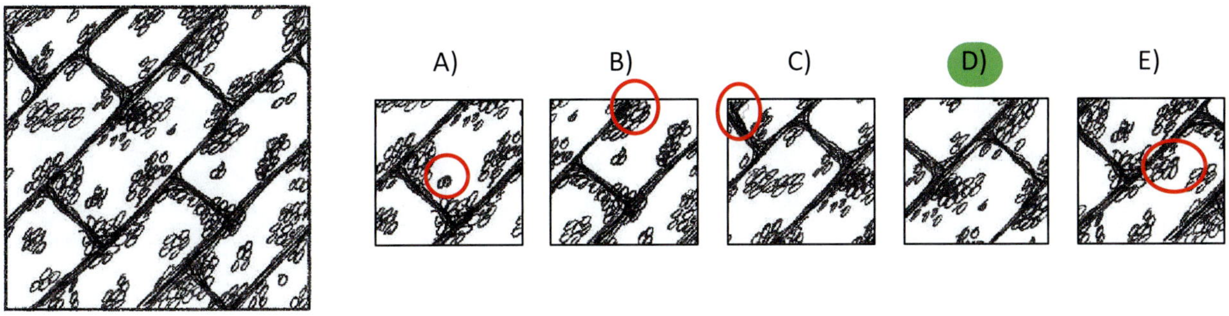
A)
B)
C)
D)
E)

7

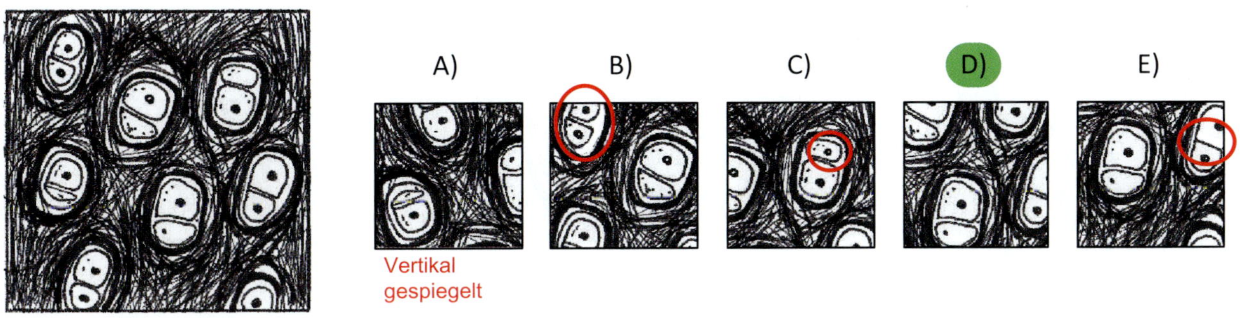
A)
B)
C)
D)
E)
Vertikal gespiegelt

8

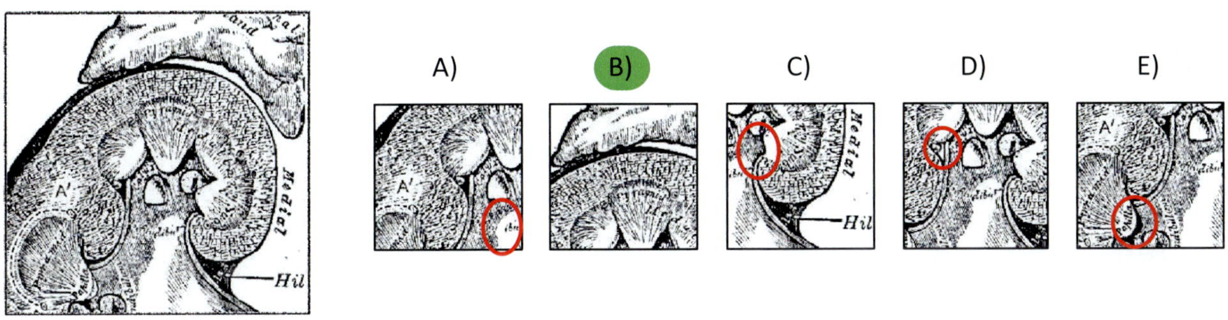
Medial
Hil
A)
B)
C)
D)
E)

9

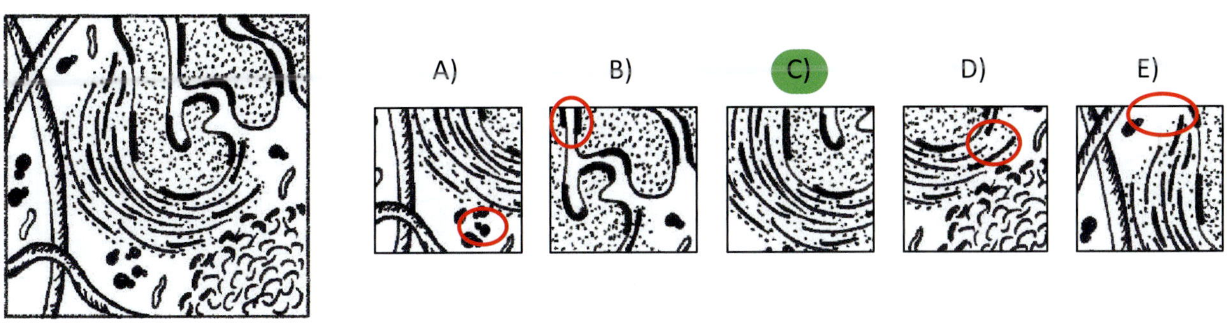
A)
B)
C)
D)
E)

10

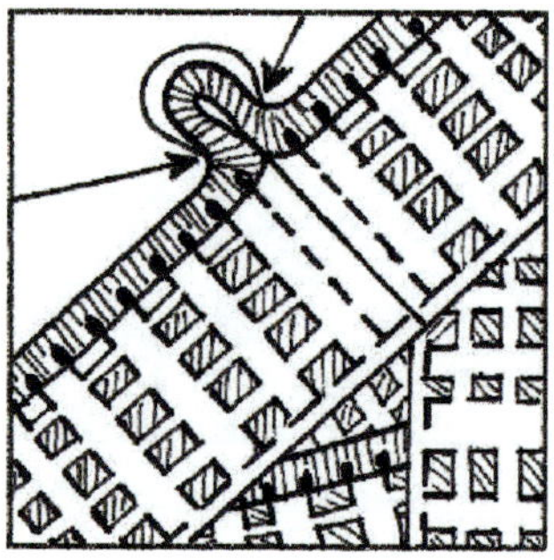

A) B) C) D) E)

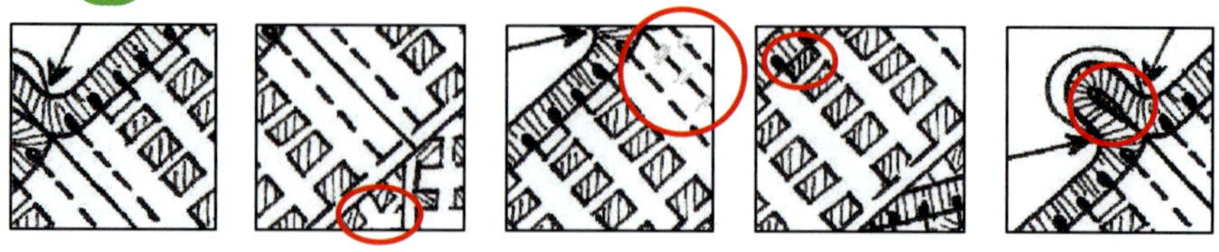

11

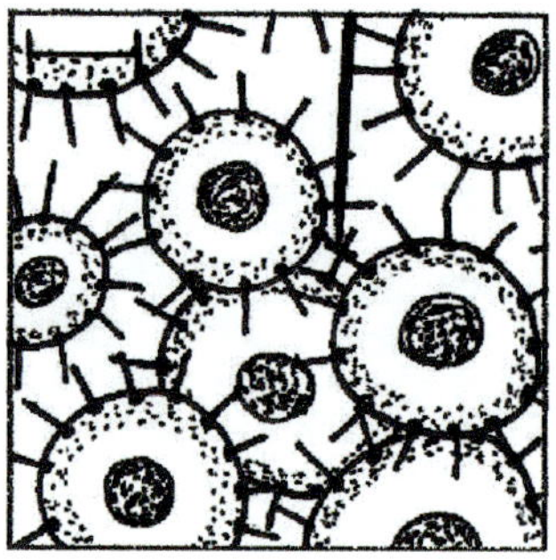

A) **B)** C) D) E)

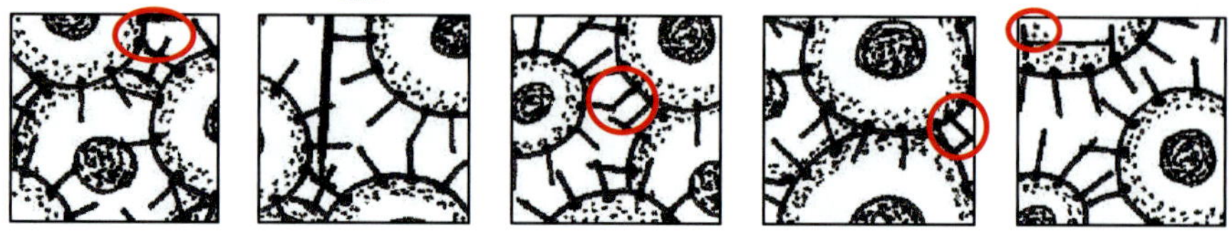

12

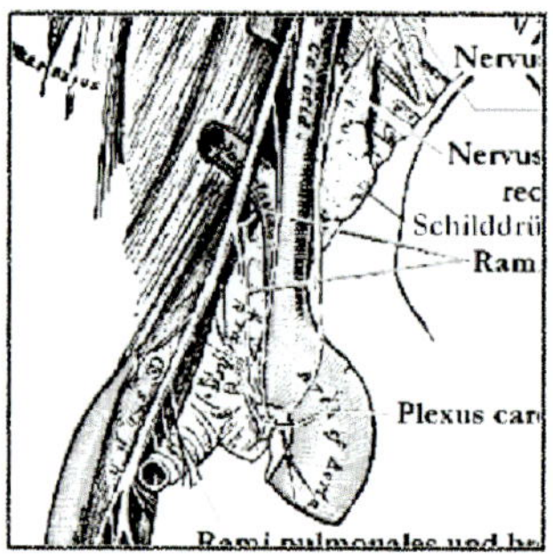

A) **B)** C) D) E)

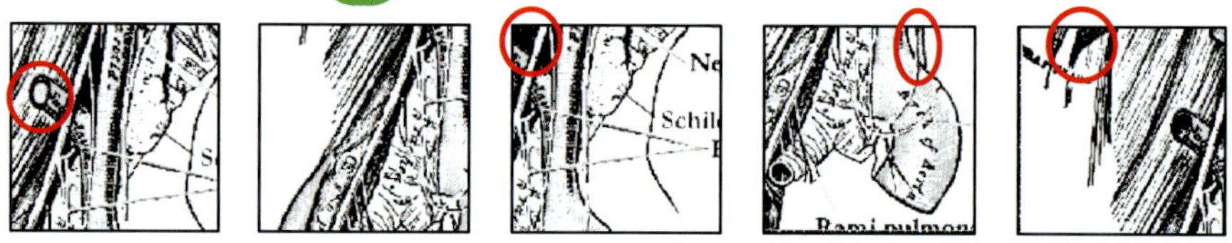

13

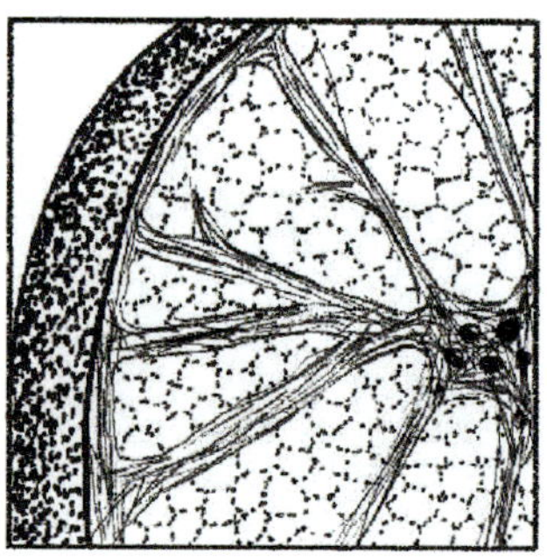

A) B) C) D) **E)**

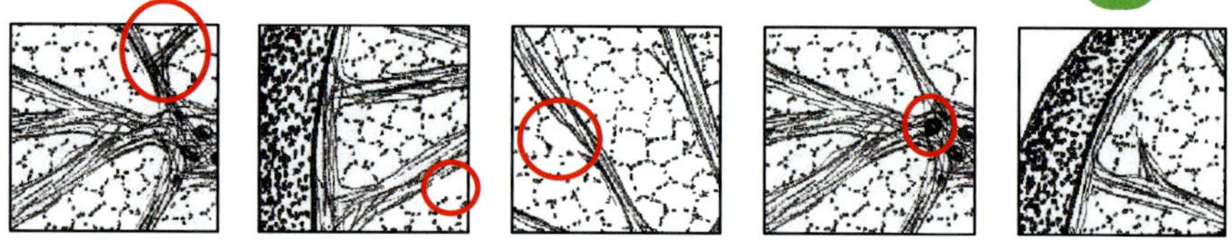

14

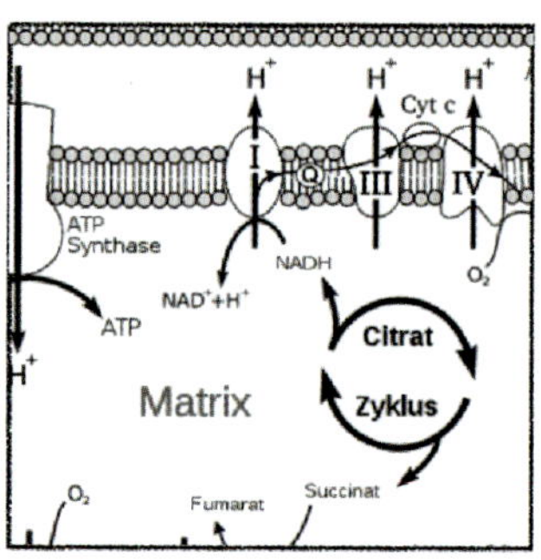

A) B) C) D) E)

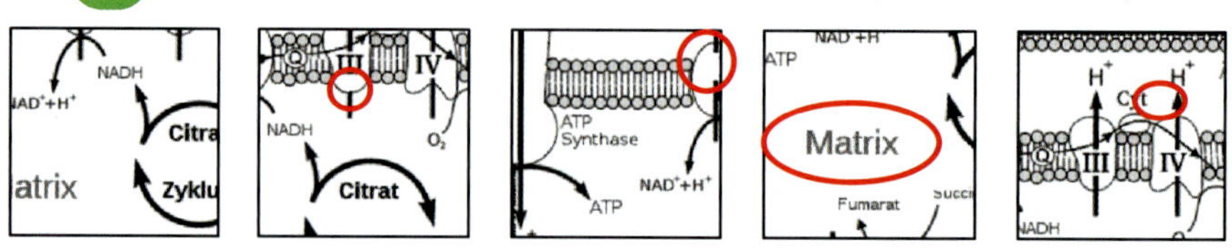

15

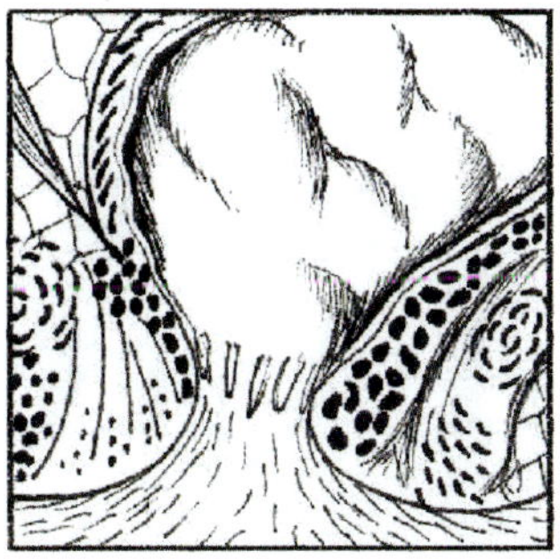

A) 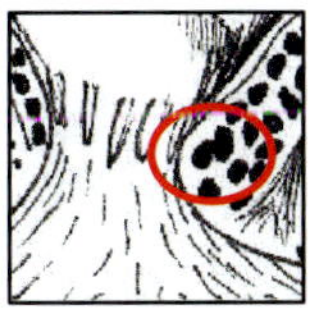 B) 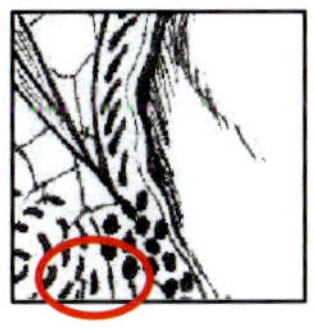 C) 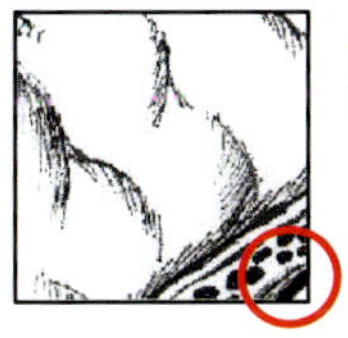 D) 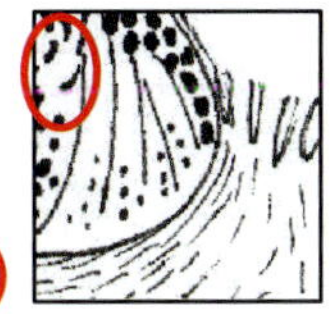 E) 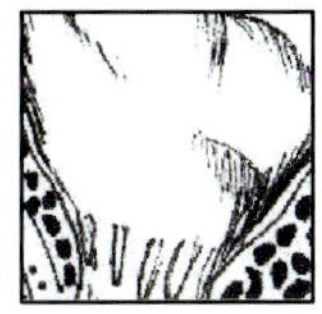

16

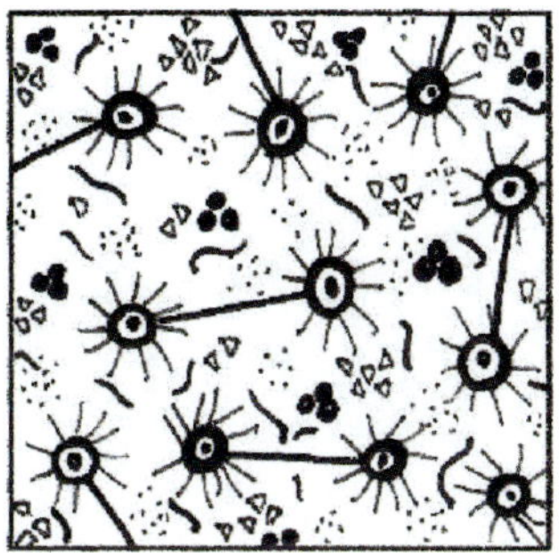

A) 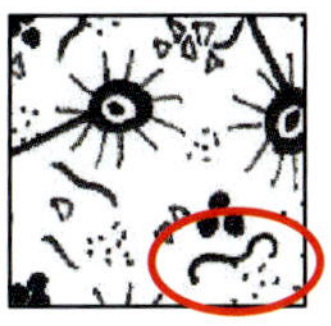 B) 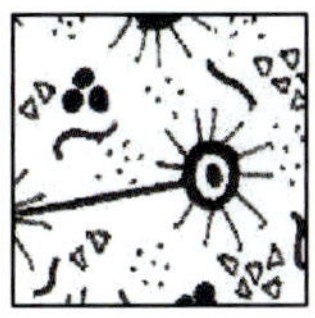 C) 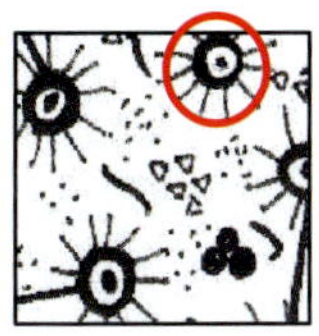 D) 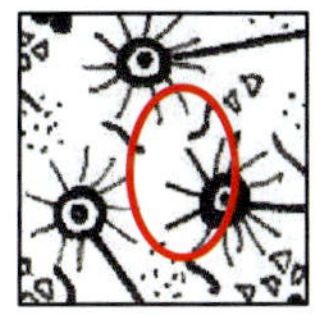 E) 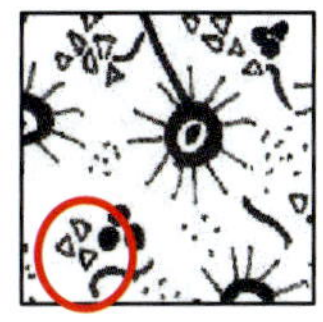

17

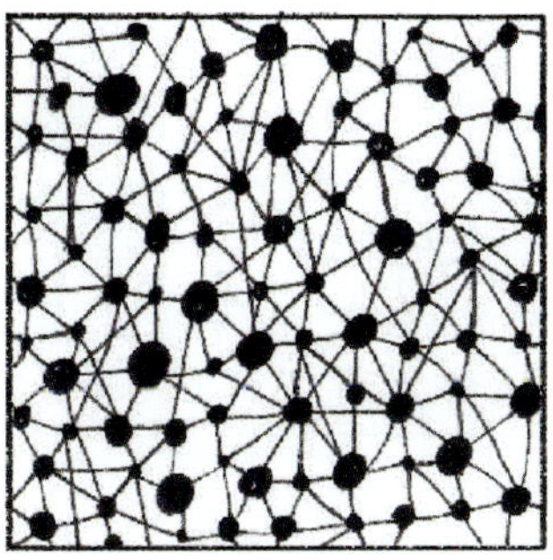

A) 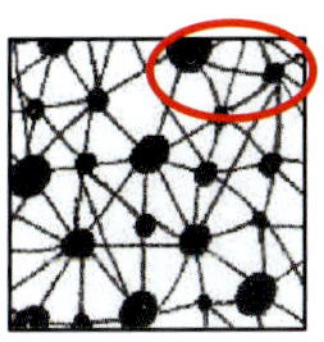 B) 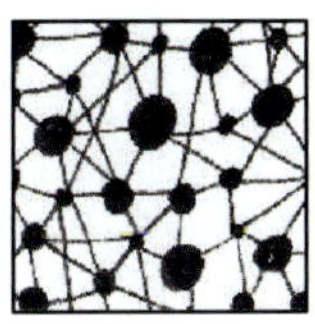 C) 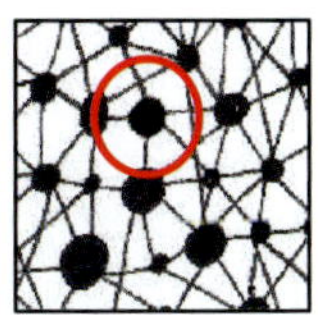 D) 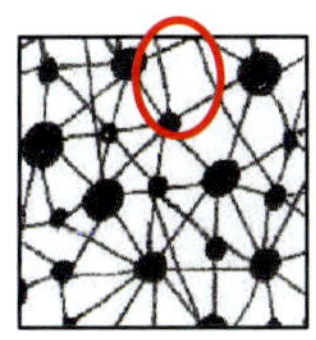 E) 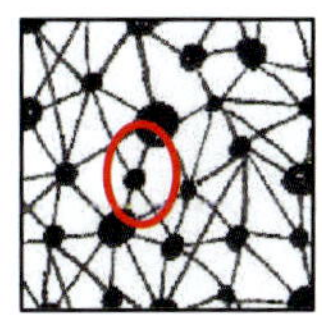

18

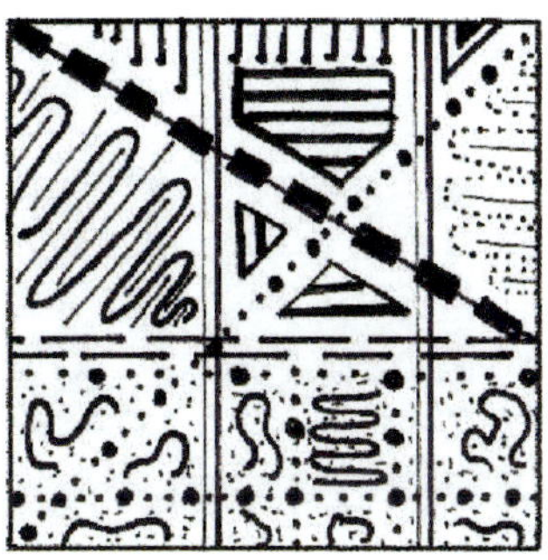

A) 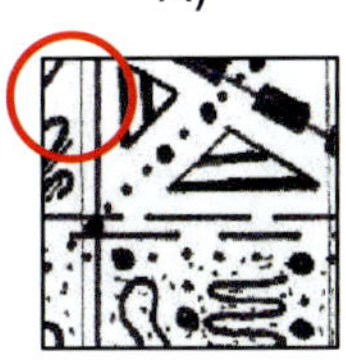 B) 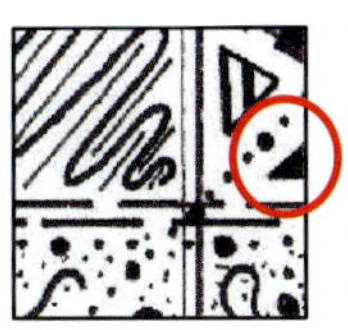 C) 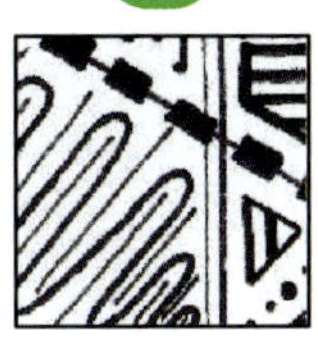 D) 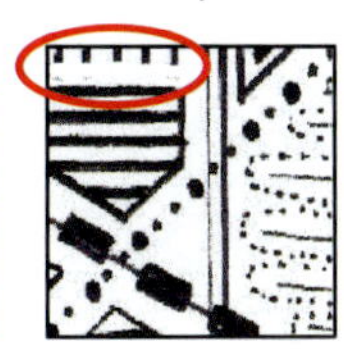 E) 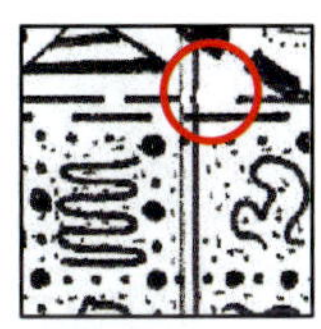

19

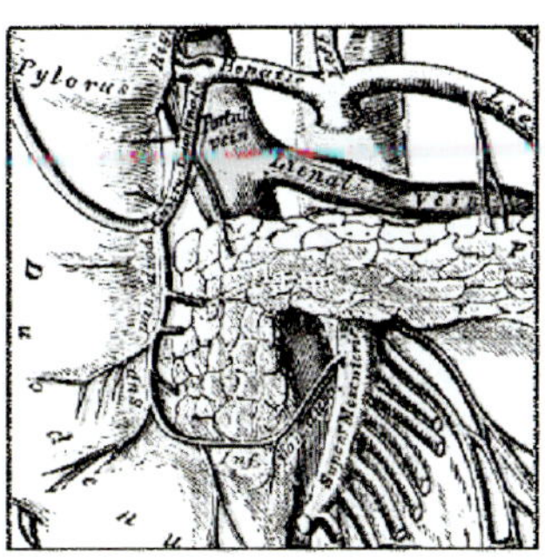

A) 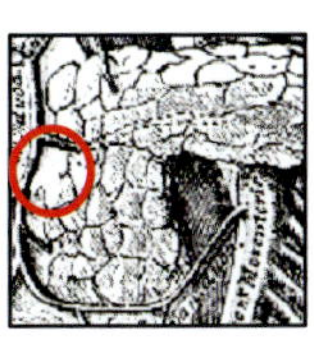 B) 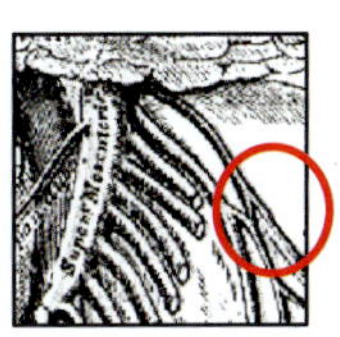 C) 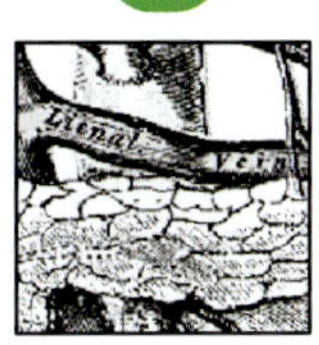 D) 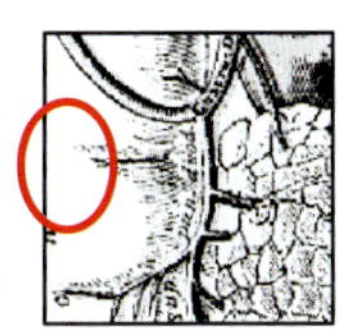 E) 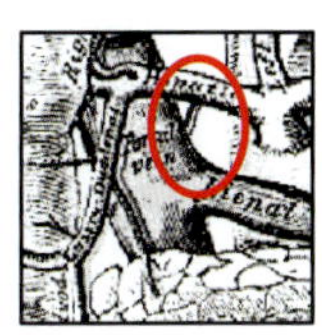

20

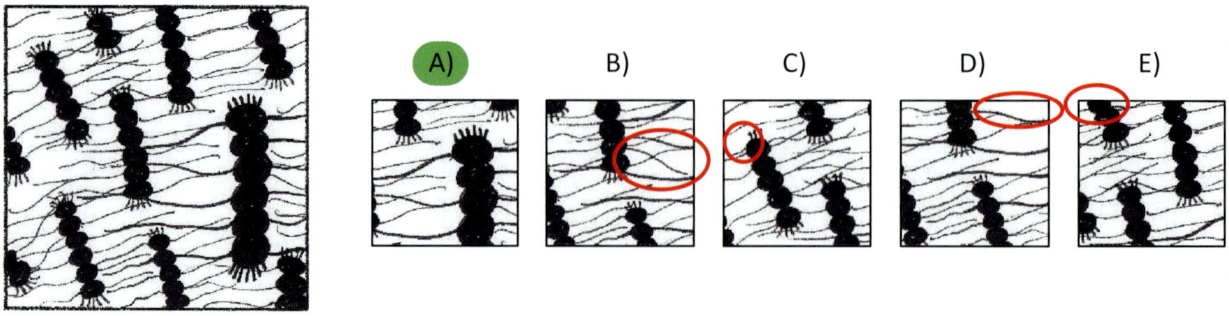

21

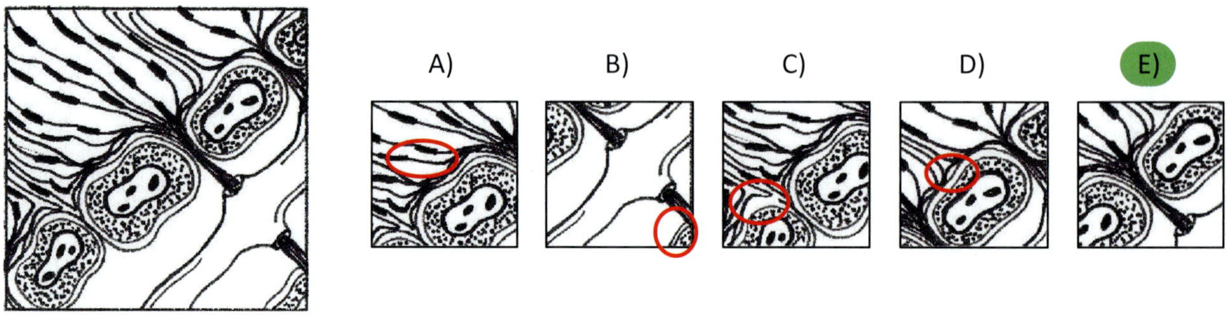

22

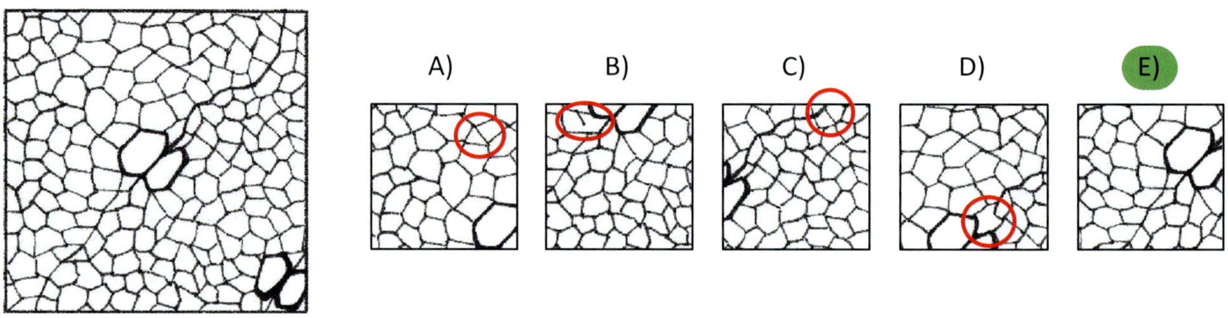

23

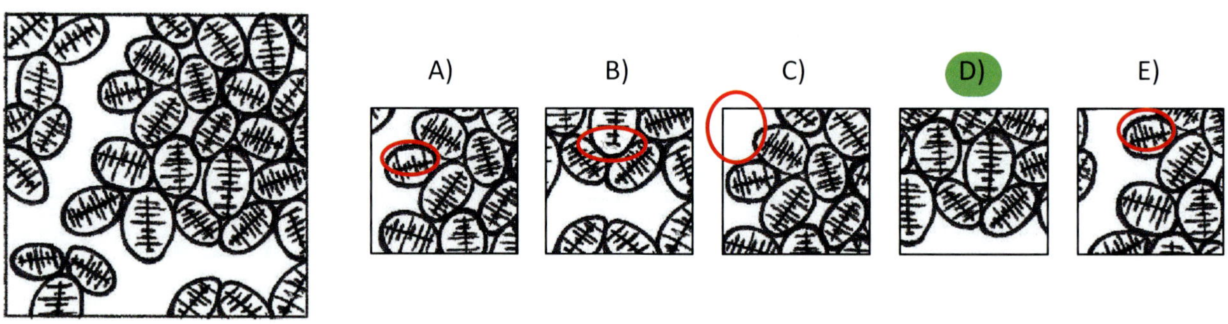

24

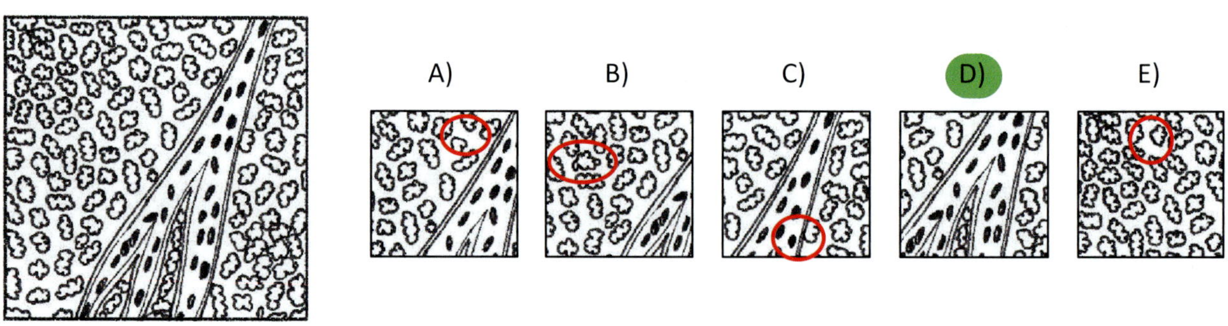

Übungsset 7

Pro Aufgabe werden je ein Musterbild sowie fünf dazugehörige Ausschnitte präsentiert. Finden Sie heraus, welcher Musterausschnitt zu dem Muster vollkommen deckungsgleich, d. h. ohne jegliche Abänderung ist. Der korrekte Musterausschnitt ist weder gedreht, noch in seiner Größe oder Detailstruktur verändert. (TMS: 30 Min. für 24 Aufgaben, EMS: 18 Min. für 20 Aufgaben)

1

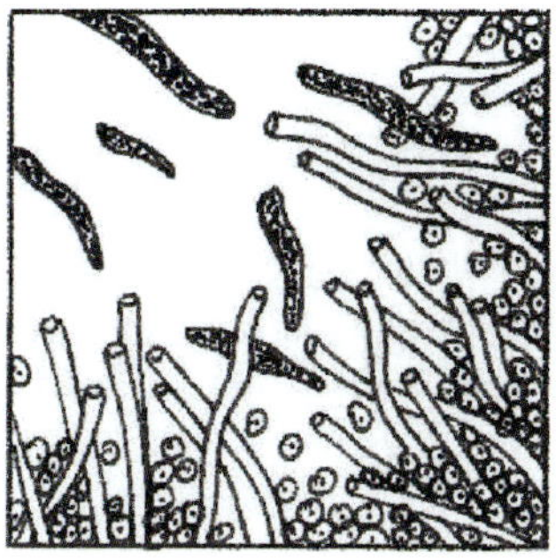

A) B) C) D) E)

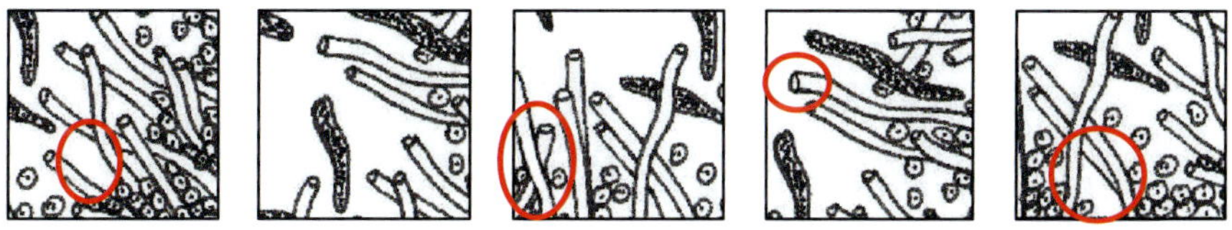

2

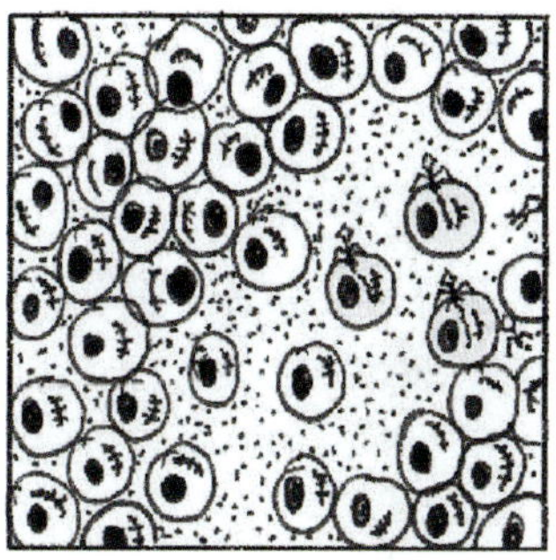

A) B) C) D) E)

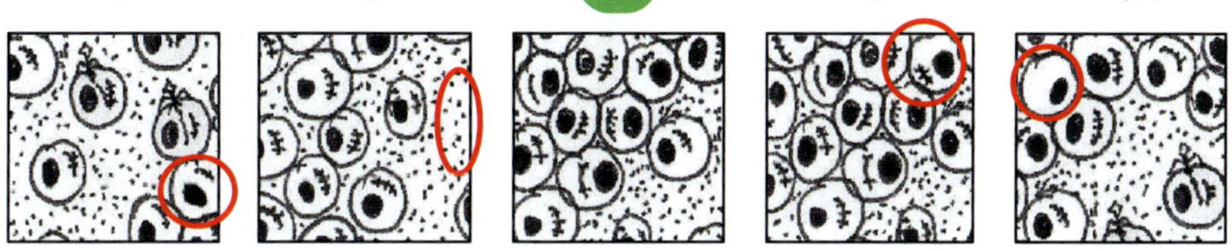

3

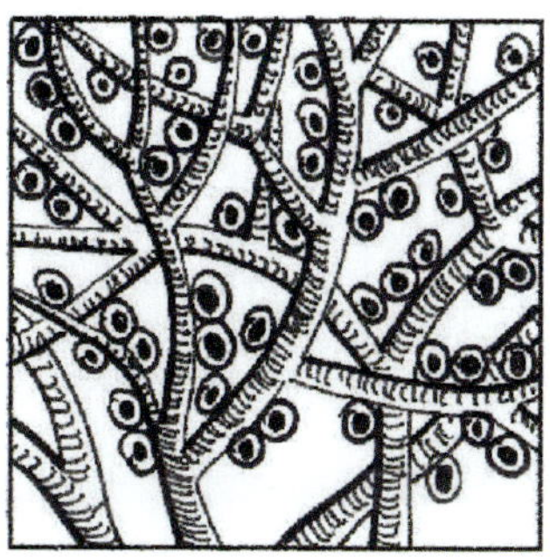

A) B) C) D) E)

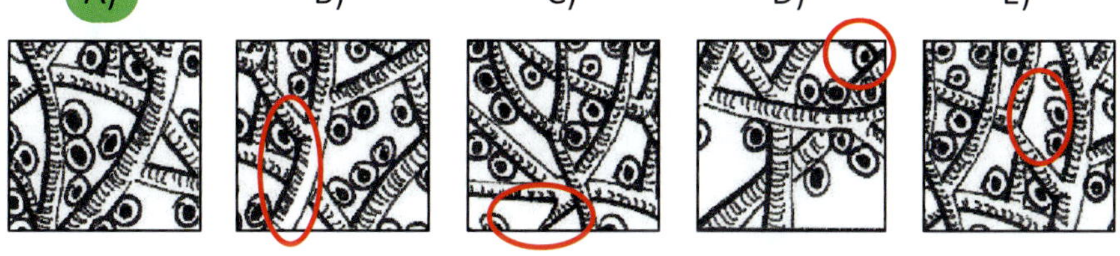

4

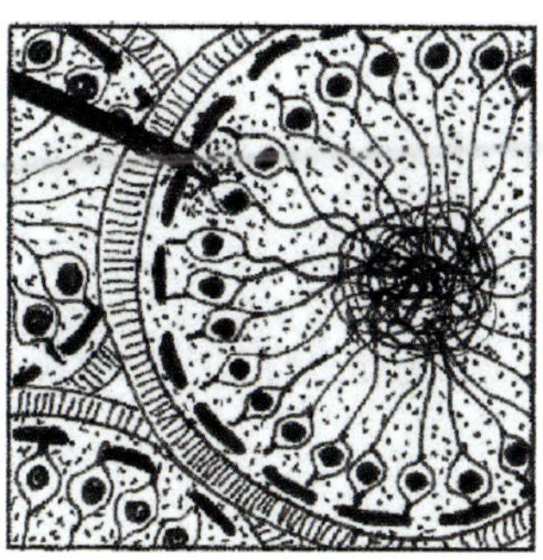

A) B) C) D) E)

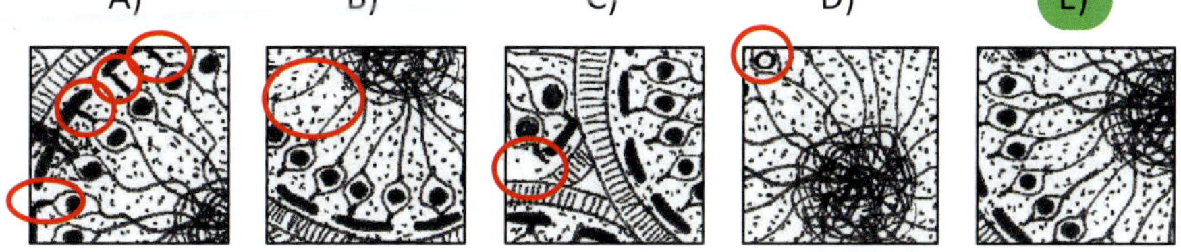

5

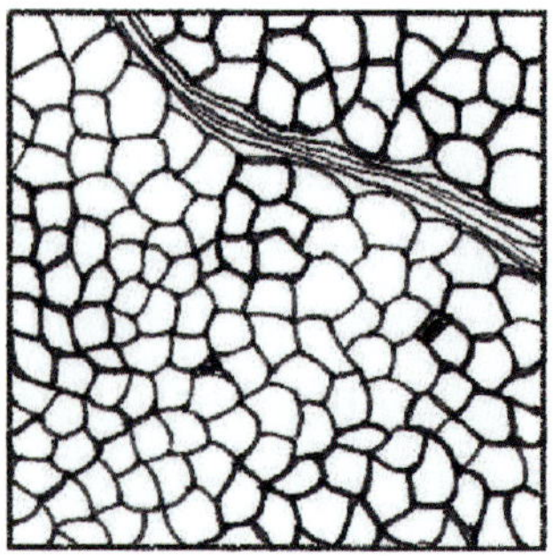

A) B) C) D) **E)**

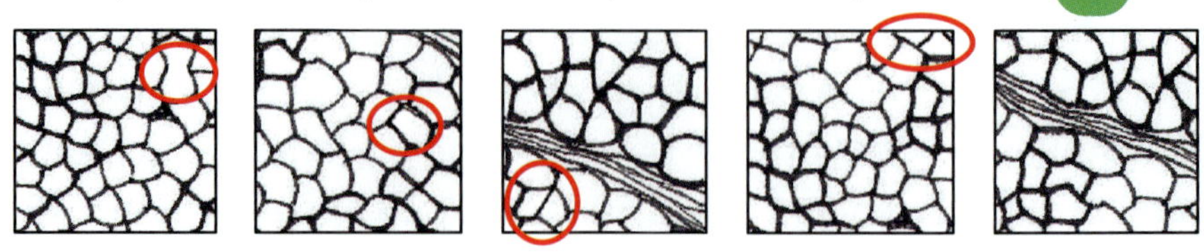

6

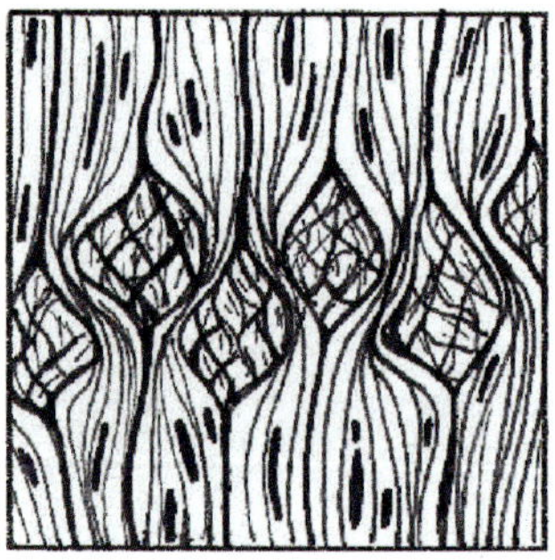

A) B) C) **D)** E)

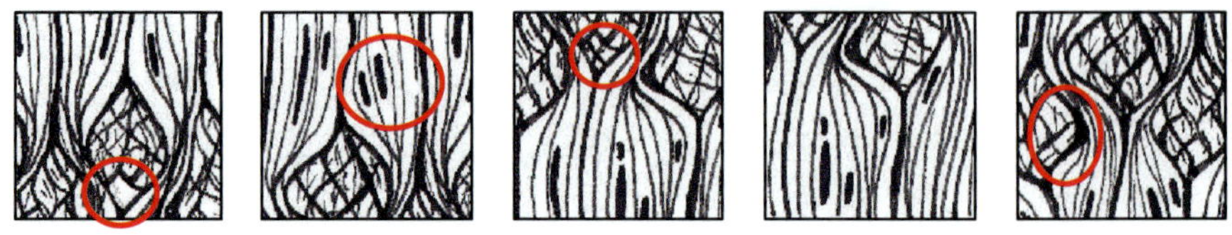

7

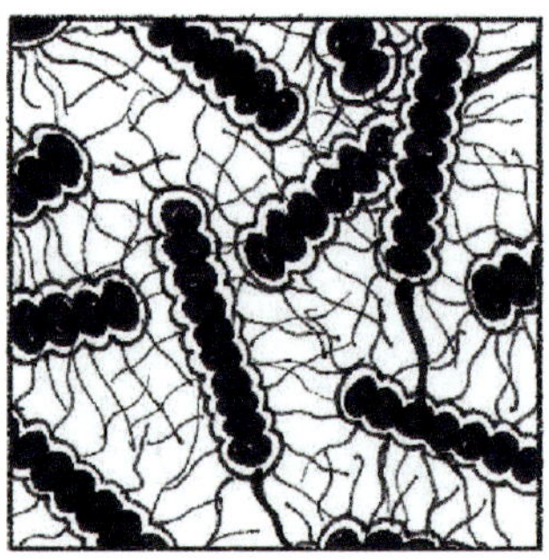

A) B) **C)** D) E)

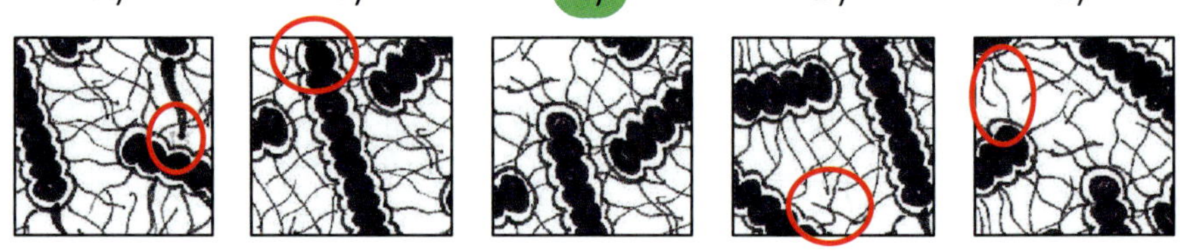

8

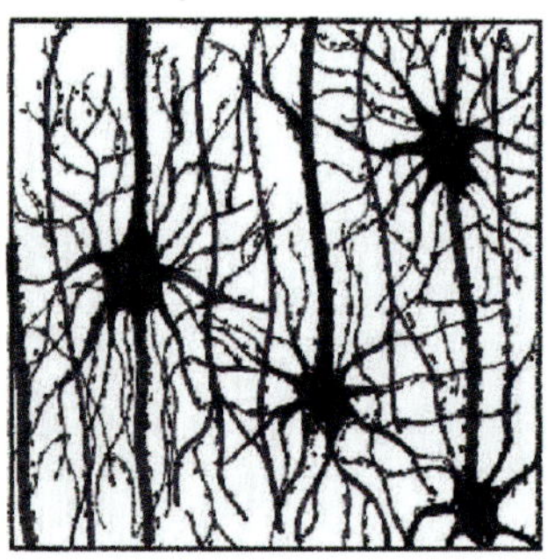

A) B) C) **D)** E)

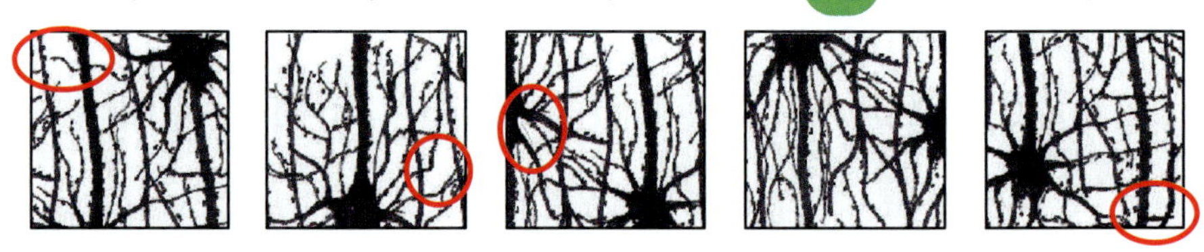

9

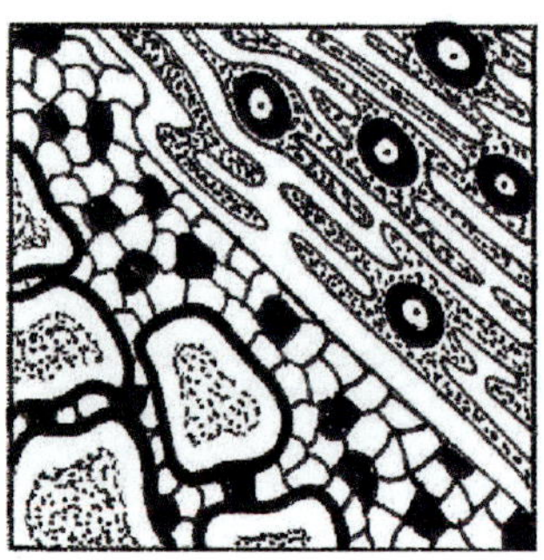

A) B) C) D) E)

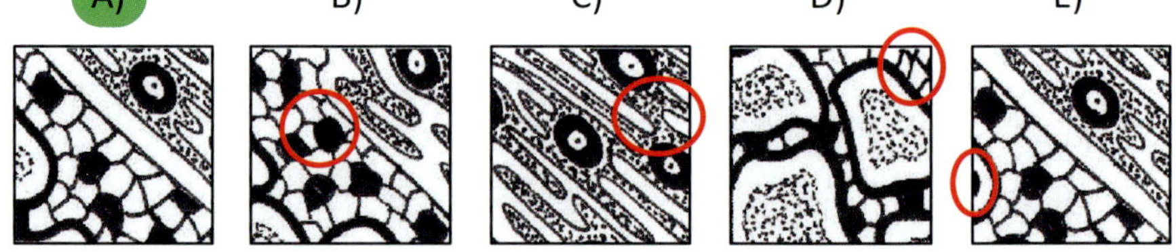

10

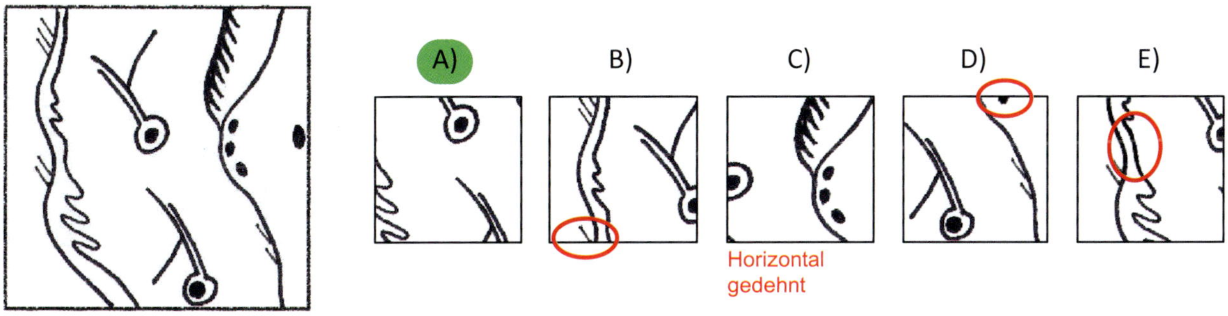
A)
B)
C)
D)
E)
Horizontal gedehnt

11

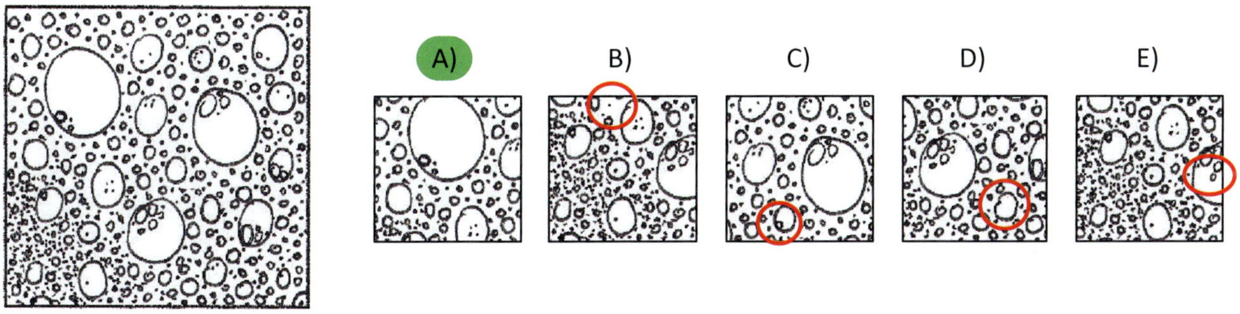
A)
B)
C)
D)
E)

12

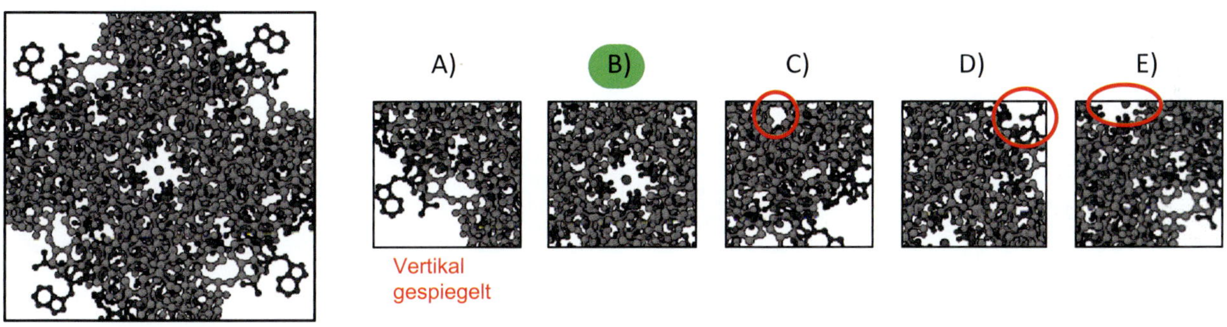
A)
B)
C)
D)
E)
Vertikal gespiegelt

13

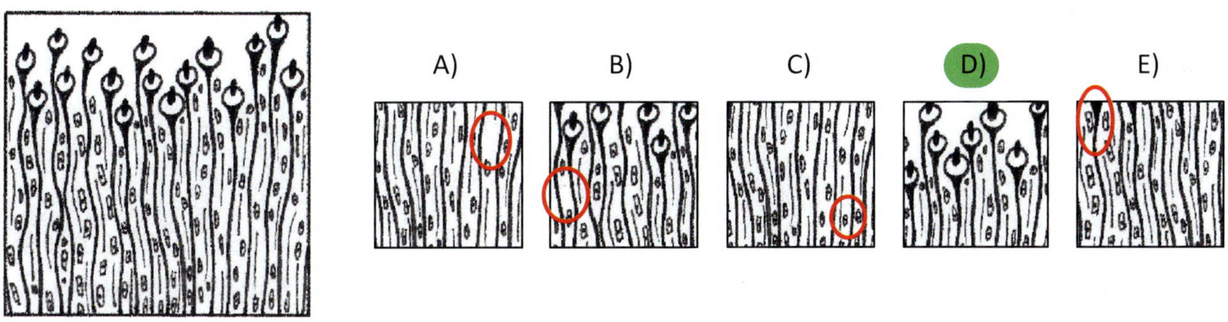
A)
B)
C)
D)
E)

14

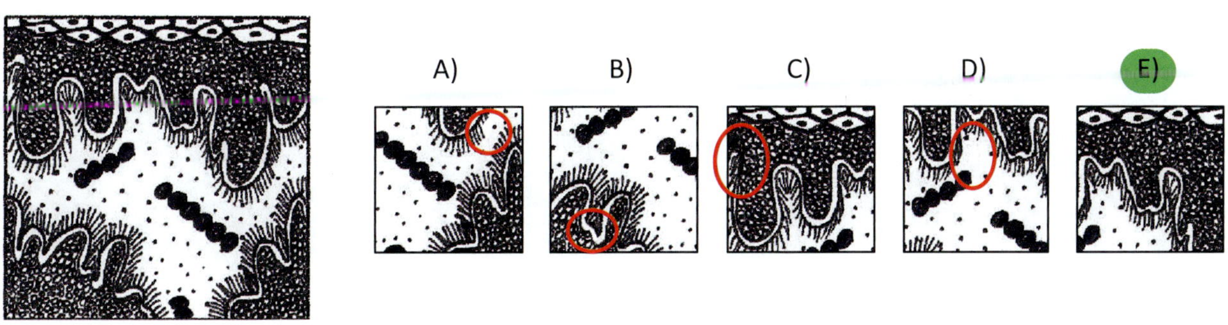
A)
B)
C)
D)
E)

15

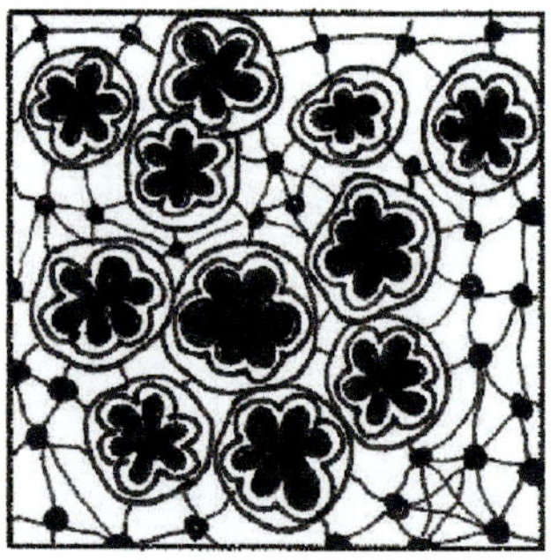

A) B) C) D) E)

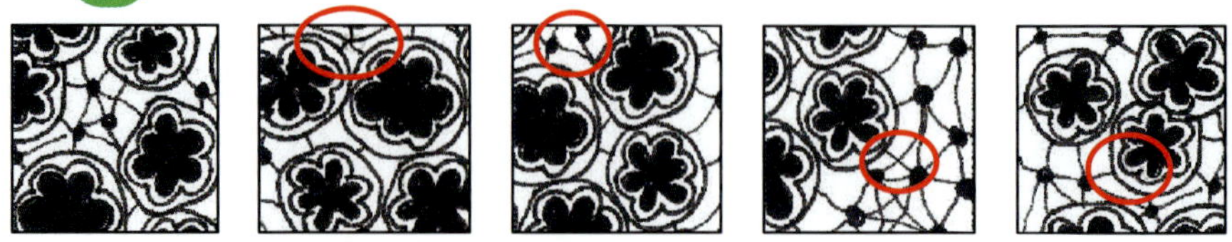

16

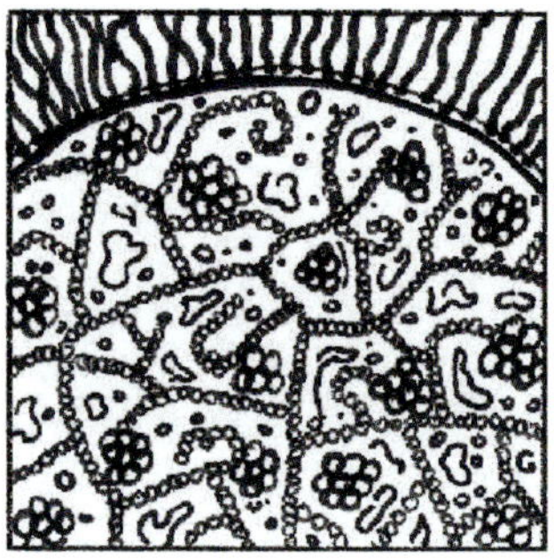

A) B) C) **D)** E)

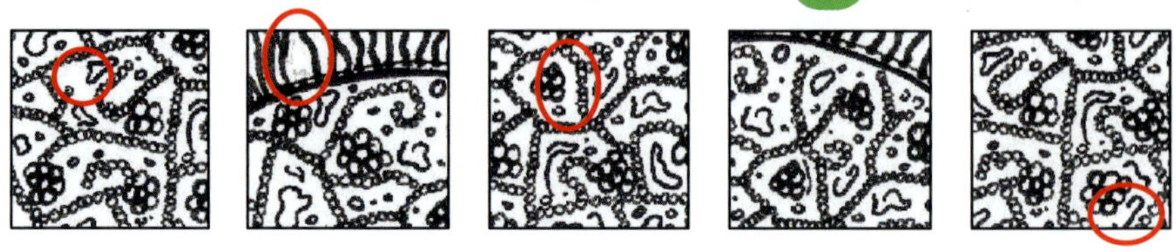

17

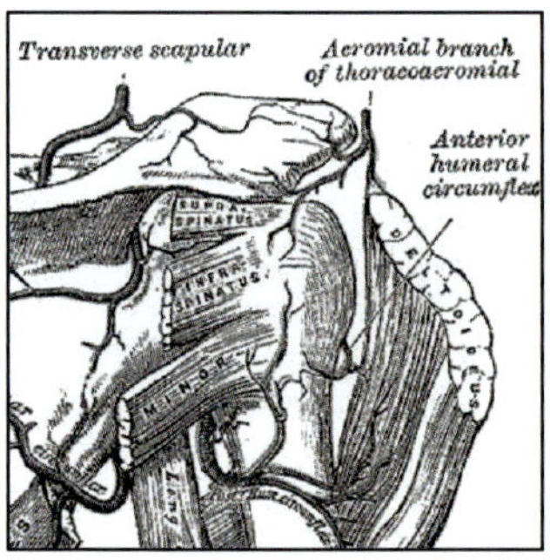

A) B) **C)** D) E)

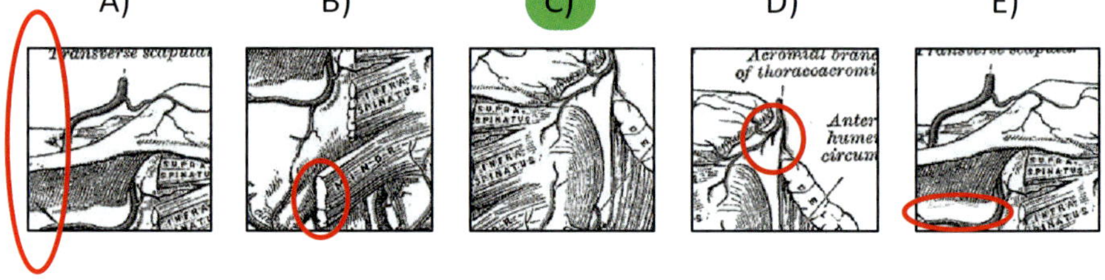

18

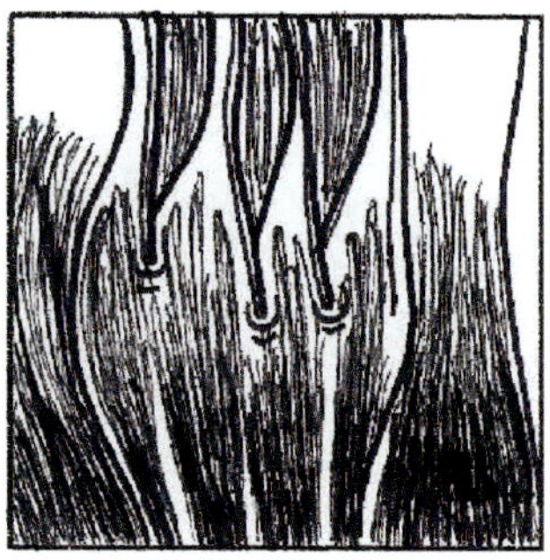

A) B) **C)** D) E)

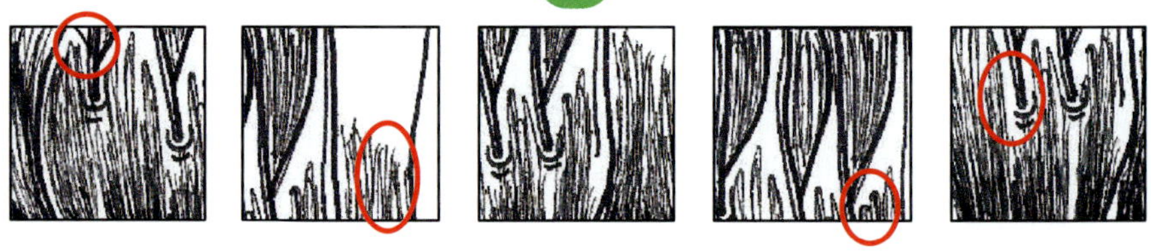

19

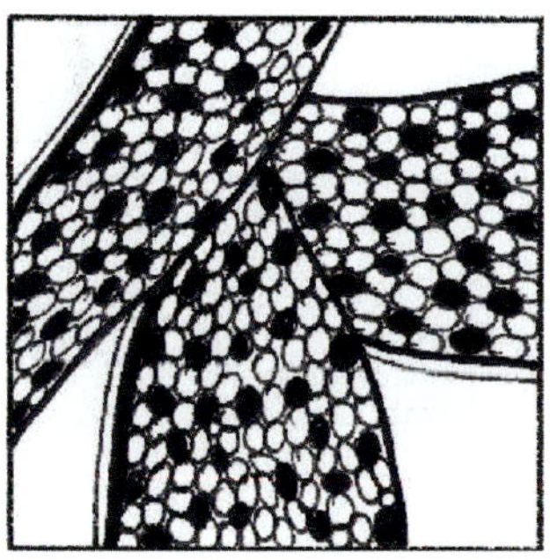

A) **B)** C) D) E)

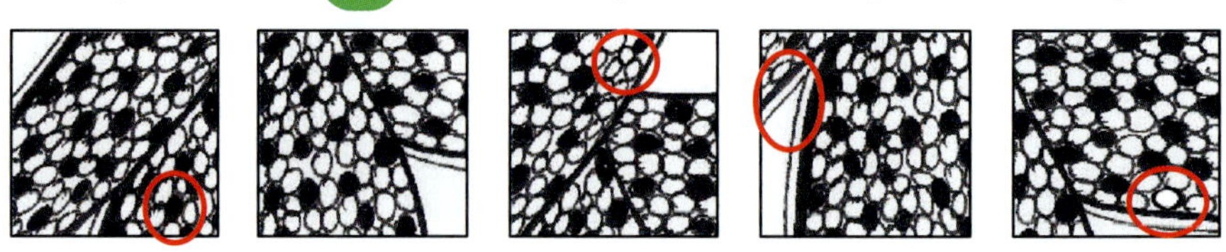

20
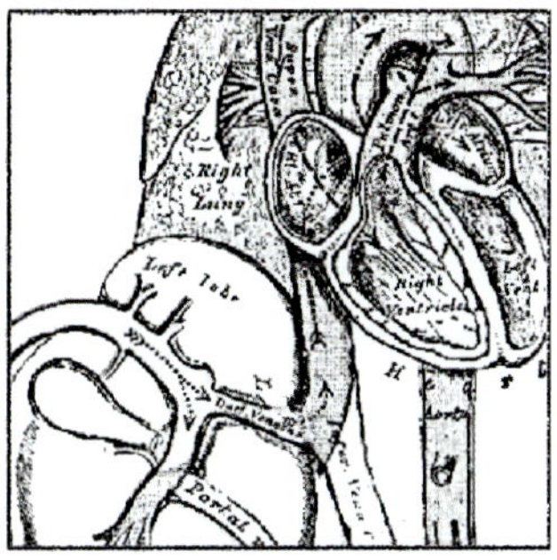

A) B) C) D) E)

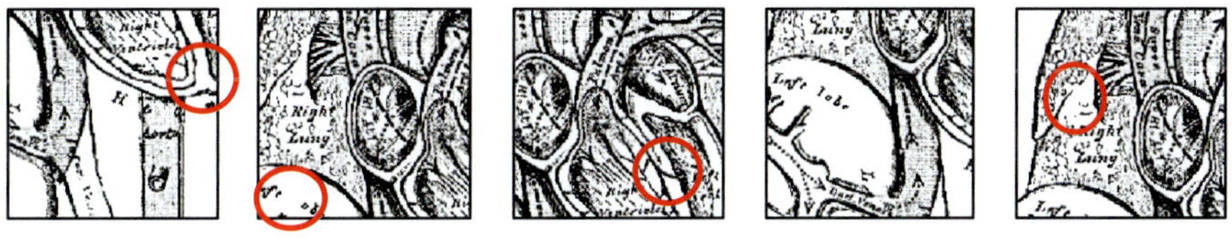

21
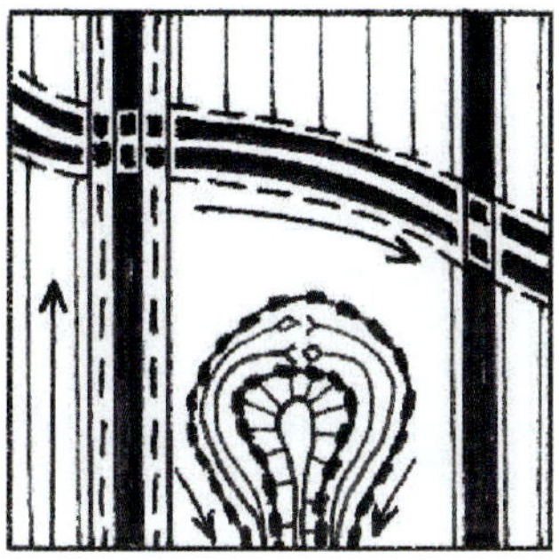

A) B) C) D) E)

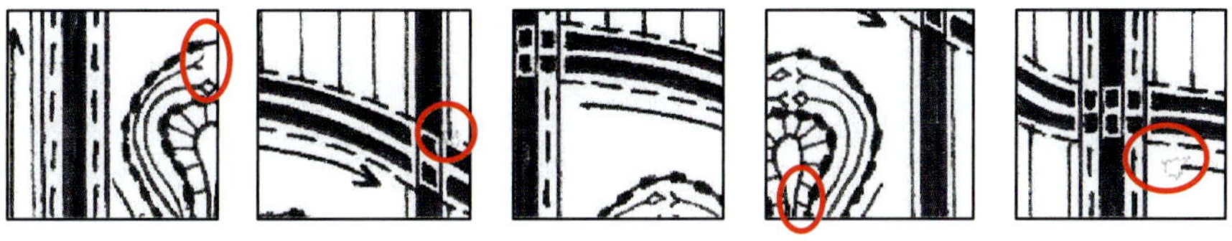

22
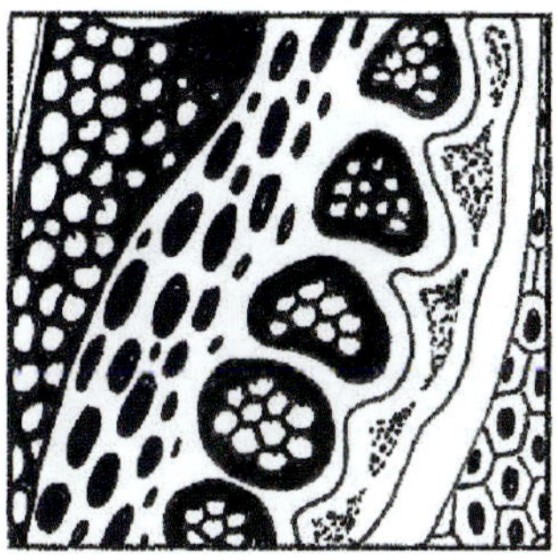

A) B) C) D) E)

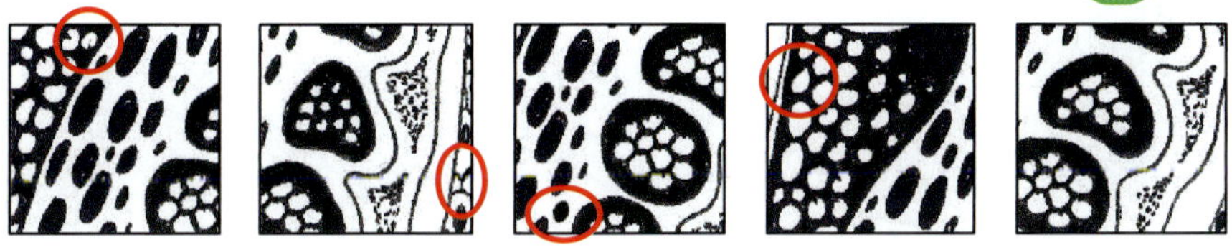

23
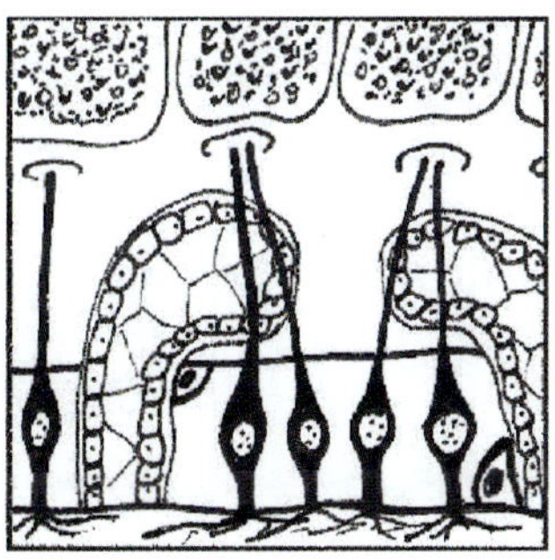

A) B) C) D) E)

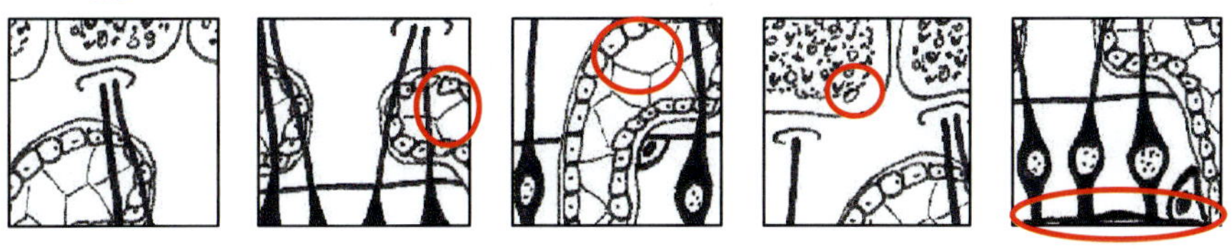

24
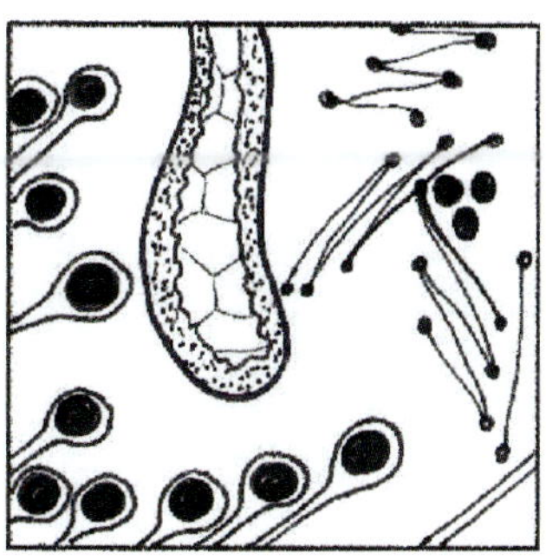

A) B) C) D) E)

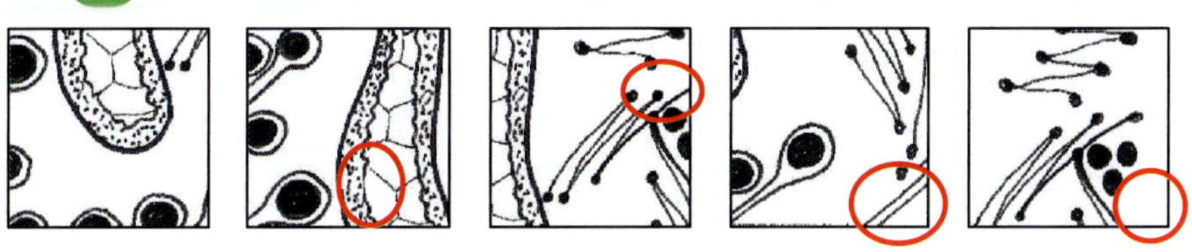

Übungsset 8

Pro Aufgabe werden je ein Musterbild sowie fünf dazugehörige Ausschnitte präsentiert. Finden Sie heraus, welcher Musterausschnitt zu dem Muster vollkommen deckungsgleich, d. h. ohne jegliche Abänderung ist. Der korrekte Musterausschnitt ist weder gedreht, noch in seiner Größe oder Detailstruktur verändert. (TMS: 30 Min. für 24 Aufgaben, EMS: 18 Min. für 20 Aufgaben)

1

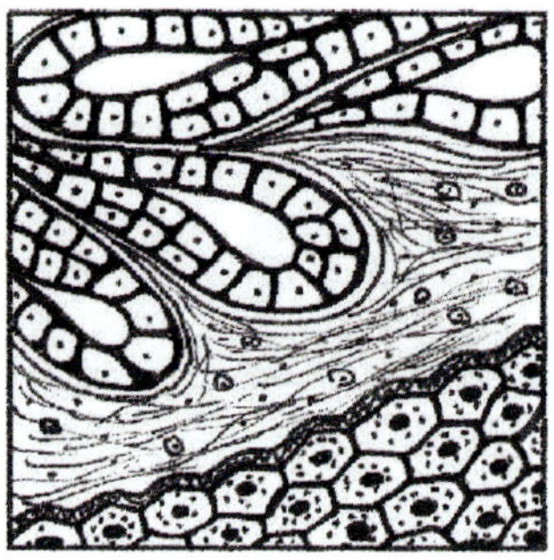

A) **B)** C) D) E)

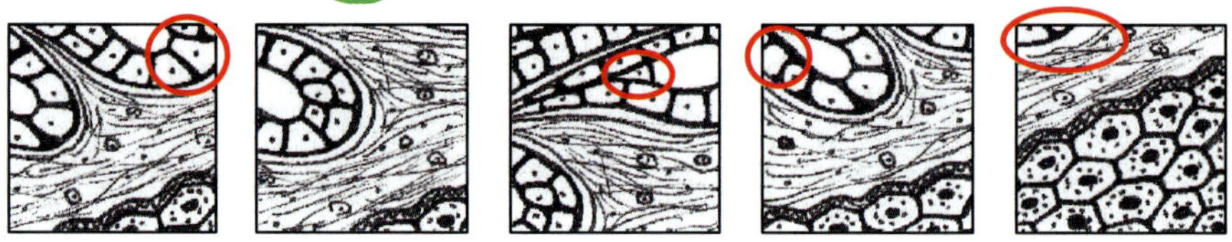

2

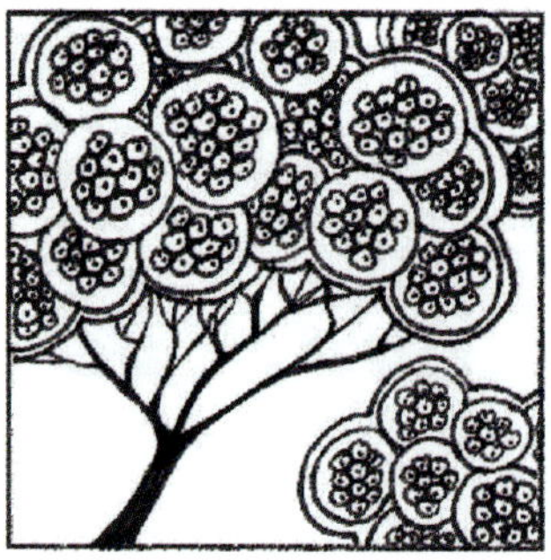

A) B) C) **D)** E)

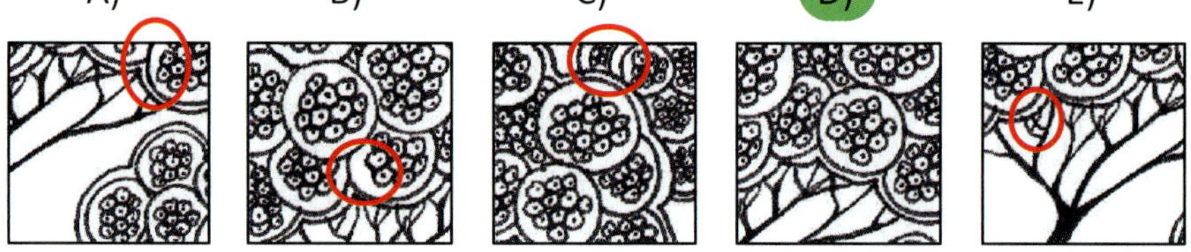

3

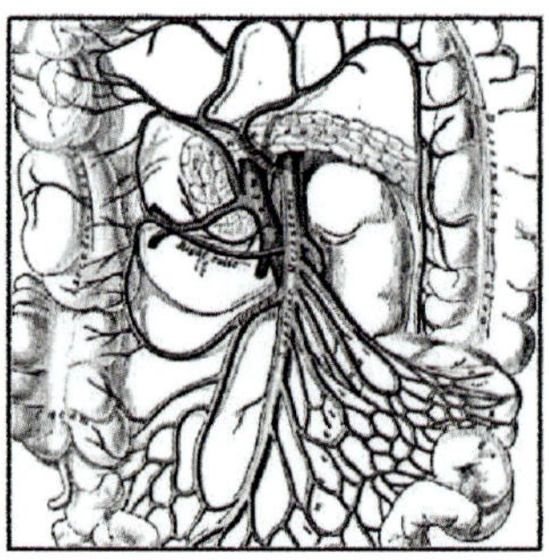

A) B) **C)** D) E)

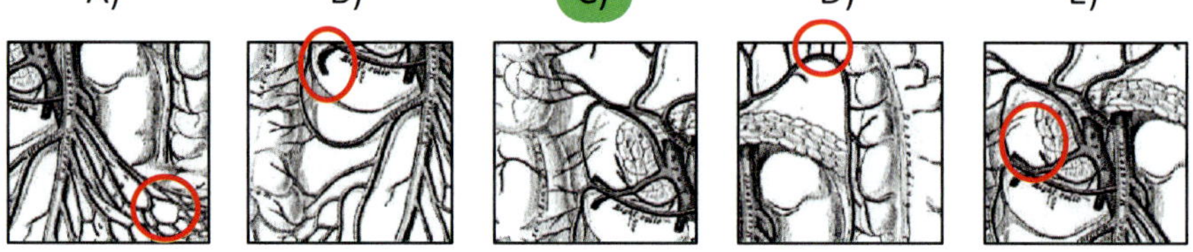

4

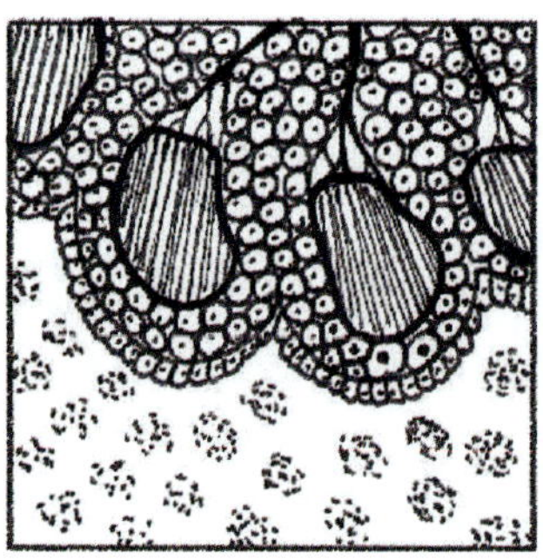

A) B) **C)** D) E)

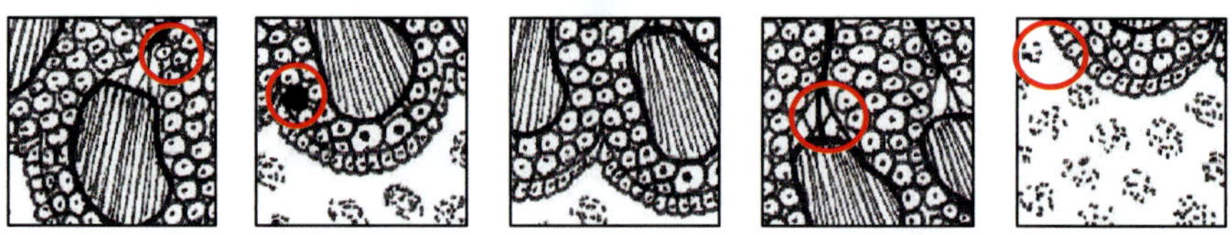

5

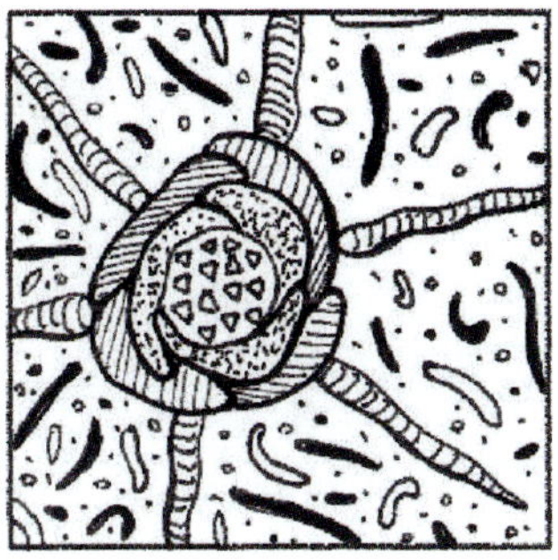

A) B) C) D) E)

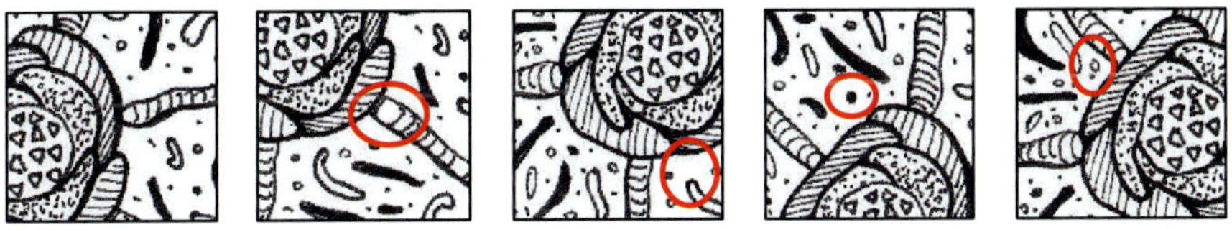

6

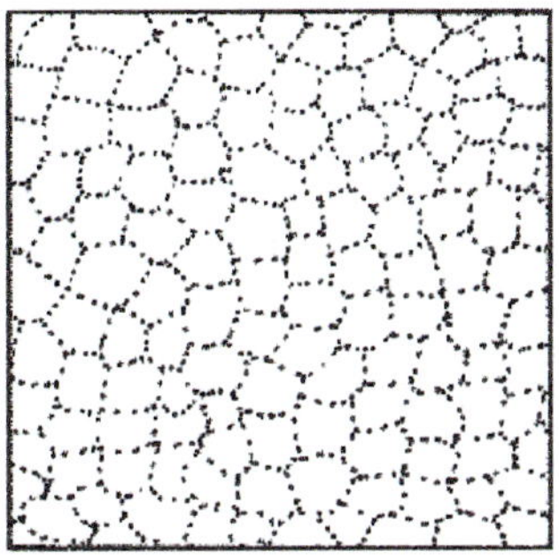

A) B) C) D) E)

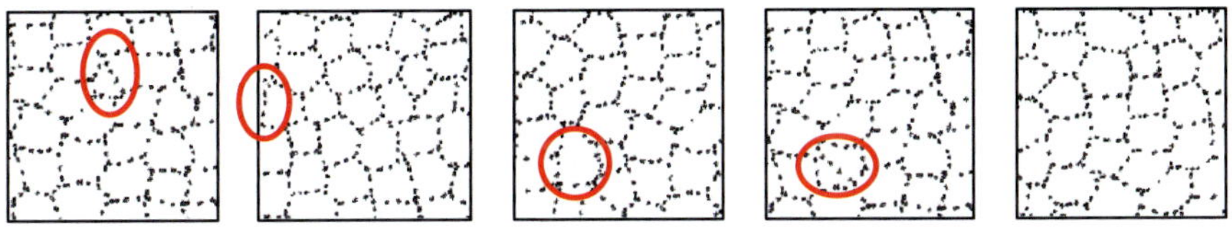

7

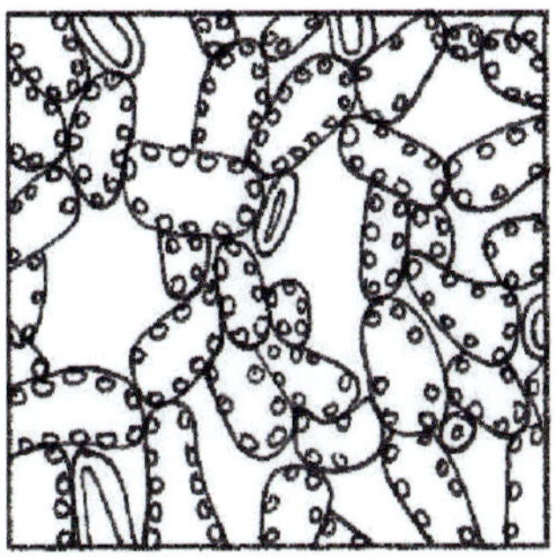

A) B) C) D) E)

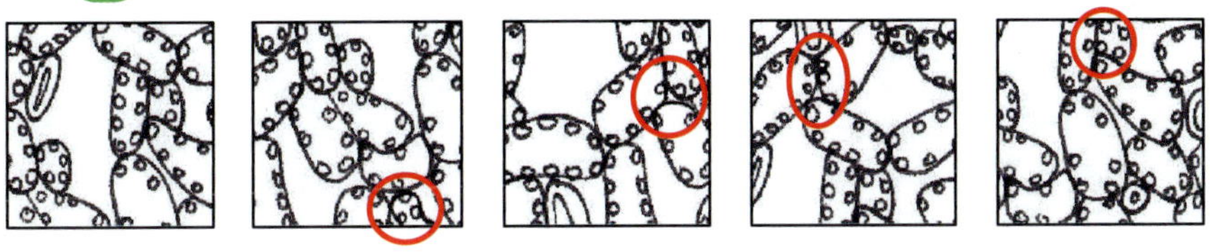

8

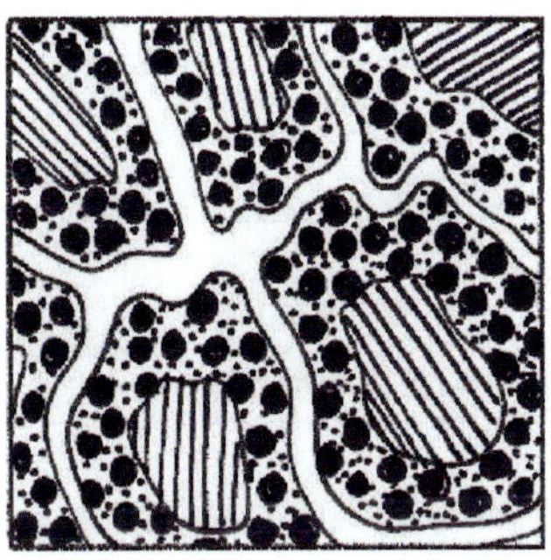

A) B) C) D) E)

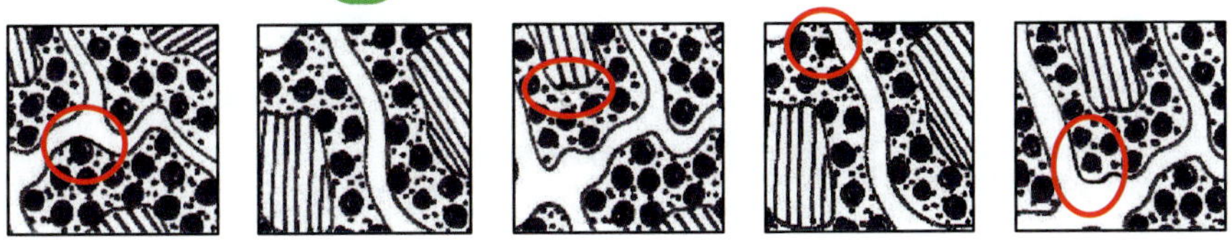

9

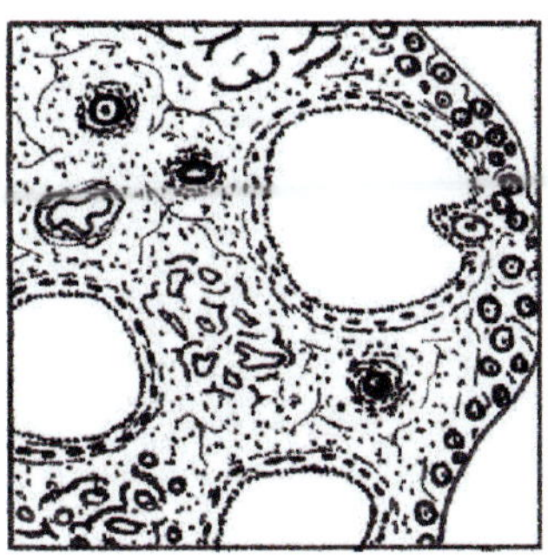

A) B) C) D) E)

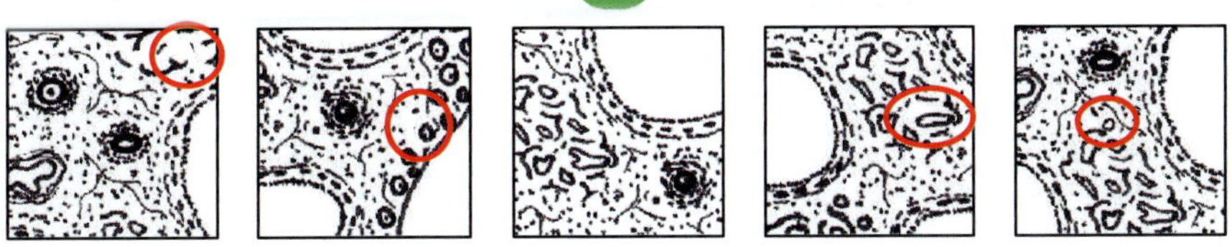

10

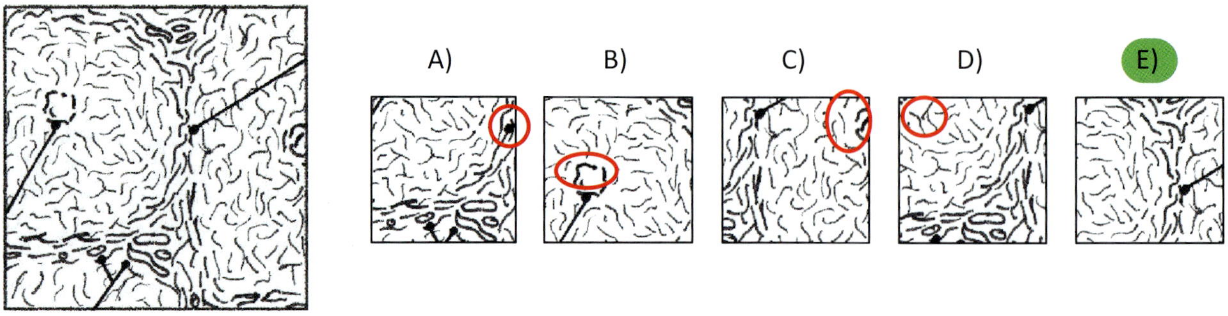

11

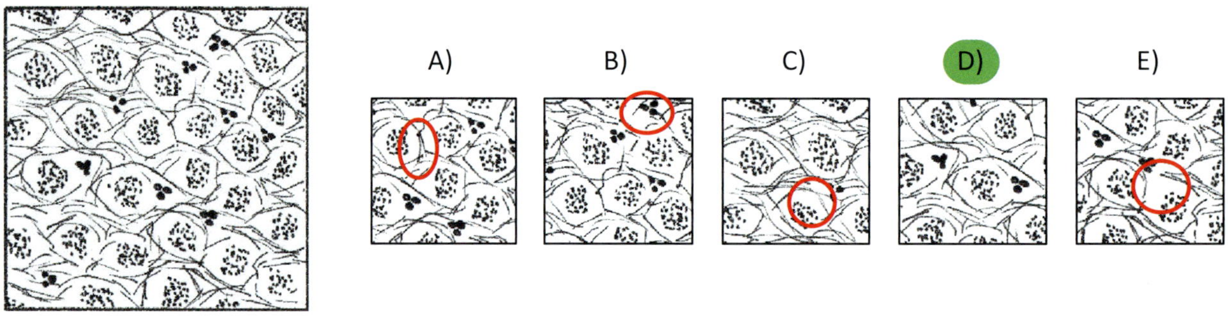

12

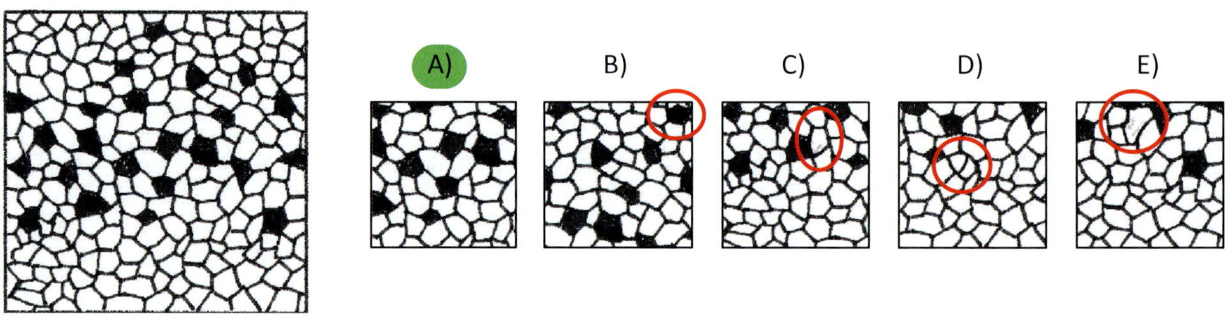

13

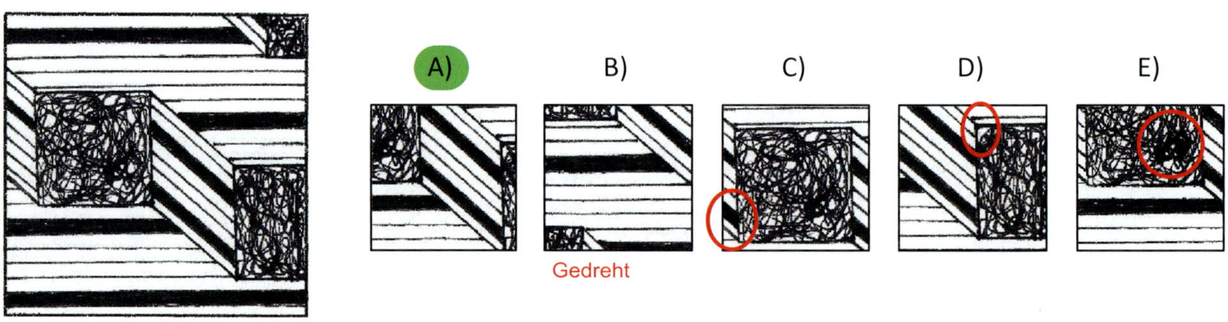

14

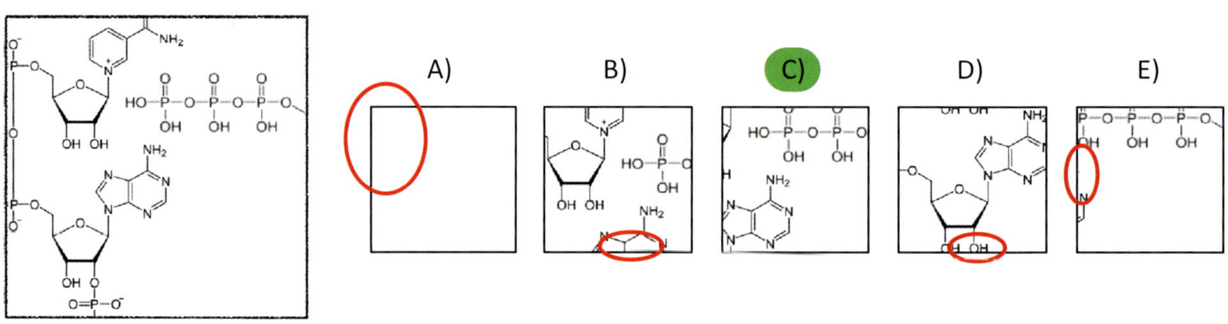

15

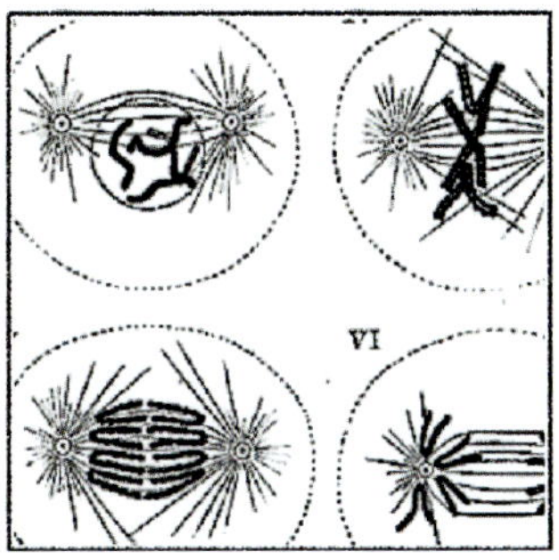

A) B) C) D) E)

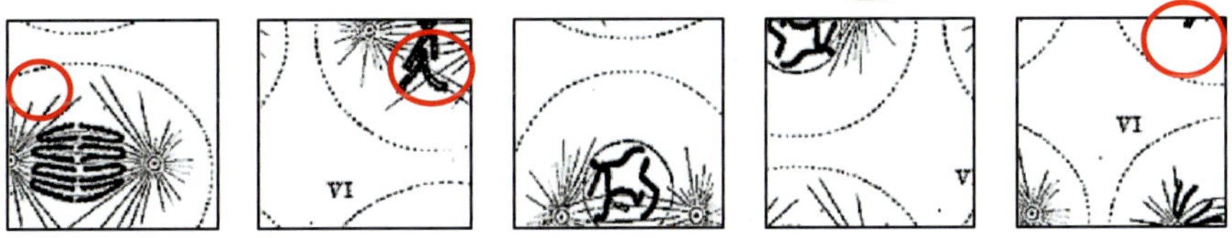

Vertikal gedreht

16

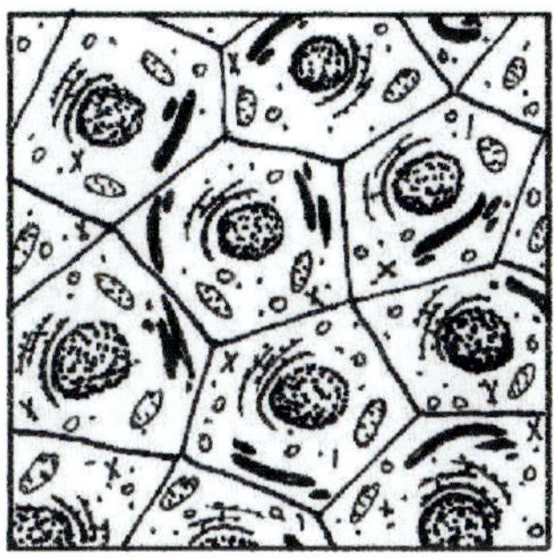

A) B) C) D) E)

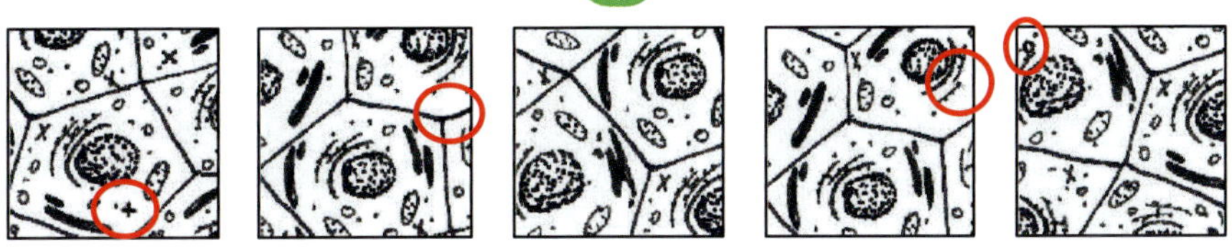

17

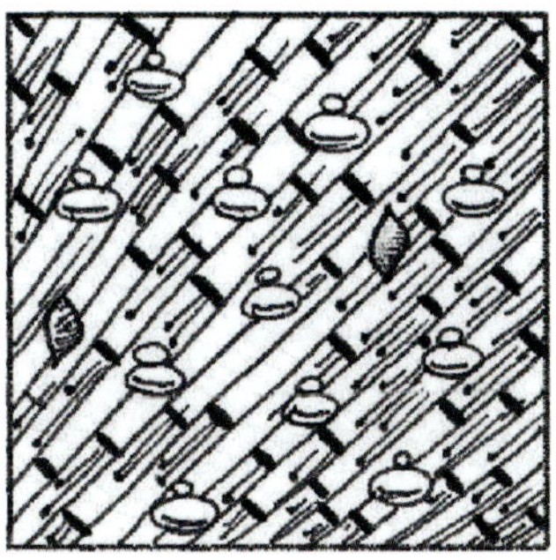

A) B) C) D) E)

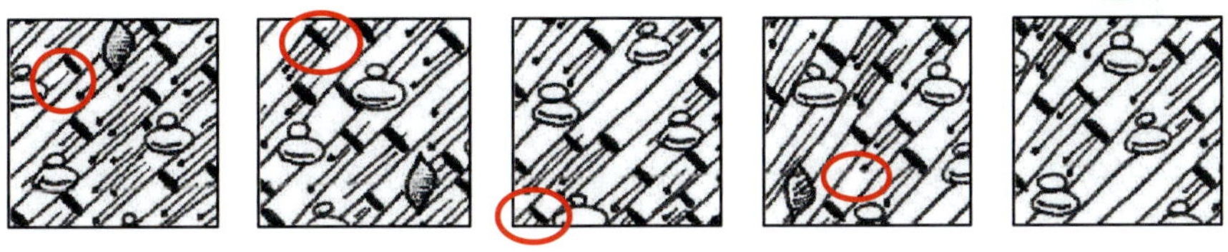

18

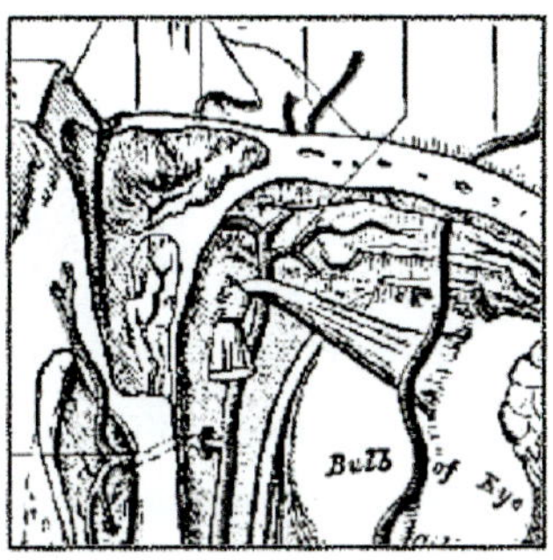

A) B) C) D) E)

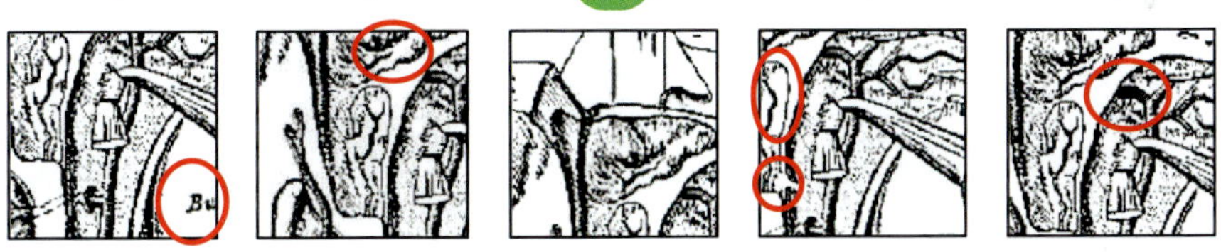

19

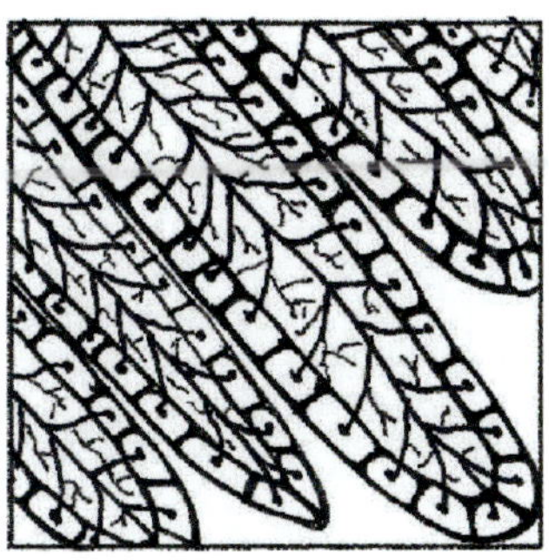

A) B) C) D) E)

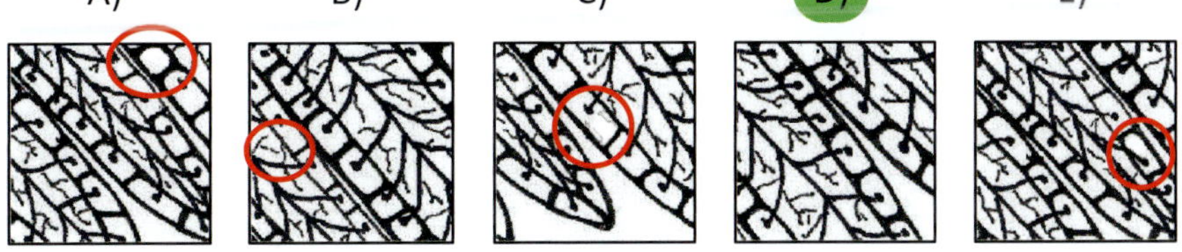

20

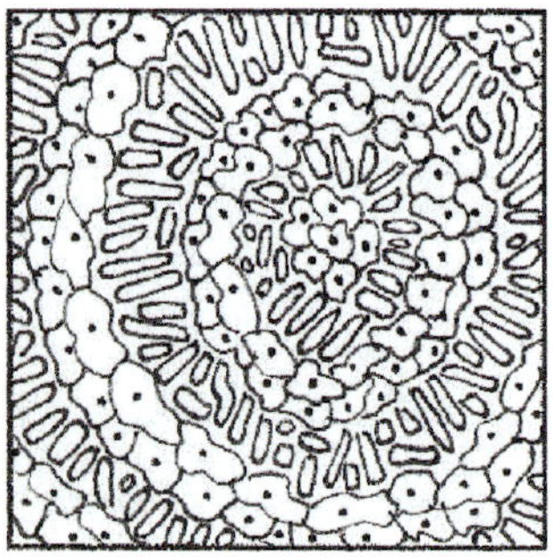

A) B) C) D) **E)**

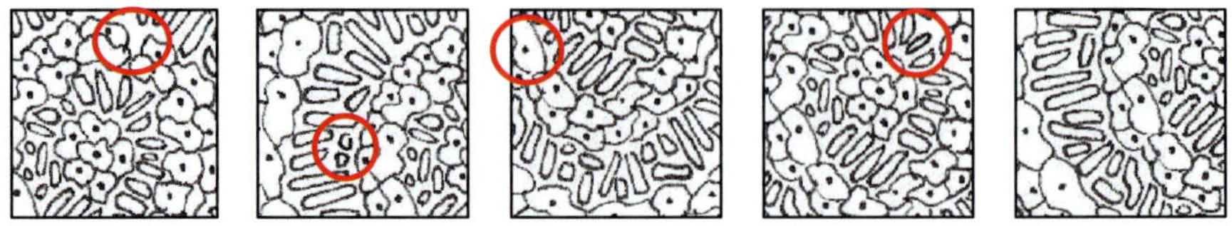

21

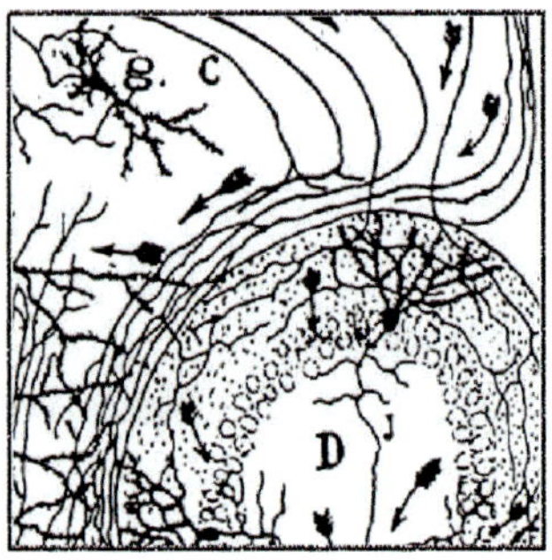

A) **B)** C) D) E)

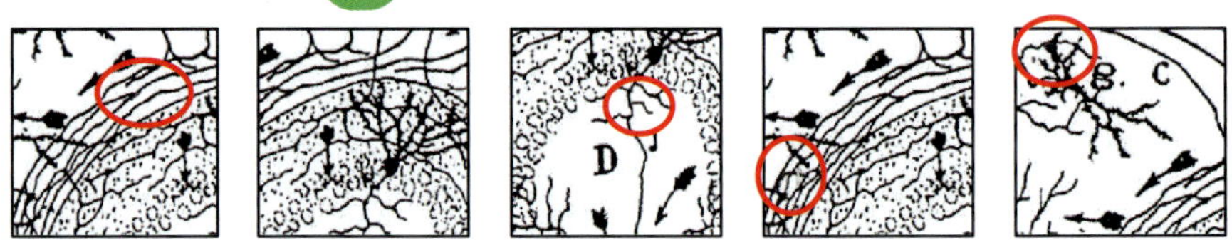

22

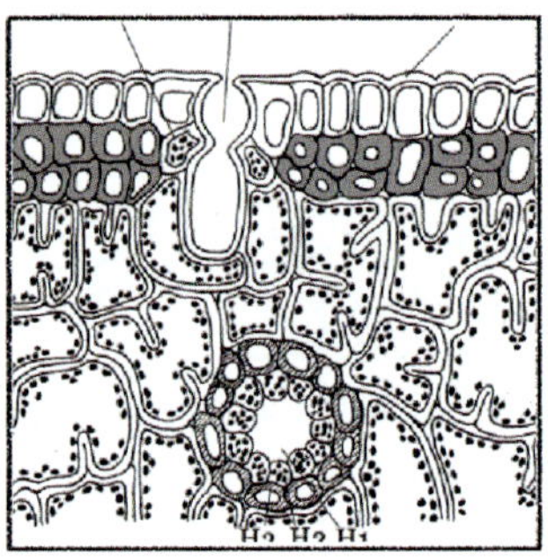

A) B) C) D) E)

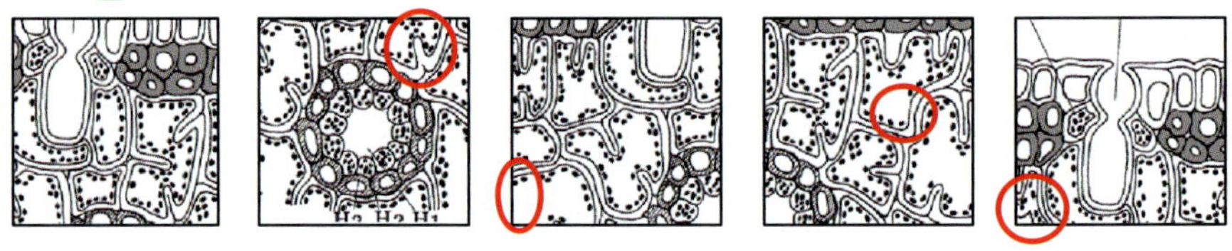

23

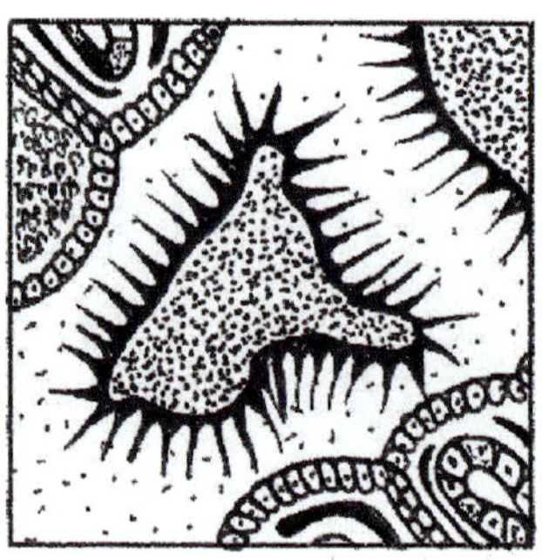

A) B) C) **D)** E)

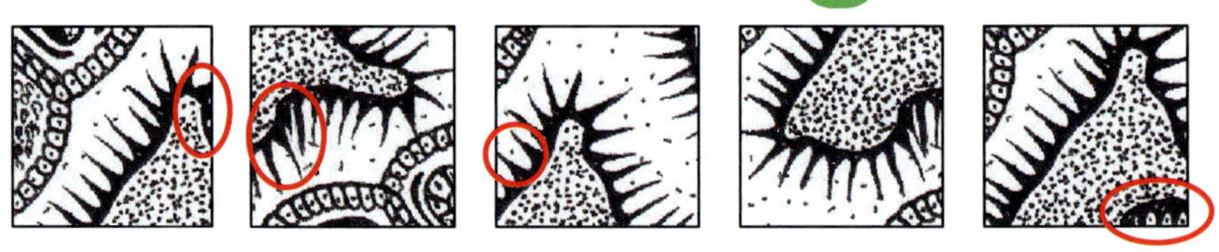

24

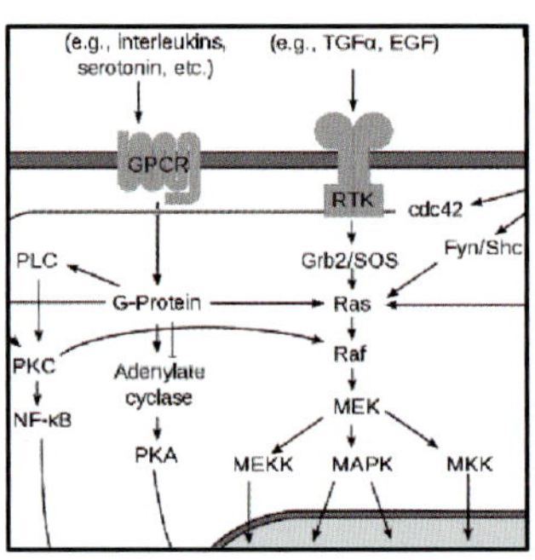

A) B) C) D) **E)**

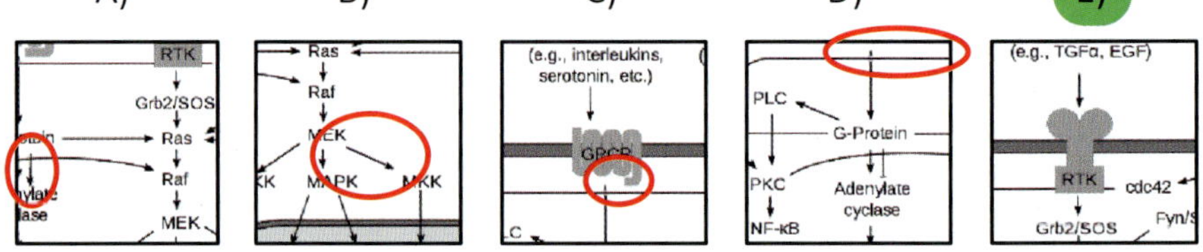

Übungsset 9

Pro Aufgabe werden je ein Musterbild sowie fünf dazugehörige Ausschnitte präsentiert. Finden Sie heraus, welcher Musterausschnitt zu dem Muster vollkommen deckungsgleich, d. h. ohne jegliche Abänderung ist. Der korrekte Musterausschnitt ist weder gedreht, noch in seiner Größe oder Detailstruktur verändert. (TMS: 30 Min. für 24 Aufgaben, EMS: 18 Min. für 20 Aufgaben)

1

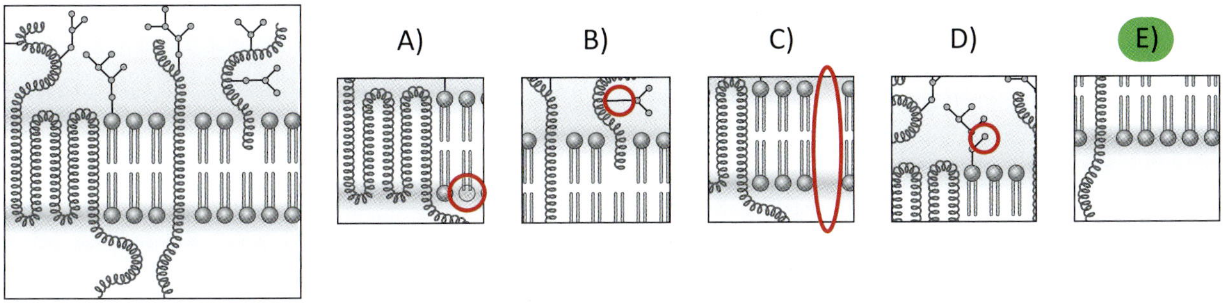

2

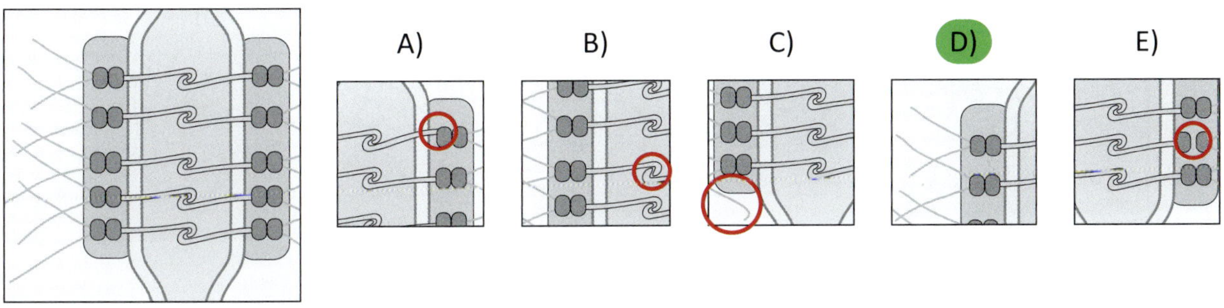

3

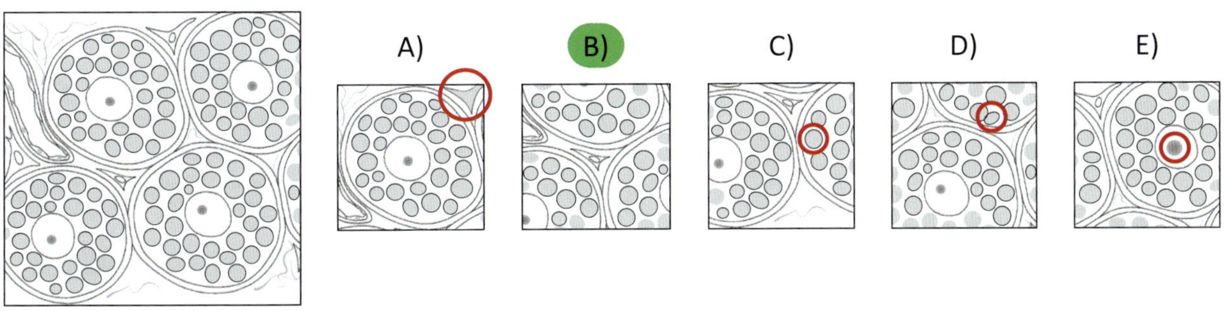

4

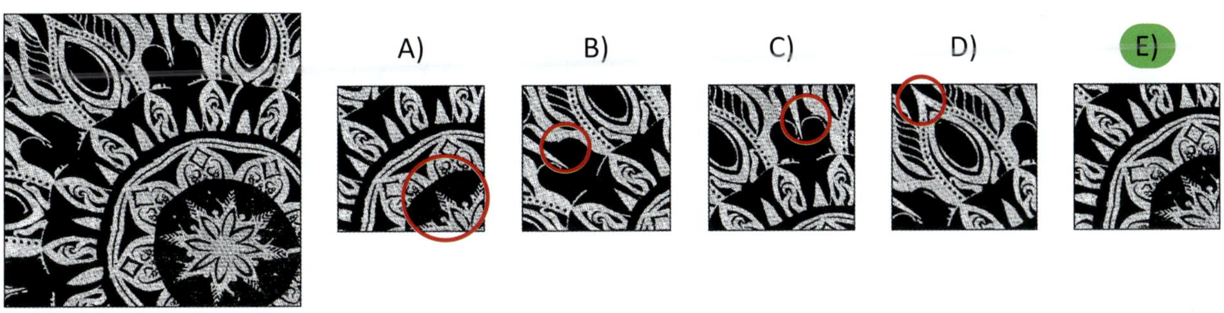

5

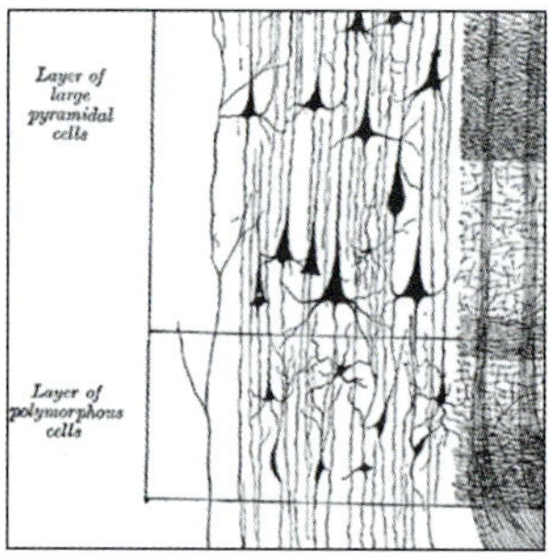
Layer of large pyramidal cells
Layer of polymorphous cells

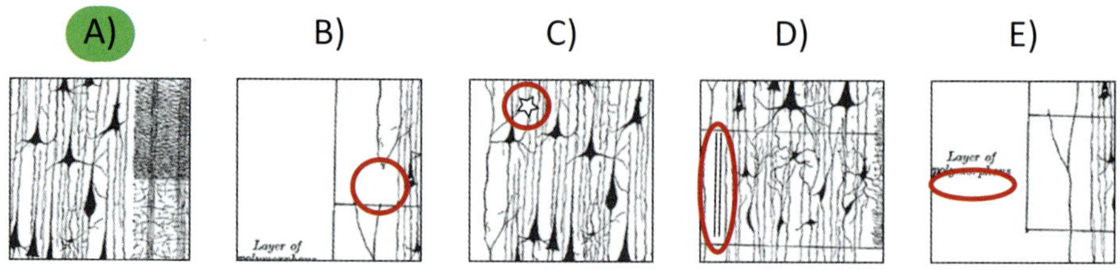
A)
B)
C)
D)
E)

6

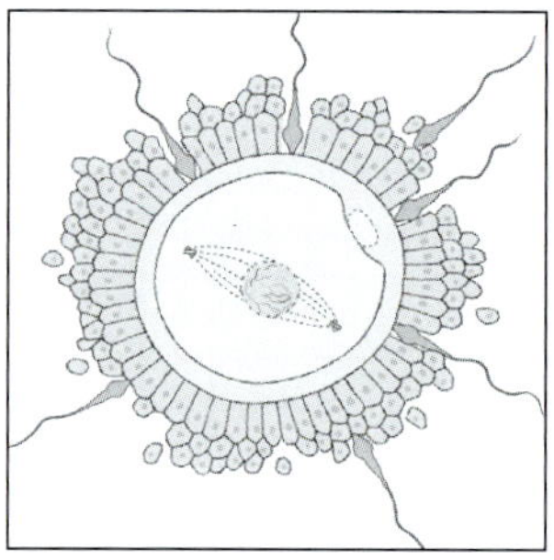

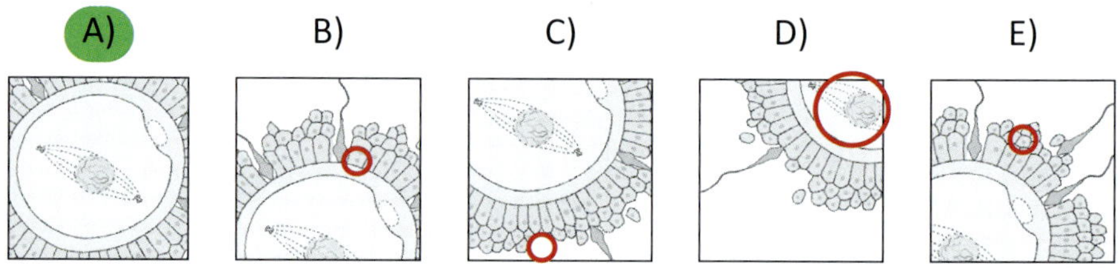
A)
B)
C)
D)
E)

7

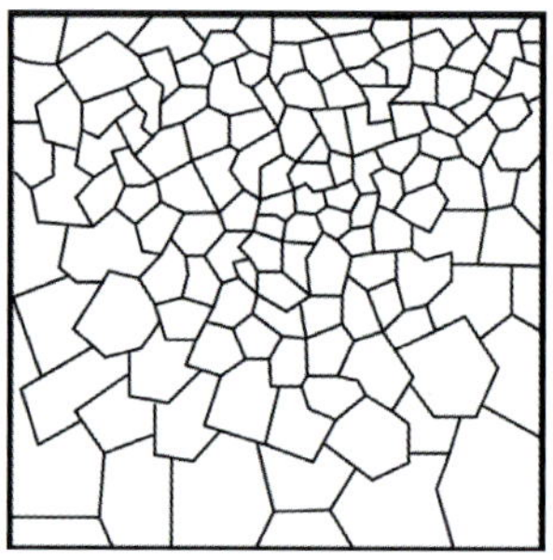

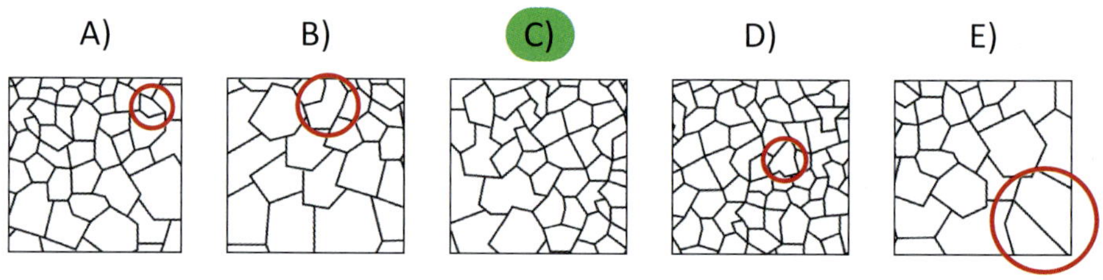
A)
B)
C)
D)
E)

8

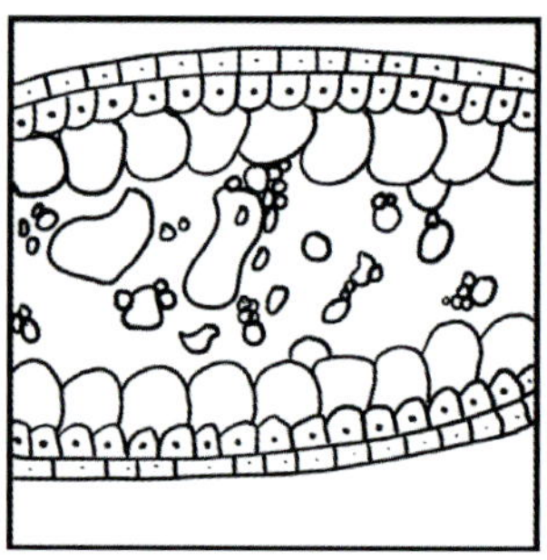

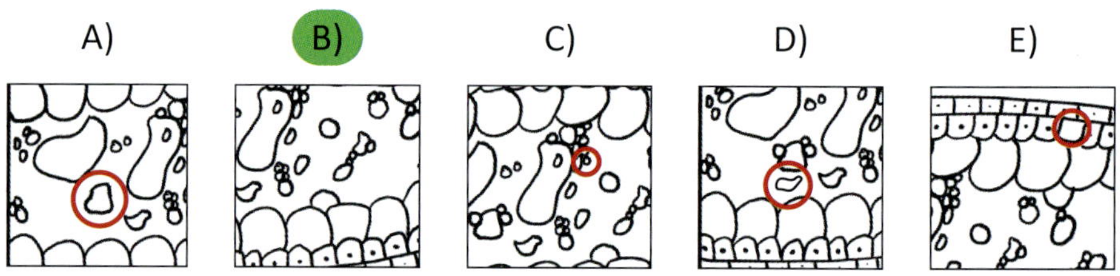
A)
B)
C)
D)
E)

9

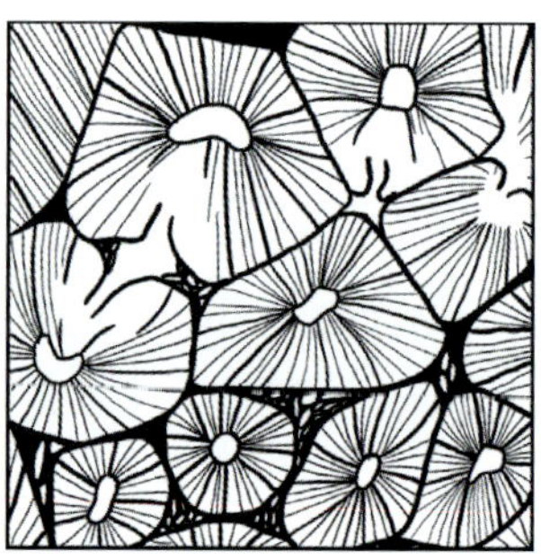

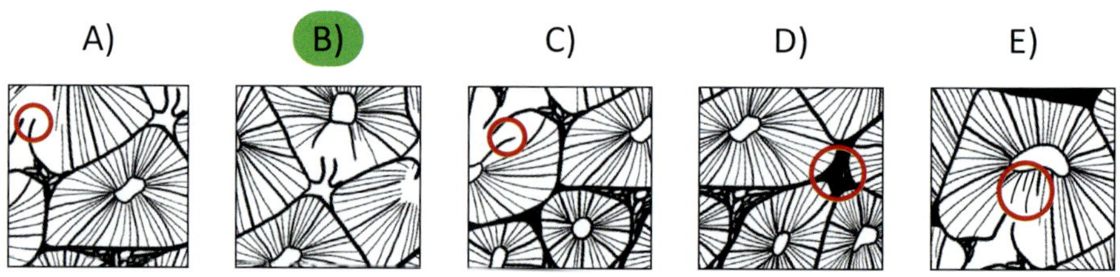
A)
B)
C)
D)
E)

10

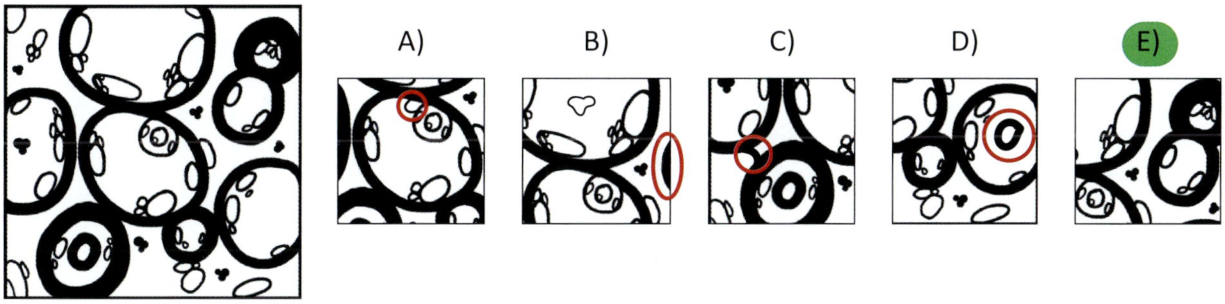
A)
B)
C)
D)
E)

11

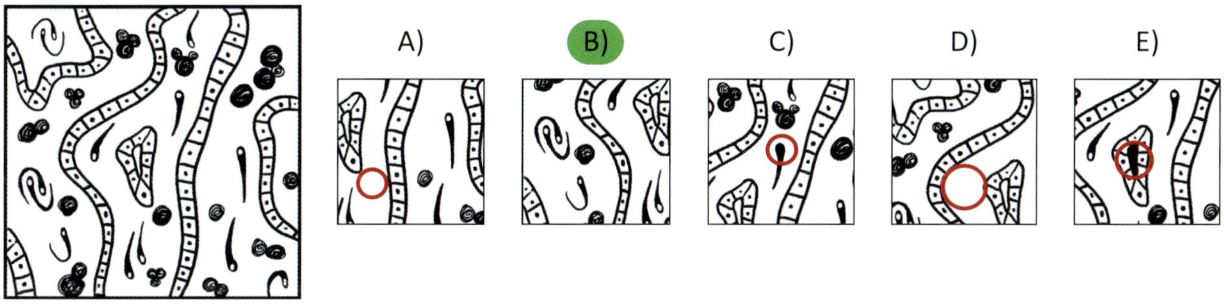
A)
B)
C)
D)
E)

12

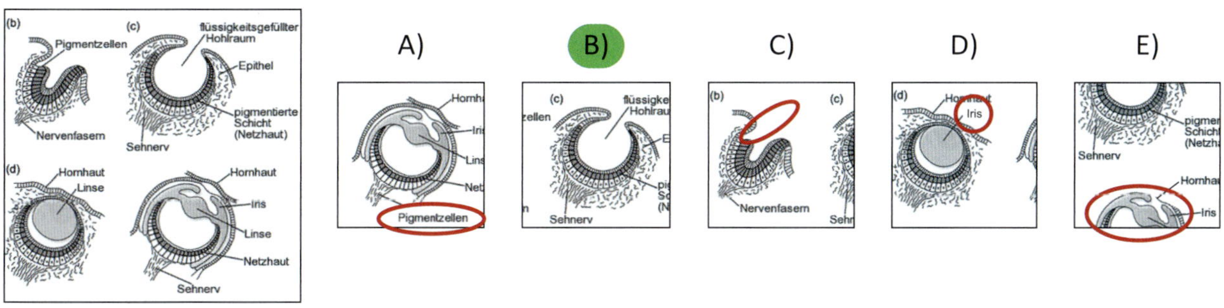
(b)
Pigmentzellen
Nervenfasern
(c)
flüssigkeitsgefüllter Hohlraum
Epithel
pigmentierte Schicht (Netzhaut)
Sehnerv
(d)
Hornhaut
Linse
Iris
Netzhaut
A)
B)
C)
D)
E)

13

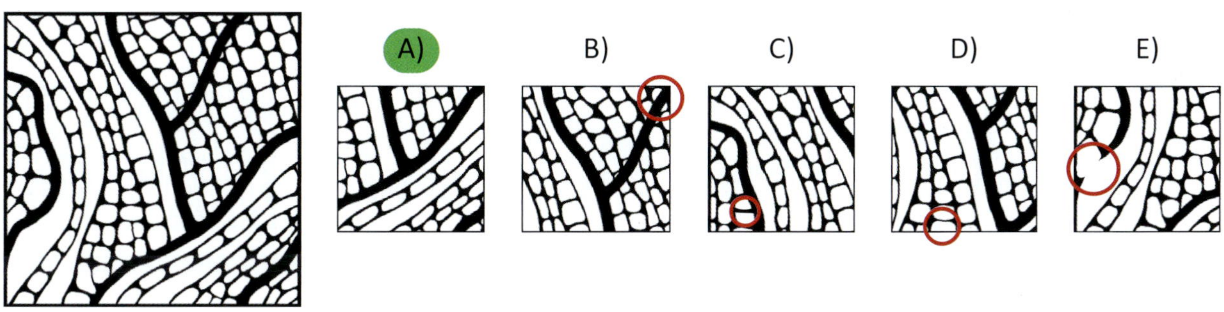
A)
B)
C)
D)
E)

14

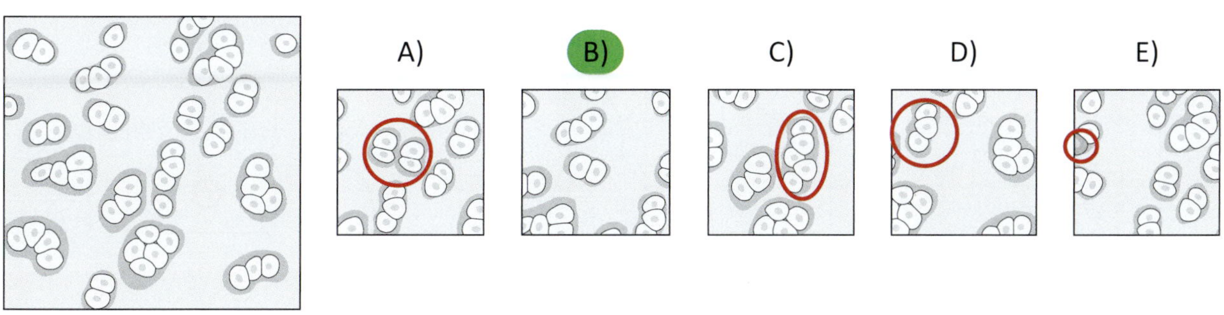
A)
B)
C)
D)
E)

15

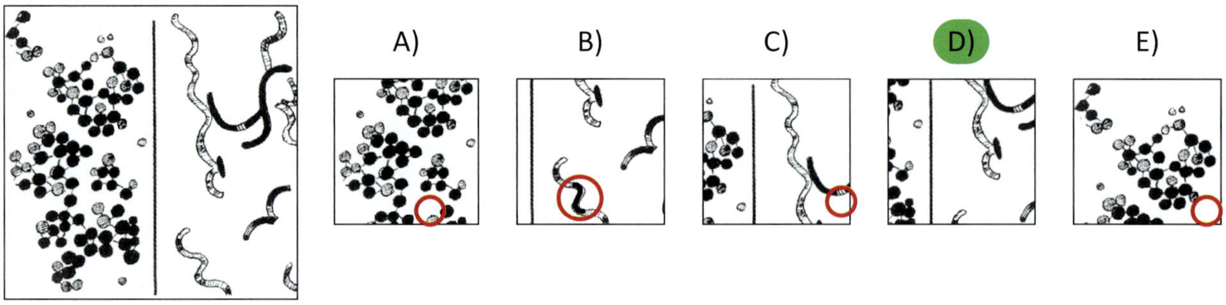

16

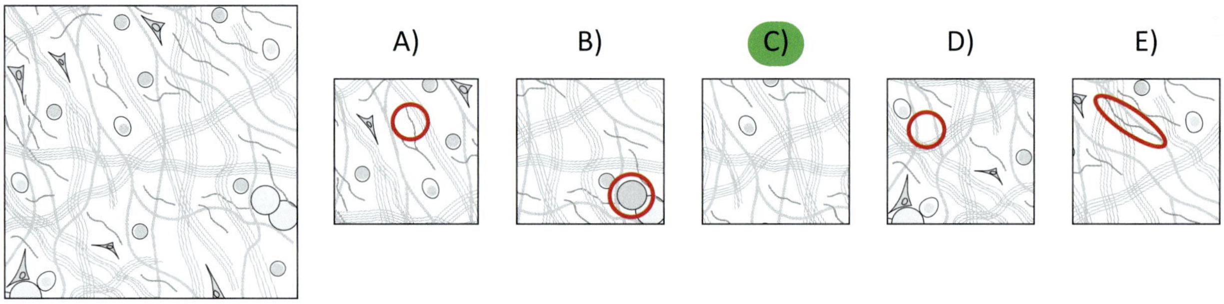

17

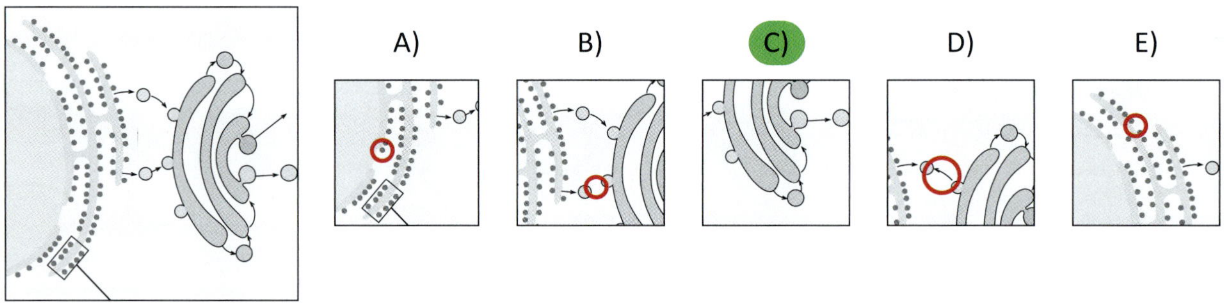

18

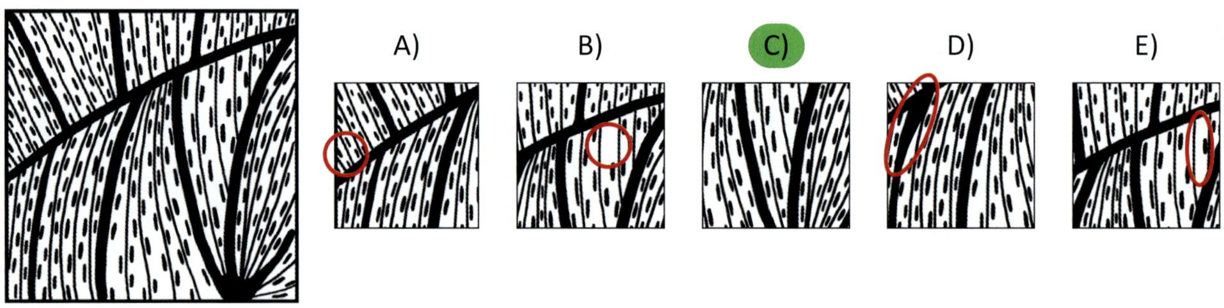

19

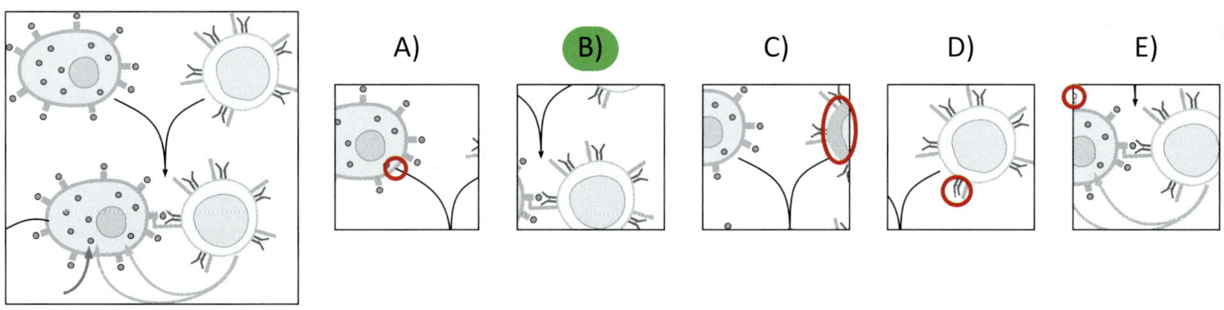

20

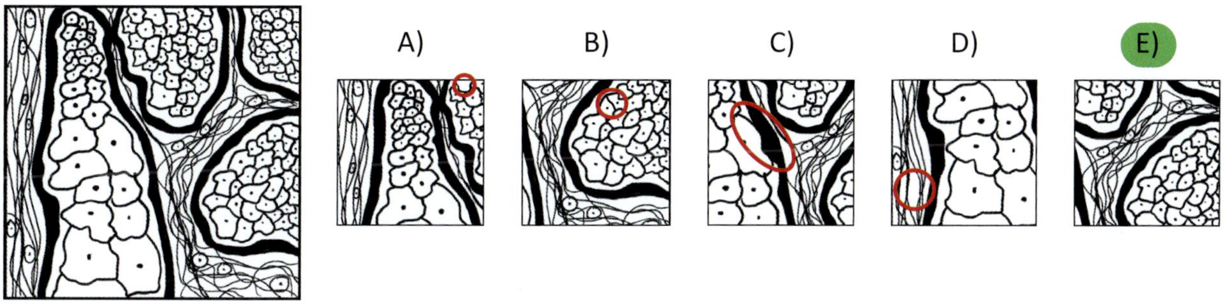
A)
B)
C)
D)
E)

21

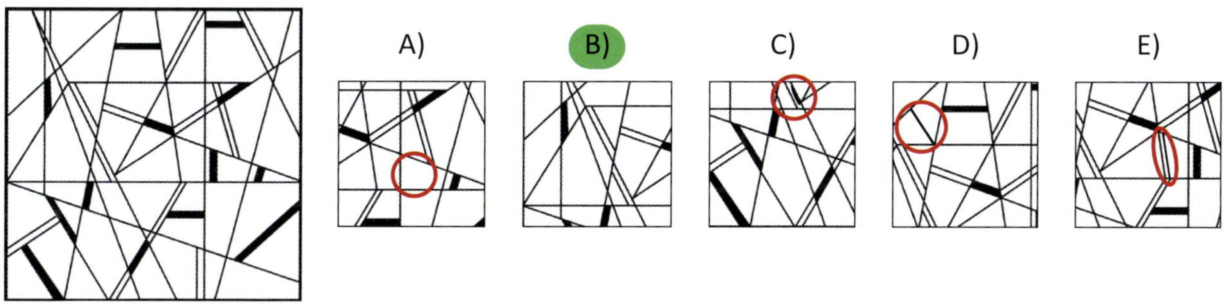
A)
B)
C)
D)
E)

22

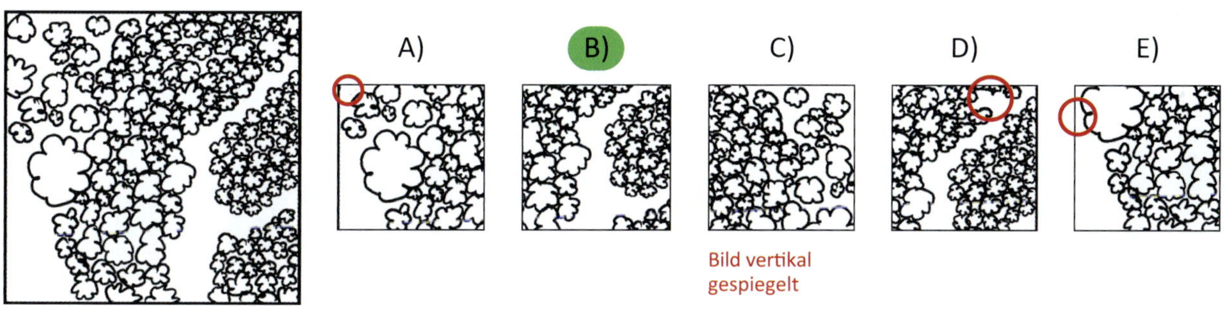
A)
B)
C)
D)
E)
Bild vertikal gespiegelt

23

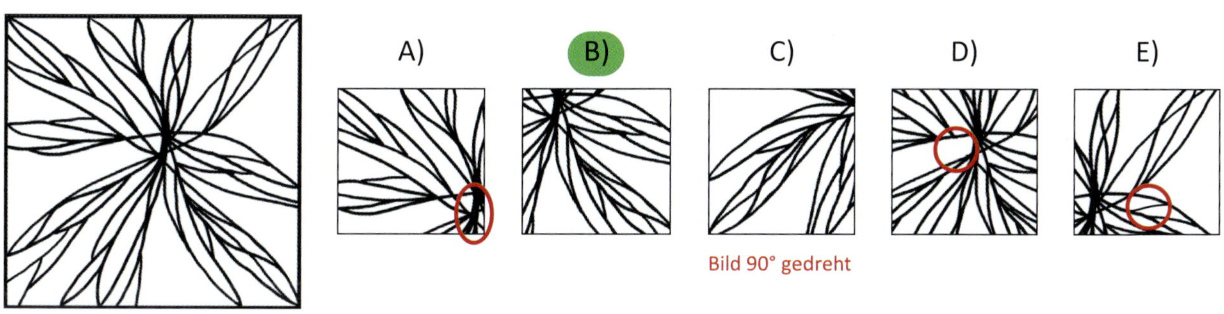
A)
B)
C)
D)
E)
Bild 90° gedreht

24

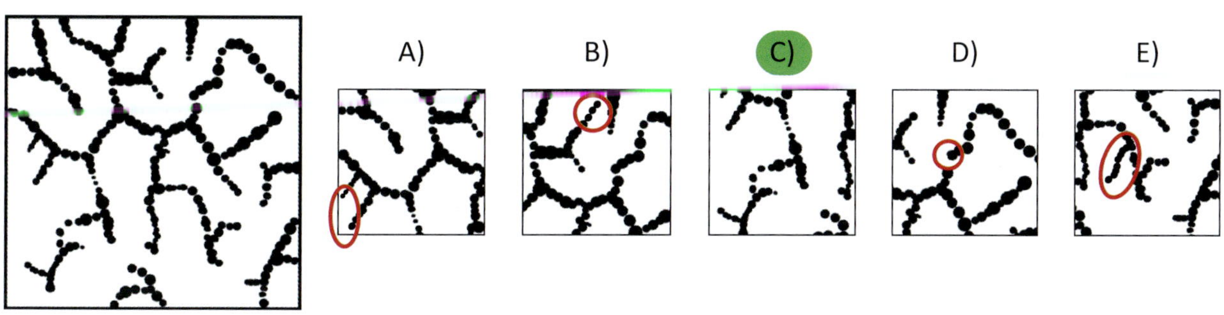
A)
B)
C)
D)
E)